新生儿遗传代谢病筛查

主　编　魏克伦　文　伟

科学出版社

北　京

内 容 简 介

本书全面介绍国内外在新生儿遗传代谢病筛查方面的最新研究成果及相关指南。重点阐述新生儿遗传代谢病如何进行筛查，包括标本采集及运输、筛查对象、筛查内容、实验室筛查方法及主要先天遗传代谢病与相关知识。内容新颖、全面，且具有临床实用性。对儿科临床医师、儿保医师及筛查实施人员有重要参考价值及指导意义。

图书在版编目（CIP）数据

新生儿遗传代谢病筛查/魏克伦，文伟主编.—北京：科学出版社，2020.12

ISBN 978-7-03-066574-4

Ⅰ.①新… Ⅱ.①魏…②文… Ⅲ.①新生儿疾病－遗传性代谢病－诊疗 Ⅳ.①R722.19

中国版本图书馆CIP数据核字（2020）第209145号

责任编辑：郝文娜／责任校对：张 娟
责任印制：赵 博／封面设计：吴朝洪

斜 学 出 版 社 出版

北京东黄城根北街16号
邮政编码：100717
http://www.sciencep.com

新科印刷有限公司 印刷

科学出版社发行 各地新华书店经销

*

2020年12月第 一 版 开本：850×1168 1/32
2020年12月第一次印刷 印张：15 1/4
字数：340 000

定价：89.00元
（如有印装质量问题，我社负责调换）

编委名单

主　编　魏克伦　文　伟
副主编　魏　兵
编　委　（按姓氏汉语拼音排序）

陈俊坤	付金月	郭　萌	黄　湘
黄慈丹	黄小玲	蒋　翔	赖玉璇
梁晓红	刘秀莲	卢　雪	吕红娇
马　丽	马　明	闵双双	曲双双
石海弘	唐　佳	王　欢	王　晔
魏　兵	魏克伦	文　伟	杨必成
叶立新	于　聪	詹子君	张　峰
张微惠	周成龙	朱俊丞	

秘　书　赖玉璇

前　言

　　根据《中国出生缺陷防治报告（2012）》统计，出生缺陷已成为我国婴儿死亡的第二位原因，在全国婴儿死因中的构成比达 19.1%。我国每年出生的遗传代谢病患儿约为 30 万，成为出生缺陷患儿的重要部分。为此，我国出生缺陷儿的预防采取了三级预防体系，一级预防是指防止出生缺陷儿的发生，具体措施包括健康教育、婚前医学检查、孕前保健、遗传咨询、最佳生育年龄选择、增补叶酸、孕早期保健等；二级预防是指减少严重出生缺陷儿的出生，主要是在孕期通过早发现、早诊断和早采取措施，以减少出生缺陷儿的出生，产前筛查和产前诊断是出生缺陷二级预防的主要措施；三级预防是指针对出生缺陷患儿出生后采取及时、有效的诊断、治疗和康复措施，以提高患儿的生活质量，防止残疾，促进健康。这成为实施我国优生优育国策，提高人口素质，降低婴儿死亡率、伤残率的重要组成部分。

　　本书重点阐述对新生儿遗传代谢病如何进行筛查，包括筛查对象、标本采集及运输、筛查内容、实验室筛查方法及主要先天遗传代谢病与相关知识。特别介绍了国内外在新生儿遗传代谢病筛查方面的最新研究成果及相关指南。本书内容新颖、全面，且具有临床实用性、科学性，对于儿科临床医师、儿保医师及筛查实施人员有重要的参考及指导意义。

由于编者能力有限，不足之处敬请读者批评、指正。

魏克伦

中国医科大学附属盛京医院

2020 年 3 月

目　录

第1章

概　　论

第一节　遗传代谢病与新生儿遗传代谢病筛查简介

据统计，我国出生缺陷总发生率约为5.6%，以全国年出生新生儿1600万计算，每年新增出生缺陷儿约100万，其中每年出生的遗传代谢病患儿约有30万。根据《中国出生缺陷防治报告（2012）》，出生缺陷已经成为导致我国婴儿死亡的第二位原因，在全国婴儿死因中的构成比达19.1%，已严重影响我国出生人口素质的提高。目前，我国出生缺陷的预防采取三级预防体系，一级预防是指防止出生缺陷儿的发生，具体措施包括健康教育、婚前医学检查、孕前保健、遗传咨询、最佳生育年龄选择、增补叶酸、孕早期保健等；二级预防是指减少严重出生缺陷儿的出生，主要是在孕期通过早发现、早诊断和早采取措施，产前筛查和产前诊断是出生缺陷二级预防的主要措施；三级预防是针对出生缺陷患儿出生后采取及时、有效的诊断、治疗和康复措施，以提高患儿的生活质量，防止残疾，促进健康。新生儿遗传代谢病筛查属于第三级防控范畴，全面开展苯丙酮尿症、先天性甲状腺功能减低症和听力障碍的新生儿筛查，加强新生儿疾病筛查阳性病例的随访、确诊、治疗和干预，提高确诊病例治疗率。逐渐扩大新生儿筛查的病种，有条件的地方可将先天性肾上腺皮质增生症、葡萄糖-6-磷酸脱氢酶缺乏症等纳入新生儿疾病筛查范围。针对新生儿疾病的早期筛查、早期诊断、及时有效的治疗是有效的防控方法。

一、定义

1. 新生儿疾病筛查　新生儿遗传代谢病筛查（newborn genetic metabolic diseases screening）简称新生儿疾病筛查（newborn screening，NBS），是指在新生儿群体中，用快速、简便、敏感的检验方法，对一些危及儿童生命、危害儿童生长发育或导致儿童体格及智力发育障碍的先天性、遗传性疾病进行群体筛查检测，以便对患病儿童做出早期诊断，在患儿临床症状出现前，给予及时有效的治疗，避免患儿机体的组织器官受到不可逆损害的一项系统保健服务。

2. 遗传代谢病　遗传代谢病（inherited metabolic disease，IMD）又称先天代谢异常（inborn errors of metabolism，IEM），是指由于基因突变导致维持机体正常代谢所必需的某种酶、运载蛋白、膜或受体等合成减少或功能异常，从而导致机体生化代谢紊乱，造成中间或旁路代谢产物缺乏，反应底物在体内蓄积，并衍生异常产物，导致重要器官功能损害危及生命、生长发育障碍而出现相应的病理和临床症状的一类疾病。

目前已经报道的较为常见的 IMD 达 1000 多种，是人类疾病中病种最多的一类疾病，虽然单一病种患病率低，但总体发病率较高，且多数为新生儿时期发病，会对机体造成很大损害，通常导致患儿早期夭折或终身残疾，对家庭和社会发展极为不利。遗传代谢病是造成出生缺陷的主要原因之一，严重影响出生人口素质与生存质量，给家庭和社会带来了沉重的精神和经济负担。

二、新生儿筛查的意义

1. 新生儿遗传代谢病筛查的必要性　遗传代谢病危害严重，面对此类疾病，预防所产生的效益远远高于发病后的治疗，防治的重点放在新生儿期，可以有效降低患儿的伤残率，避免或减轻疾病带来的严重危害。目前遗传代谢病的预防采取三级预防体系，新生儿遗传代谢病筛查是三级预防体系中的最后一环，旨在新生儿期对严重危害新生儿健康的先天性、遗传性疾病进行专项检查、提供早期诊断和治疗，避免患儿机体受到不可逆损害。

2. 开展新生儿遗传代谢病筛查的可行性　新生儿遗传代谢病筛查是一项针对在新生儿期导致儿童健康严重危害的先天性、遗传性疾病进行的专项检查，是一项可以提供早期诊断和遗传代谢病治疗的母婴保健技术之一。

依据《中华人民共和国母婴保健法》《中华人民共和国母婴保健法实施办法》和《新生儿疾病筛查管理办法》开展新生儿遗传代谢病筛查，认真贯彻落实，依法管理，健全新生儿筛查网络，才能使这项工作健康稳步发展。新生儿筛查网络包括新生儿遗传代谢病筛查检测实验室、管理组织、诊断治疗专科医生及辖区设有产科或儿科的新生儿筛查采血医疗机构。各机构和人员职责明确，凡是设有产科或儿科诊疗科目的医疗机构均应当开展新生儿遗传代谢病的血片采集，卫生行政部门按照规划指定具有能力的医疗机构为新生儿遗传代谢病筛查中心，采取相对集中、分级管理的原则，其实验室年筛查检测量应该达到 3 万次以上。卫生行政部门指定筛查中心或具有能力的医疗机构承担新生儿遗传代谢病的诊治工作。

3. 新生儿筛查病种的选择原则　作为公共卫生服务项目的新生儿疾病筛查，在选择筛查疾病病种时应从疾病的流行病学因素，经济、社会和文化等多方面因素进行考虑，对新生儿筛查引起的伦理、法律和社会问题也应给予足够的重视，建立标准化的评价体系。

世界卫生组织 (J.M. G. Wilson, G. Jungner) 于 1968 年发布了新生儿筛查病种选择的 Wilson & Jungner 准则。美国新生儿和儿科遗传性疾病咨询委员会 2010 年 7 月更新了候选病种评估方法，纳入新生儿筛查的病种需满足如下条件：①出生时筛查对新生儿及家庭有明显好处；②对疾病明确定义（发病率、疾病谱、自然史）和有效应用；③有快速、准确、可靠的检测方法；④筛查方法及诊断方法都已经过临床验证，并确定有效；⑤有筛查实验的临床效用（评估好处和坏处）；⑥与疾病通常的临床检测和治疗相比，筛查诊断治疗该病有更好的成本效益。

（文　伟）

第二节　新生儿遗传代谢病
筛查的发展现状

一、国际新生儿筛查的发展

1935 年，挪威生化学家 Folling 发现一群智力低下患者的尿液与 $FeCl_3$ 发生反应生成绿色物质，后证实是因为尿中存在苯丙酮酸，由此，他首次诊断并报道了苯丙酮尿症（phenylketonuria，PKU）。1953 年，德国医生 Bickel 采用低苯丙氨酸的饮食治疗苯丙酮尿症获得肯定效果，但是对于年长儿童已经出现严重脑损伤者与小婴儿比较治疗效果欠佳，因此提出了遗传代谢病早期治疗。1961 年美国的 Guthrie 教授建立了细菌抑制法对血中苯丙氨酸进行半定量测定，并创立了滤纸片收集血样制成干血斑标本的方法，为大规模人群筛查检测提供了基本条件，为苯丙酮尿症早期症状出现前的生化诊断提供了可能，从此开始了苯丙酮尿症的新生儿筛查。1975 年，日本的 Irie 和 Naruse 采用滤纸干血斑标本测定促甲状腺素（TSH）进行先天性甲状腺功能减低症新生儿筛查，至此，苯丙酮尿症和先天性甲状腺功能减低症的新生儿筛查向全球推广。经过近 60 年的发展，新生儿遗传代谢病筛查的病种增加至数十种，新生儿疾病筛查的概念被普遍认可。20 世纪 90 年代后，串联质谱技术（LC-MS/MS）应用于新生儿筛查，其特点在于高灵敏度、高特异性、高选择性和快速检测，对一个标本可在 2min 内进行数十种小分子物质的检测，即同时检测多种氨基酸、有机酸和脂肪酸氧化代谢障碍疾病，将新生儿筛查实验室"一项检测筛查一种疾病"的模式改变为"一项检测筛查数十种疾病"，极大地促进了遗传代谢病筛查病种的扩大，促进了新生儿筛查的发展。

遗传代谢病是一组涉及各种代谢物异常的疾病，疾病种类繁多，涉及体内代谢途径广泛，分子病因复杂，临床症状和体征缺乏特异性表现，不同种遗传代谢病可以表现出相似的临床症状，而同一种遗传代谢病在发病的不同阶段又可出现不同的表型。传统的诊断方法依赖特殊的生化实验室检测，但有时一种生化标志物可能与几种基因改变相关，一种遗传代谢病在不同的发病阶段又可出现不同的生化改变。因此，在分子水平对遗传代谢病做出诊断，明确遗传物质的改变即进行基因诊断非常重要。基因诊断是在 DNA 水平上对受检者的某一特定致病基因进行分析和检测，从而达到对疾病进行特异性分子诊断的目的。基因诊断可以明确疾病基因水平的遗传学改变，了解基因突变类型和突变热点，确定诊断，同时，有些突变还可以预测表型，检测杂合子携带者，进行准确的遗传咨询和产前诊断。基因诊断是一种快速、灵敏、特异、准确的检测手段。美国于 2010 年将重症联合免疫缺陷病（SCID）纳入新生儿筛查目录，2018 年 12 月全国各州均开展了 SCID 分子筛查。我国台湾省及挪威也开展了本病的基因筛查。2018 年，脊髓性肌萎缩症（SMA）的新生儿基因筛查被纳入筛查病种，新生儿听力筛查与耳聋基因联合筛查等分子筛查作为二线筛查或普遍筛查方法可供临床专业技术人员选择。

二、我国新生儿筛查的发展

我国新生儿遗传代谢病筛查始于 20 世纪 80 年代。1981 年，上海第二医学院附属新华医院和上海市儿科医学研究所合作，以项目形式开展了新生儿苯丙酮尿症（PKU）、先天性甲状腺功能减低症（CH）和半乳糖血症（GAL）筛查。1982～1985 年，北京医科大学第一医院左启华教授等，组织了浙江省等 11 省市的 PKU 筛查协作组开展新生儿 PKU 筛查。1988 年，上海市儿科医学研究所在 PKU 患者中鉴别出首例四氢生物蝶呤（BH_4）缺乏引起的非经典型 PKU，建立了高效液相色谱（HPLC）方法进行尿蝶呤谱分析，开展了 BH_4 缺乏症的筛查、诊断与治疗。

20 世纪 90 年代，我国积极开展国际合作，与世界卫生组织（WHO）合作、与芬兰合作（中芬合作项目）开展技术人员培训，学习新生儿筛查技术与方法，建立新生儿筛查网络，大大推动了我国新生儿疾病筛查工作的发展。

1994 年《中华人民共和国母婴保健法》颁布，提出"逐步开展新生儿疾病筛查"，使开展新生儿疾病筛查有了根本的法律保障。2009 年，卫生部《新生儿疾病筛查管理办法》对各级卫生行政部门、新生儿疾病筛查中心和医疗机构的职责作了明确规定。规范了全国新生儿筛查工作，也进一步推动了全国新生儿筛查的深入开展。

随着新生儿疾病筛查在全国逐渐开展与普及，针对参与单位多，涉及人员广，流程环节复杂，患儿诊治、随访规范不一等情况，2004 年卫生部组织专家制订《新生儿疾病筛查技术规范》，并于 2010 年进行了修订再版。这些技术规范的实施，大大促进了全国新生儿疾病筛查质量的提高。

随着新生儿遗传代谢病筛查工作的不断推进，我国在全国各个省、自治区、直辖市，香港特别行政区、澳门特别行政区、台湾省均开展了新生儿筛查，已建立 200 余家新生儿筛查中心，全国新生儿筛查率达 97% 以上。在筛查病种上，除在全国普遍开展的苯丙酮尿症和先天性甲状腺功能减低症之外，多地增加了葡萄糖 -6-磷酸脱氢酶（G6PD）缺乏症和先天性肾上腺皮质增生症（CAH）的新生儿筛查。几乎有 1/2 的筛查中心开展了采用串联质谱技术对新生儿氨基酸代谢病、有机酸血症和脂肪酸氧化代谢障碍的筛查。

通过筛查对发现的遗传代谢病在临床症状出现前就进行诊断和干预，降低了患病率和死亡率。新生儿筛查作为提高人口素质、出生缺陷防治的重要手段，具有鲜明的公共卫生服务特点，因此，全国在发展新生儿筛查项目时，应将其作为一项公共卫生措施，逐步纳入公共卫生保健体系。

三、新生儿遗传代谢病筛查的发展趋势

新生儿筛查数十年的结果表明，通过筛查对发现的一些先天性遗传性疾病在临床症状出现前进行确诊和有效的干预治疗，避免了患病儿童因病致死致残，降低了疾病的致死率，改善了患者的预后，提高了患者的生存质量。新生儿筛查已经成为出生缺陷三级预防的主要手段之一，其成效逐渐显现。随着筛查和诊断治疗技术的进步，新生儿筛查将在以下方面获得快速发展。

1. 筛查实验室向集中化、自动化发展　纳入新生儿筛查项目的遗传代谢病发病率较低，只有通过大样本的检测，才能不断积累数据、进行有效的实验室质量管理，保证检测结果的有效性。标本量大的集中化发展趋势，需要自动化技术替代手工操作，自动化、高通量的检测技术正逐步普及，自动化的发展不仅包括实验过程的自动化，还包括样本前处理过程的自动化，如自动打孔取标本和进样等。

2. 新生儿筛查全流程的信息化管理　新生儿遗传代谢病筛查是集中了健康教育宣传、标本采集及运输、实验室检测、确诊治疗、随访管理的系统工作，需要多个医疗机构、保健及医疗多个学科协同、跨越一定生长发育周期的长期管理，涉及多个岗位医疗技术管理人员及新生儿监护人。因此，为保证全流程、长时间周期的数据信息管理和质量控制，为达到患者就诊的高效、便利、数字化、智能化，信息化建设是实现的基础和重要条件。随着医疗信息化建设的发展，新生儿筛查的信息化建设

必须同步快速发展，以满足医疗质量管理的信息化要求、诊疗服务的智能和移动功能。

3. 筛查新技术不断出现和筛查病种逐渐增加　新生儿筛查检测技术的发展，基于 3 个检测平台：①传统的生化检测平台，以荧光免疫技术为主，具有自动化、高通量的特点，可以承担大样本量的检测；②以串联质谱技术为主的组学技术平台，其特点是采用更高灵敏度和特异性的质谱技术，用同样微量干血斑样本一次检测分析一组生化标志物，可以筛查诊断一组遗传代谢病，提高了筛查效率，增加了筛查病种；③分子生物学技术平台，通过分析明确疾病的基因水平的遗传学改变，诊断遗传病。目前用于新生儿遗传代谢病的分子生物学技术如利用 PCR 相关技术开展的遗传代谢病基因分析，包括 DNA 测序分析、基因芯片技术及高通量测序技术等。

通过新技术的应用，质谱技术筛查氨基酸代谢病、有机酸血症及脂肪酸氧化代谢障碍正在广泛开展，对进行性肌营养不良、脊髓性肌萎缩症、重症联合免疫缺陷病、溶酶体贮积症等的筛查研究也在陆续开展，各个筛查中心根据各地遗传代谢病发病特点、致病基因携带情况及诊治医疗保健能力与卫生政策，制定的筛查病种从十数种到数十种不等。

通过对遗传代谢病的早期基因诊断及家系分析，进行遗传咨询和下一胎生育产前筛查与产前诊断，促进了遗传代谢病三级预防的有效结合。

（文　伟）

第2章

新生儿遗传代谢病筛查前期工作

第一节 新生儿遗传代谢病筛查健康教育

一、医学伦理学原则

为了确保新生儿疾病筛查符合伦理学原则，实施新生儿疾病筛查应自觉遵守国家法律法规、社会公德和医院的规章制度。对实施中遇到的伦理问题应主动提请医院医学伦理委员会进行审查、咨询、论证和指导，以维护当事人的权益。医学伦理学的一般原则是患者的权益和利益高于一切，医护人员需确保将患者的权益和利益放在重要位置。对所有患者的个人资料、信息有严格保密的义务，对所有患者和服务对象一视同仁、公平对待、毫无歧视。在多个服务对象或患者同时要求服务时弱者优先，与健康或生命关系最密切者优先，与群体利益关系最密切者优先，这些都应得到患者的理解。

1. 结果的告知、解释

（1）实验室对特定患者的检验结果应严格保密，未经授权不得公开。通常是向提出申请的医师报告结果，经患者同意或按照法律规定也可向其他方面报告。

（2）实验室不仅要提供准确的检验结果，还有责任尽可能地保证对检验结果进行准确的解释，并从患者的最佳诊疗考虑进行应用，对检验项目的选择和解释提供专业意见和咨询服务。

2. 结果及个人信息保密

（1）当事人的个人信息、新生儿疾病筛查的结果、是否治疗等信息属于个人隐私。医务人员有责任为当事人保守秘密，避免由筛查给当事人及亲属带来不良后果。

（2）如果检查结果涉及影响当事人亲属发病风险的遗传信息，医务人员应将对亲属的可能影响告知当事人，并向他们陈述有关的道德义务，由他们自己决定是否告诉有关亲属。

（3）检验结果或报告记录档案，未经授权不得查阅和获取。

（4）上级主管机关或部门实施实验室质量工作检查的可查阅。

（5）司法机关经正常程序的需要，并经上级主管机关或部门批准的可查阅。

（6）检验申请医师可在医生工作站查阅相关的检验报告。

（7）患者凭有效身份证明可直接通过助产机构或助产机构公众号获取、查看自身的检验报告。

（8）实验室工作人员职责范围内所需的查阅和获取。

（9）其他经授权的人员可查阅或获取。

3. 后续治疗及随访

（1）筛查阳性是指所送检筛查标本的实验检测指标的结果超出正常值参考范围，提示标本对应的新生儿可能患有某种先天性遗传代谢病。获得筛查阳性结果后应紧急处理、通知家长、召回患儿进一步检查和开始相应治疗。中华人民共和国卫生部《新生儿疾病筛查技术规范》要求筛查阳性结果出来后，7 天内要召回疑似患儿进行复查，筛查疾病的确诊和治疗不得晚于出生后 42 天。

（2）追踪随访机构（一般为采血机构）应依托区域内的妇幼保健网络，建立和完善新生儿遗传代谢性疾病筛查可疑阳性儿童和确诊患儿的召回随访网络，对新生儿疾病筛查进一步加大宣传，普及人民群众相关知识。

（3）追踪随访机构在接到实验室检测机构出具的可疑阳性报告后，应立即通过电话或书面等方式通知新生儿的监护人，敦促并确保可疑阳性患儿在规定时间内到实验室检测机构进行复查和确诊，以尽早得到治疗和干预。

（4）可疑和阳性患儿及时召回复查确诊，并将他们的信息资料登记并录入计算机备查。筛查中心收到复查血片后优先检测。对复查结果阳性的患儿，筛查中心于 1 周内电话通知家长，需进一步确诊和治疗，并电话通知采血医院，在“新生儿疾病筛查采血登记本”上标记“复查阳性”。确诊的阳性患儿，建立病案，给予治疗并追踪随访。

（5）对由于地址不详或拒绝随访等原因造成的失访可疑阳性患儿，追踪随访机构必须注明原因，并告知采血机构、实验室检测机构或治疗机构备案。

（6）确诊阳性者需每 3 个月随访 1 次，1 岁后 6 个月 1 次。治疗 18 个月以上，予以智商测定和体格检查。每次通知或访视均需记录，相关资料保存 10 年。

（7）追踪随访机构应按照筛查疾病的不同诊治要求，协助治疗机构做好确诊患儿的定期访视，并按照儿童系统保健管理的要求做好患儿的生长发育监测工作。

二、健康教育

健康教育是通过有计划、有组织、系统的社会教育活动,使人们自觉地采纳有益于健康的行为和生活方式,消除或减轻影响健康的危险因素,预防疾病,促进健康,提高生活质量,并对教育效果做出评价。通过政府和相关医疗单位的健康教育,要让新生儿父母充分意识到新生儿疾病筛查的必要性和重要性,并积极配合医务人员做好新生儿疾病筛查工作,为自己的孩子把好人生第一道健康防线的关。新生儿疾病筛查是指在新生儿期对严重危害新生儿健康的遗传代谢病进行的一项检查,以便对疾病进行早期诊断和早期治疗。同时,新生儿疾病筛查也是孩子出生后第一道健康"安检"。随着现代医学的发展,诊疗技术的提高,新生儿死亡率逐渐降低,而死亡原因中占最大比例的就是出生缺陷。有部分先天性代谢性疾病新生儿,在疾病早期往往症状不明显,一般要到 3 ～ 6 月龄才能逐渐出现异常,如果这时才被诊断,治疗就晚了。因为孩子的生长发育和智力发育已经落后,且难以得到改善,这将给家庭带来沉重的经济和精神负担,而新生儿疾病筛查是检测这些疾病的有效方法。

1. 新筛的定义和意义　新生儿疾病筛查(简称新筛)是对新生儿的遗传代谢缺陷、先天性内分泌异常及某些危害严重的遗传性疾病进行筛查的总称。筛查疾病的种类依种族、国家、地区而别,还与各国社会、科学技术的发展、经济水平及疾病的危害程度有关。我国必须要进行筛查的是苯丙酮尿症和先天性甲状腺功能减低症这两种疾病,有部分城市新生儿疾病筛查病种增加了先天性肾上腺皮质增生症、葡萄糖 -6- 磷酸脱氢酶缺乏症和利用串联质谱法筛查的氨基酸、有机酸、脂肪酸类代谢异常等 48 种疾病（为扩增项目，可选）。其目的是在新生儿期就筛查出并明确诊断这些严重疾病，从而在临床症状出现前对这些患病新生儿及时给予治疗，防止或减轻其体格和智力发育障碍，避免痴呆甚至死亡等严重后果的发生。国内外资料均显示，患儿出生后立即做出诊断并及时治疗，患儿的智力发育和体格发育基本能达到接近正常同龄儿童水平，不仅能避免家庭和社会的不幸，也可以减轻家庭和社会沉重的经济负担，因此，开展新生儿疾病筛查，避免和防止残疾儿童的发生，对于减少出生缺陷、提高人口素质、推动国民经济发展具有重要意义。

2. 新筛的范围和方法

（1）范围：新生儿疾病筛查的筛查对象为所有出生的活产儿。可能有些家长会有疑惑，我的宝宝出生后看起来很健康或者自己家族中没有人有遗传病，为什么还需要做新生儿疾病筛查？这是因为大多数患有先天性遗传病的婴儿往往在早期缺乏其特异性表现，一般要到 6 个月后才出现疾病典型的临床症状并日趋加重，一旦出现疾病的临床症状，表明疾病已进入晚期，即使治疗智力低下也难以恢复；尽管遗传代谢病少见，且没有家族史，但是在一些健康家庭中也有可能会出现出生缺陷儿。

（2）方法：新生儿疾病筛查的标本采集严格按照国家《新生儿疾病筛查技术规范（2010 版）》的新生儿代谢病筛查卡片的采集步骤，采集足跟血，制成滤纸干血片，并在规定的时间内递送至新生儿遗传代谢病筛查实验室检测。

3. 新筛的条件、费用

（1）条件：新生儿疾病筛查实验室检测机构一般是由省（市、区）卫生行政部门根据当地实际情况指定的省一级医疗机构，即筛查实验室需要通过卫生行政部门批准，全部设立在公立医院内。筛查实验室每年的最低筛查量为 3 万人次。

（2）费用：筛查费用可按照各省医疗服务项目价格规定，根据当地实际情况收取，让利于民，提高医疗保健机构的筛查工作效率。

4. 注意事项　如果新生儿因某些特殊原因，如早产、窒息、感染等没有取血做筛查，家长应于出生后 20 天内尽早带孩子去出生医院取血筛查，千万不能有侥幸心理放弃筛查。新生儿疾病筛查采用国际上先进的实验手段，由于个体的生理差别和其他因素，极个别情况可能造成实验结果的假阴性。即使通过筛查，也需要定期进行儿童保健检查，家长发现孩子有任何异常迹象，仍应到新生儿疾病筛查中心就诊。

三、遗传咨询

遗传咨询即"遗传指导"，是由医学遗传学专业人员应用遗传学和临床医学基本原理，对遗传病的病因、遗传方式、诊治及再发风险率等予以解答。通过交谈分析，解答遗传病患者及其亲属提出的有关遗传病的病因、遗传方式、再发风险、诊断防治等问题，同时对子代有遗传病发生风险的夫妇进行遗传保健教育，帮助他们选择恰当的对策，做出合理的生育决定。遗传咨询最重要的意义在于它是在一个家庭范围内预防遗传病患儿出生的最有效方法。通过遗传咨询，配合有效的产前诊断和选择性流产等措施来降低遗传病的发病率，减轻家庭和社会的精神及经济负担，提高群体遗传素质。

遗传咨询的对象常包括：家庭成员中有遗传病或先天畸形者，如曾生育过遗传病患儿或畸形儿的夫妇、先天畸形患者、不明原因智力低下者；已经确定的致病基因携带者和染色体平衡异位携带者；35岁以上高龄孕妇或妊娠期间接触过不良环节的个体，如病毒感染、服药不当、接触过有毒化工品或受过辐射的个体；性器官发育异常个体、原发性闭经的妇女、不孕不育夫妇和不明原因反复流产的夫妇。

遗传咨询的核心是计算再发风险。《世界人类基因组与人权宣言》声明，任何有关人类基因组及应用方面的研究，尤其是生物学、遗传学和医学方面的研究，都必须以尊重个人或在某种情况下尊重有关群体的人权、基本自由和人的尊严为前提。有关人类基因组研究的应用，特别是在生物学、遗传学和医学方面的应用，均应以减轻每个人及全人类的痛苦和改善其健康状况为目的。

（卢　雪　文　伟）

第二节　知情告知原则

新生儿疾病筛查的实施应充分尊重当事人的意愿、人格和尊严，保证当事人的自主权和知情权。新生儿疾病筛查应当向当事人提供与新生儿疾病筛查有关的信息，包括发生疾病或缺陷的可能性、风险、疾病的严重程度、治疗方法、预后和可供选择的新生儿疾病筛查方法；应当向当事人提供可实施新生儿疾病筛查的目的、方法、与诊断性检查相关的局限性、不确定性、有无危害、后续诊断和疾病筛查方法等；还应提供检查结果的准确性、可能出现的局限性、费用等有关信息。对所有服务对象发放"新生儿疾病筛查告知书"，认真履行告知义务，对拒绝采血者需使其在"新生儿疾病筛查告知书"上签名，并存档在病历内。

一、文件依据

《中华人民共和国母婴保健法实施办法》明确规定了新生儿疾病筛查这项工作。在第一章总则"第三条 母婴保健技术服务主要包括下列事项"中，第六项规定了新生儿疾病筛查；在第四章第二十五条中指出："医疗、保健机构应当按照国家有关规定开展新生儿先天性、遗传性代谢病筛查、诊断、治疗和监测。"

《新生儿疾病筛查管理办法》是为规范新生儿疾病筛查的管理，保证新生儿疾病筛查工作质量而制定，其中第二条指出："本办法所称新生儿疾病筛查是指在新生儿期对严重危害新生儿健康的先天性、遗传性疾病实行专项检查，提供早期诊断和治疗的母婴保健技术。"第三条指出："本办法规定的全国新生儿疾病筛查病种包括先天性甲状腺功能减低症、苯丙酮尿症等新生儿遗传代谢病和听力障碍。卫生部根据需要对全国新生儿疾病筛查病种进行调整。"

二、知情同意书

一联：出生医院病案存档用
二联：新生儿家长留存

×× 市新生儿遗传代谢病筛查知情同意书			
母亲姓名	新生儿性别	出生日期	住院病历号
一、告知书 新生儿遗传代谢病是影响儿童智力和体格发育的严重疾病，若及早诊断和治疗，患儿的身心发育大多可达到正常同龄儿童的水平。本筛查是根据《中华人民共和国母婴保健法实施办法》、原卫生部《新生儿疾病筛查管理办法》在新生儿期对严重危害新生儿健康的先天性、遗传性疾病施行的专项检查，以达到早期诊断、早期治疗的目的。对于防止残病、提高出生人口素质有着重大意义。			

实施新生儿遗传代谢病筛查注意事项：

(1) ××省（市）常规开展筛查的遗传代谢病为四项：先天性甲状腺功能减低症、苯丙酮尿症、G6PD缺乏症、先天性肾上腺皮质增生症。遗传代谢串联质谱筛查为新生儿疾病筛查的扩增项目，能同时筛查氨基酸代谢异常、有机酸代谢异常和脂肪酸代谢异常等48种疾病。

(2) 新生儿出生3天并充分哺乳后进行足跟采血。

(3) 若筛查结果异常，筛查中心将尽快通知您孩子做确诊检查，请按时回来复查，以免错过最佳诊疗时间。

(4) 目前无论应用何种筛查方法，由于个体的生理差别和其他因素，个别患者可能呈假阴性。所以即使通过筛查，也需要定期进行儿童保健检查。

(5) 筛查费用：1. 筛查四项：××元+串联质谱筛查：××元＝××元。

　　　　　　2. 筛查四项：××元。

　　　　　　3. 串联质谱筛查：××元。

二、知情选择

我已充分了解该检查的性质、合理的预期目的、风险性和必要性，对其中的疑问已经得到医生的解答。

我同意接受如下新生儿疾病筛查：

□筛查四项＋串联质谱筛查　　□筛查四项　　□串联质谱筛查

监护人签名_____　　　　签名日期___年___月___日

我已被告知疾病可能导致的不良后果，我不同意接受新生儿疾病筛查。

监护人签名_____　　　　签名日期___年___月___日

三、医务（护）人员陈述

我已经告知监护人该新生儿将要进行遗传代谢病筛查的性质、目的、风险性、必要性、费用，并且解答了关于此次检查的相关问题。

医务（护）人员签名_____　　　签名日期___年___月___日

附：新生儿遗传代谢性疾病筛查病种简介及技术

1. 苯丙酮尿症（PKU） 是一种较常见的常染色体隐性遗传病，我国 PKU 发病率约为 1/11 180。患儿新生儿期或小婴儿期外表可正常，随着脑和神经损伤的加重，异常表现逐渐显现，表现为精神运动发育迟缓、头发由黑色变黄，皮色变白，身体和尿液有特殊鼠臭味等。

2. 先天性甲状腺功能减低症（CH） 简称先天性甲减或甲低。先天性甲减是由于胚胎期和出生前在某些病因的作用下甲状腺轴的发生、发育和功能代谢出现异常，引起甲状腺功能减低，主要导致脑和体格发育严重损害的临床综合征。先天性甲减发病率为 1/4000～1/3000。患儿于新生儿和小婴儿期常无典型的临床表现；婴幼儿及年长儿表现为精神运动发育迟滞，呈现智力低下和身材矮小，又称"呆小病"。

3. 葡萄糖-6-磷酸脱氢酶（G6PD）缺乏症 是一种红细胞酶的缺陷病，患者在某些诱因如药物或食入蚕豆等情况下发病，又称"蚕豆病"。临床表现为急性溶血性贫血和高胆红素血症。高胆红素血症在新生儿期可导致核黄疸而遗留智力发育落后。

4. 先天性肾上腺皮质增生症（CAH） 属于常染色体隐性遗传病，主要由于肾上腺皮质激素生物合成过程中所必需的酶存在缺陷，致使皮质激素合成不正常，肾上腺皮质分泌醛固酮、皮质醇不足而雄性激素过多。临床表现为出生后不久即可有拒食、呕吐、腹泻、体重不增加或者下降、脱水、低血钠、高血钾、代谢性酸中毒等表现，儿童期可出现男性化表现。男孩可出现假性性早熟、阴毛、性早熟、生长加速、骨龄提前，最终身材矮小，皮肤黏膜色素沉着。女性患儿可出现假两性畸形、月经初潮延迟、原发性闭经、多毛症及不育症等，最终身材矮小。

5. 串联质谱技术　串联质谱筛查技术是目前国际公认的新生儿疾病筛查的前沿技术，可以对多种氨基酸、有机酸和脂肪酸氧化代谢病进行快速的筛查和诊断，是一种高灵敏性、高特异性、高选择性及快速检测的技术，实现了"一次实验检测多种疾病"的可能。

三、筛查流程

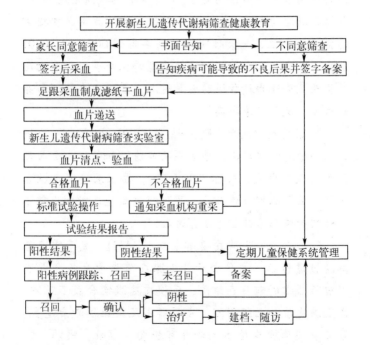

四、筛查病种与技术

（一）苯丙酮尿症

1. 定义　苯丙酮尿症（PKU）是一种常见的氨基酸代谢病，是由于苯丙氨酸（Phe）代谢途径中的酶缺陷，苯丙氨酸不能转变成酪氨酸，导致苯丙氨酸及其酮酸蓄积，并从尿中大量排出。本病在遗传性氨基酸代谢缺陷疾病中比较常见，其遗传方式为常染色体隐性遗传。患儿刚出生时外表无异常，出生 3 个月后开始出现烦躁不安、小便有难闻鼠尿臭味，毛发和皮肤由黑变黄甚至出现癫痫症状；以后会出现严重的智力障碍，发病率约为 1 : 11 000。饮食控制是本病的主要治疗手段，早发现早治疗，患者的智力接近正常同龄儿童。随着新生儿疾病筛查与预防技术的全面普及，分子检测技术的迅速发展，诊断和治疗方案的日趋成熟，苯丙酮尿症已成为目前最成功的可预防、可早期诊断并治疗的遗传代谢病。

2. **筛查流程**　所有的新生儿在出生后均应接受苯丙酮尿症的筛查，以便能早期发现疾病并通过及时有效的饮食及药物干预避免神经系统的伤害。采集出生 72h 后（哺乳 6～8 次以上）的新生儿足跟血滴于采血滤纸片，晾干后即送至筛查实验室进行苯丙氨酸浓度测定。各实验室的苯丙氨酸浓度阳性切值可能有所不同。一般苯丙氨酸浓度 > 120 μmol/L（2mg/dl）或同时伴有苯丙氨酸 / 酪氨酸（Phe/Tyr）> 2.0（串联质谱法），需要召回复查。应当注意的是临床上可能出现一过性的高苯丙氨酸血症，特别是早产儿，由于氨基酸代谢过程中所涉及的酶系统的不成熟，可导致血液中 Phe 的短暂性升高，造成假阳性的筛查结果。造成假阳性的原因还有血片太厚、标本处理不合格、蛋白超负荷等。另外，对进行肠外营养支持、输血及处于疾病状态的新生儿的疾病筛查结果也应该慎重解释，如果不清楚初筛时是否有足够的蛋白质摄入量，应该进行二次筛查。

3. **实验室检查**　对于新生儿疾病筛查或者临床高危筛查血 Phe 增高者，建议采用定量法（荧光法或串联质谱法）测定其血 Phe、Tyr 浓度，计算 Phe/Tyr。排除其他原因所致的继发性血 Phe 增高，如酪氨酸血症、希特林蛋白缺乏症等，血 Phe 浓度 > 120 μmol/L（2mg/dl）及 Phe/Tyr > 2.0 确诊为高苯丙氨酸血症。如仅有血 Phe 轻度增高，Phe/Tyr 正常，排除其他疾病后需要定期复查；如仅有 Phe/Tyr > 2.0，血 Phe 正常，不支持高苯丙氨酸血症。

高苯丙氨酸血症的基因诊断对于指导治疗分型、判断预后及家系内遗传咨询等具有重要意义。通过病因鉴别诊断将高苯丙氨酸血症分为苯丙氨酸羟化酶（PAH）缺乏症和 BH_4 缺乏症，两者治疗方案完全不同。通过病因鉴别诊断，有助于实施个体化治疗。

（二）先天性甲状腺功能减低症

1. 定义　先天性甲状腺功能减低症（CH）是一种新生儿常见的内分泌疾病，也是引起智力低下最常见的原因之一。主要是由于胚胎期某些原因的作用，甲状腺轴的发生、发育和功能出现异常，导致患儿血循环中甲状腺激素水平减低，临床表现为患儿生长发育迟滞和智能发育障碍。CH 患儿出生时常无显著临床症状，这是由于母体的甲状腺激素能通过胎盘转运至胎儿，对胎儿具有保护性，临床仅约 6% 的患儿在新生儿期可表现出临床症状。

2. 临床表现　新生儿期 CH 的临床表现不具有特征性，多数症状轻微。临床表现有过期产儿、巨大儿；囟门大、后囟未闭；哭声嘶哑、吸吮困难、便秘；新生儿黄疸持续时间长，肌张力低，少动、低体温。随着患儿年龄的增长，病情发展，可出现特殊面容，鼻梁低，鼻周、唇周发绀，巨舌，腹膨隆、脐疝，皮肤干燥、斑纹、智力低下、发育迟缓；呼吸、脉搏缓慢，精神差、嗜睡等代谢功能低下的表现。若合并有中线缺陷的体征，如唇裂、腭裂、视神经发育不良以及其他激素缺乏导致患儿出现低血糖、小阴茎、隐睾等症状，提示中枢性 CH 可能性大。先天性心脏病是甲状腺发育不良最常见的合并畸形，特别是肺动脉狭窄。此外，患儿的临床表现出现早晚及轻重与甲状腺组织先天性发育程度有关。若甲状腺缺如，患儿出生后到 3 个月内会出现超重、反应迟钝、喂养困难、肚子胀及脐疝等较为明显的症状。若患儿甲状腺组织存在，仅有甲状腺异位、甲状腺发育不良、甲状腺激素合成障碍等异常，患儿新生儿期可无特异性临床症状或症状轻微，临床不易诊断，进而导致患儿未接受及时治疗，长大后体格及智力发育障碍，轻者愚笨，重者痴呆，对儿童的生存质量造成严重威胁。

3. 实验室检查

（1）甲状腺功能检查：因游离甲状腺素（FT_4）浓度不受甲状腺结合球蛋白水平的影响，故目前主要根据血清 FT_4 和 TSH 浓度作为诊断标准。若血清 TSH 增高、FT_4 降低，诊断 CH；若血清 TSH 增高、FT_4 正常，诊断为高 TSH 血症；若 TSH 正常或降低，FT_4 降低，诊断为中枢性或继发性 CH。

（2）甲状腺球蛋白（Tg）测定：可反映甲状腺组织存在和活性，甲状腺发育不良患儿水平明显低于正常对照（$5 \sim 40\ \mu g/L$）。

（3）抗甲状腺抗体测定：自身免疫性甲状腺疾病的母亲产生的受体阻滞抗体可通过胎盘影响胎儿甲状腺发育和功能，引起暂时性 CH。

（4）胰岛素样生长因子（IGF）：是甲状腺生长重要的生长调节因子，可促进甲状腺细胞的蛋白质合成增加，其水平可协助诊断并判断治疗效果。

（5）尿碘检测：如果可疑患儿出生于碘缺乏或碘过量暴露的地区，尿碘含量可以证实是否存在碘缺乏或过量，24h 尿碘含量大致与碘吸收量相当，正常新生儿为 0.05 ～ 0.1mg。

（三）先天性肾上腺皮质增生症

1. 定义　先天性肾上腺皮质增生症（CAH）是一组由于肾上腺皮质激素合成途径中酶缺乏引起的疾病，属于常染色体隐性遗传病，新生儿的发病率为 1 ：15 000。临床上可出现肾上腺皮质功能减退症状，受累女性新生儿可有外生殖器男性化体征，男性则出现假性性早熟；并发的醛固酮缺失可引起发育停滞、血容量减少及以休克为特征的失盐症状。常见的酶缺乏包括 21- 羟化酶、11β- 羟化酶、3β- 类固醇脱氢酶、17α- 羟化酶缺乏等，其中 21- 羟化酶缺乏最常见，90% 以上的 CAH 患儿为该酶缺乏所引起。

2. 21- 羟化酶缺乏的临床表现与分型　根据酶缺乏程度不同，可分为失盐型、单纯男性化型和非典型型（轻型或迟发型）3 种类型。

（1）失盐型（SW）：完全缺乏，占 21- 羟化酶缺乏症（21-OHD）患儿总数约 75%，临床上除单纯男性化的一系列临床表现外，还可出现因醛固酮严重缺乏导致的失盐症状，同时伴有皮质醇合成障碍而出现肾上腺皮质功能不全的表现。常于新生儿期 2 ～ 16 天发病，表现为呕吐、腹泻、脱水、严重的代谢性酸中毒、低血钠、顽固性高钾血症和低血糖，如不及时治疗可因血容量不足、血压下降、休克、循环衰竭而死亡。

（2）单纯男性化型（SV）：21- 羟化酶部分缺乏，占 21-OHD 患儿总数约 25%，血醛固酮和皮质醇合成部分受阻，在反馈性促肾上腺皮质激素（ACTH）调节下醛固酮合成正常而无失盐症状，主要临床表现为雄激素增高的症状和体征。女性表现为假两性畸形，男性则表现为假性性早熟：阴茎增大、阴囊色素沉着。与真性性早熟睾丸增大的症状不同，患儿早期身高增长加速，超过同龄儿，但随着骨骺提前闭合，最终身高低于正常。

（3）非典型型（NC）：亦称轻型或迟发型，中国少见，多见于女性。出生后多无临床症状，随着年龄增长逐渐出现雄激素增高的体征，女童表现为月经初潮延迟、月经过少、闭经、多囊卵巢及不孕症；男童胡须、阴毛早现、性早熟、生长加速，但成年期最终身高落后于正常。

3. **实验室检查**

（1）生化检测

1）尿液 17- 羟类固醇（17-OHCS）、17- 酮类固醇（17-KS）和孕三醇测定：其中 17-KS 是反映肾上腺皮质分泌雄激素的重要指标，对本病的诊断价值优于 17-OHCS。肾上腺皮质增生症患者 17-KS 明显升高。

2）血 17- 羟孕酮（17-OHP）、肾素血管紧张素原（PRA）、醛固酮（Aldo）、脱氢异雄酮（DHEA）、脱氧皮质酮（DOC）及睾酮（T）等的测定：17-OHP 基础值升高是 21- 羟化酶缺乏的特异性指标，它还可用于检测药物剂量和疗效。

3）血电解质测定：失盐型可有低钠、高钾血症。

4）血皮质醇（F）、促肾上腺皮质激素（ACTH）测定：SW 患者的 F 水平低于正常，SV 患者的 F 可正常或者低于正常；血 ACTH 不同程度升高，部分患儿可正常。

（2）其他检查

1）染色体检查：外生殖器严重畸形时，可做染色体核型分析，以鉴别性别。

2）X 线检查：拍摄左手腕掌指骨正位片，判断骨龄，患者骨龄超过年龄。

3）B超或CT检查：可发现双侧肾上腺增大。

4）基因诊断：采用直接聚合酶链反应、寡核苷酸杂交、限制性内切酶片段长度多态性和基因序列分析可发现相关基因突变或缺失。

（四）葡萄糖-6-磷酸脱氢酶缺乏症

1. 定义　葡萄糖-6-磷酸脱氢酶（G6PD）缺乏症是最多见的红细胞膜疾病，该病是由于红细胞膜表面的G6PD酶缺乏，导致红细胞戊糖磷酸途径中谷胱甘肽还原酶的辅酶——还原型辅酶Ⅱ（还原型烟酰胺腺嘌呤二核苷酸磷酸，NADPH）生成减少，使得维持红细胞稳定性的还原型谷胱甘肽减少而不能抵抗氧化损伤，最终导致红细胞破坏并溶血的一种遗传病。19世纪50年代首次证实G6PD的临床、生化、遗传特点，患者常因食用蚕豆而发病，俗称"蚕豆病"。G6PD基因位于X染色体上，系X连锁不完全显性遗传病，男性患者临床表现严重。部分重型患者可引起新生儿期中度高胆红素血症，或在特定条件下（氧化应激、食物或药物）而引发非免疫性溶血，危及生命。本病无特殊的根治方法，重在预防。

2. 筛查流程　此项目的新生儿疾病筛查流程需严格按照2010年卫生部《新生儿疾病筛查技术规范》、《医疗机构临床实验室管理办法》（卫医发〔2006〕73号）实行。对G6PD缺乏症的筛查需特别关注以下几方面。

（1）样本采集与运送：建议冷链（2～8℃）递送标本，并对样本运送环节进行温度、送检时间的质控。

（2）优先检测原则：新生儿G6PD缺乏症的筛查，样本采集用到滤纸干血片，血片G6PD酶活性随采集后时间的推移而较快衰减，存放 7 天活性衰减 1/3，14 天检测者活性降低近 50%。由于 G6PD 酶活性容易受温度、湿度及待检时间的影响，同时 G6PD 缺乏症的新生儿有可能早期发生严重高胆红素血症，故筛查样本到达实验室后，建议优先于其他新生儿疾病筛查的项目检测。

（3）阳性切值的设定：由于女性携带者酶活性的变异大，各实验室应参照试剂盒说明书及本实验室数据制定合理的阳性切值，针对男、女新生儿设置不同的切值，有助于女性杂合子的检出。

（4）阳性召回：对初筛阳性的新生儿召回后应直接进行诊断性实验室检测。

3. 临床表现　可分为先天性非球形红细胞溶血性贫血、新生儿黄疸、蚕豆病、药物性溶血、感染诱发溶血。本病临床表现的轻重程度不同，多数患者，特别是女性杂合子，平时不发病，无自觉症状，部分患者可表现为慢性溶血性贫血症状。常因食用蚕豆、部分药物或者在感染诱发的情况下出现急性溶血反应，症状包括贫血、血红蛋白尿、黄疸、精神不佳，严重时会出现呼吸急促、心力衰竭，甚至死亡。G6PD 缺乏症又是新生儿病理性黄疸的主要原因。G6PD 缺乏症为 X 连锁不完全显性遗传，男性发病率高于女性。

（五）串联质谱技术

1. 定义　串联质谱技术是目前国际公认的新生儿疾病筛查的前沿技术，可以对多种氨基酸、有机酸和脂肪酸氧化代谢病进行快速的筛查和诊断，是一种高灵敏性、高特异性、高选择性及快速检测的技术，实现了“一次实验检测多种疾病”的可能。

传统新筛实验一次实验只检测一种指标、筛查一种疾病，而串联质谱可实现一次实验同时检测数十种氨基酸、游离肉碱及酰基肉碱等指标，可以提示几十种氨基酸代谢病、有机酸血症及脂肪酸氧化代谢病的患病风险，实现了一次实验检测多种疾病的转变。串联质谱技术具有高特异性、高灵敏度及快速检测等优点，在大幅度增加新生儿筛查疾病谱的同时显著降低假阳性率及假阴性率，具有很高的性价比。

2. 串联质谱仪检测原理　串联质谱仪主要由离子源、一级质量分析器、碰撞室、二级质量分析器、检测器和数据分析系统组成。检测原理是被测物质在离子源内电离形成带电分子离子，一级质量分析器根据质荷比不同对分子离子进行筛选，分子离子进入碰撞室与惰性气体发生碰撞形成碎片离子，二级质量分析器根据质荷比不同对碎片离子进行筛选，最后进入检测器进行检测。按照不同检测模式得到不同的质谱图，如中性丢失检测模式质谱图、母离子检测模式质谱图或多反应检测模式质谱图等。同时加入被检测物质对应的内标或外标，可实现对化合物的定量定性检测。

3. 串联质谱技术筛查遗传代谢病原理　由于遗传因素导致机体内正常代谢途径受阻，氨基酸代谢病患者血中氨基酸水平异常，有机酸血症及脂肪酸氧化代谢病患者血中游离肉碱或不同种类的酰基肉碱水平异常，故可通过检测不同种类的氨基酸水平筛查氨基酸代谢病，通过检测不同种类的酰基肉碱水平筛查有机酸血症及脂肪酸氧化代谢病。由于不同疾病的代谢途径差异，一种氨基酸代谢病可有一种或数种氨基酸水平异常，一种有机酸血症或者脂肪酸氧化代谢病可有一种或数种酰基肉碱水平异常；一种氨基酸水平异常可提示一种或几种氨基酸代谢病，一种酰基肉碱水平异常也可提示一种或几种有机酸血症或脂肪酸氧化代谢病。同时，计算不同氨基酸或酰基肉碱之间的比值，有助于不同疾病之间鉴别，降低假阳性率或假阴性率。

新生儿疾病筛查中心可采用不同的质谱方法检测：酰基肉碱和氨基酸均可通过衍生化（酯化，主要是丁基酯）或非衍生化（非酯化,游离酸）两种方法来分析，但两种方法实验流程不同，检测能力各异，实验室应综合考虑配套设施、安全防护及项目需求等情况进行合理选择。由于非衍生法较衍生法样品前处理操作时间缩短 2h 左右，且环境污染显著降低，所以非衍生化串联质谱检测方法在新生儿疾病筛查中心迅速普及开来。

新生儿串联质谱筛查病种及其特异度检测参数见表2-1。

表 2-1　新生儿串联质谱筛查病种及其特异度检测参数

序号	疾病名称	简称	检测指标
1	苯丙酮尿症	PKU	Phe，Phe/Tyr
2	轻度苯丙酮尿症	H-PHE	Phe，Phe/Tyr
3	生物蝶呤合成疾病	BIOPT	Phe，Phe/Tyr
4	枫糖尿病	MSUD	Leu，Val，Leu/Phe
5	酪氨酸血症 I	TRY I	Tyr，Tyr/Cit，SUAC
6	酪氨酸血症 II	TRY II	Tyr，Tyr/Cit
7	酪氨酸血症 III	TRY III	Tyr，Tyr/Cit
8	高甲硫氨酸血症	MET	Met，Met/Phe
9	同型半胱氨酸血症	HCY	Met，Met/Phe
10	瓜氨酸血症 I 型	CIT I	Cit，Cit/Arg
11	瓜氨酸血症 II 型（希特林蛋白缺乏症）	CIT II	Cit，Met，Tyr
12	精氨酸琥珀酰血症	ASA	Cit，Cit/Arg

序号	疾病名称	简称	检测指标
13	非酮性高甘氨酸血症	NKHG	Gly，Gly/Phe
14	甲基丙二酸血症	MMA	C3，C3/C2
15	丙酸血症	PA	C3，C3/C2
16	异戊酸血症	IVA	C5，C5/C2，C5/C3
17	戊二酸血症 I 型	GA-I	C5DC，C5DC/C2，C5DC/C8
18	生物素酶缺乏症	BTDD	C5-OH，C3，C5-OH/C8
19	全羧化酶合成酶缺乏症	HSCD	C5-OH，C3，C5-OH/C8
20	3-甲基巴豆酰辅酶A羧化酶缺乏症	MCC	C5-OH，C5-OH/C8
21	3-甲基戊烯二酰辅酶A水解酶缺乏症	3MGA	C5-OH，C5-OH/C8
22	3-羟-3-甲基戊烯二酰辅酶A裂解酶缺乏症	HMG	C5-OH，C6DC，C5-OH/C8
23	β-酮硫解酶缺乏症	BKT	C5:1，C5-OH，C5-OH/C8
24	丙二酸血症	MAL	C3DC，C3DC/C10
25	异丁酰辅酶A脱氢酶缺乏症	IBG	C4，C4/C3
26	2-甲基-3羟基丁酰辅酶A脱氢酶缺乏症	2M3HBA	C5-OH，C5-OH/C8
27	2-甲基丁酰辅酶A脱氢酶缺乏症	2MBG	C5，C5/C2，C5/C3
28	肉碱摄取障碍	CUD	C0，C0/（C16+C18）
29	短链酰基辅酶A脱氢酶缺乏症	SCAD	C4，C4/C3，C4/C2
30	中链酰基辅酶A脱氢酶缺乏症	MCAD	C8，C6，C10:1，C8/C2，C8/C10

序号	疾病名称	简称	检测指标
31	极长链酰基辅酶 A 脱氢酶缺乏症	VLCAD	C14:1，C14:2，C14，C14:1/C16
32	乙基丙二酸脑病	EMA	C4，C4-OH/C2
33	中链/短链-3-羟基酰基辅酶 A 脱氢酶缺乏症	M/SCHAD	C4-OH，C4/C2
34	长链-3-羟基酰基辅酶 A 脱氢酶缺乏症	LCHAD	C16-OH，C18-OH，C16:1-OH，C18:1-OH
35	多种酰基辅酶 A 脱氢酶缺乏症	MADD	C4-C18（C10，C8）
36	三功能蛋白缺乏症	TFP	C16-OH，C18-OH，C16:1-OH，C18:1-OH
37	肉碱棕榈酰转移酶-Ⅰ缺乏症	CPT-Ⅰ	C0，C16，C18，C0/（C16+C18）
38	肉碱棕榈酰转移酶-Ⅱ缺乏症	CPT-Ⅱ	C6，C18:2，C18:1，C18，C0/（C16+C18）
39	肉碱/酰基肉碱移位酶缺乏症	CACT	C6，C18:2，C18:1，C18，C0/（C16+C18）
40	中链3-酮酰基辅酶 A 硫解酶缺乏症	MCKAT	C8，C8/C2，C8/C10
41	2，4-二烯酰辅酶 A 脱氢酶缺乏症	DERED	C10:2，C10：2/C10

（卢　雪）

第三节　新生儿遗传代谢病筛查滤纸干血斑标本采集方法

新生儿滤纸干血斑采集过程和血片质量是整个新生儿疾病筛查过程中最重要的环节。血片质量的好坏直接影响到整个实验检测结果，也是引起假阳性或假阴性的发生，从而导致疾病误诊、漏诊的主要原因。

血片采集一般由接受过新生儿遗传代谢病筛查相关知识和技能培训的医务工作人员负责，在家长知情同意并签字后进行。在血片采集过程中，应严格按照《新生儿遗传代谢病筛查血片采集技术规范》执行，保证采血质量。

一、采血时间

要求：正常采血时间为新生儿出生72h后，7天之内，并充分哺乳；对于各种原因（早产儿、低体重儿、正在治疗疾病的新生儿、提前出院者等）未采血者，采血时间一般不超过出生后20天。

出生不足48h采集血斑可引起以下情况：① TSH在48h内有生理性分泌增高，进行新生儿采血将会引起TSH检测结果升高，造成假阳性增高，召回率增高，增加新生儿监护人不必要的精神负担；②高苯丙氨酸血症是患儿体内缺乏苯丙氨酸羟化酶或其辅酶四氢生物蝶呤，使摄入的蛋白质所产生的Phe不能正常代谢，导致Phe在血中蓄积，尿中排出大量的苯丙酮酸而得名。过量的Phe和旁路代谢产物可损伤神经细胞，导致患儿大脑发育不全，引起严重的智力障碍。在没有哺乳的情况下，因没有蛋白质摄入或摄入量不足，血中的Phe含量不会升高，采集此时的血标本检测PKU，会出现假阴性结果而导致漏诊。为避免出现上述两种疾病筛查假阴性、假阳性结果，应严格按照正常采血时间进行采血。

二、采血材料

1. 标本卡 标本卡由滴血滤纸和新生儿信息记录

卡片组成。滴血滤纸部分印有 3～5 个直径为 8mm 大小的圆圈，提示采血者采集的血滴大小尽量与标印的圆圈大小接近，保证足够的血量。新生儿信息记录卡片上一般需要填写的内容有采血单位、住院号、产妇名字、新生儿性别、出生日期、孕周、出生体重、新生儿喂奶天（次）数、采血日期、采血人姓名等。此外，需详细、准确地填写新生儿家庭联系电话、住址及邮编，以便发现可疑阳性者后及时通知家属，召回复查，早期明确诊断和早期治疗，避免造成新生儿后续发育障碍。

2. 消毒用品　酒精棉球（75%）、干无菌棉球、无菌手套。

3. 采血针　采血针的类型有很多种，但重要的是针头的长度不能超过 3mm，这对于早产儿或低体重婴儿更为重要，因其足跟骨与足底皮肤间的深度还不足 2mm，针头过长很容易引起骨质损伤。普通的三棱针穿刺伤口较大，婴儿有痛感，采血人员凭个人感觉和经验来控制穿刺深度，受主观因素影响较大。全新的弧面浅表切口的刀片式采血针，穿刺虽浅但出血量大，可避免反复挤压和针刺的过深过浅对婴儿造成的损伤，且采血刀片自动永久回缩，可以避免针刺伤采血人员的职业伤害。选择合适的采血针，对于采血过程是较为重要的。

三、操作步骤

1. 血片采集人员清洗双手，并戴一次性手套，核对新生儿基本信息。

2. 按摩新生儿足跟，用 75% 乙醇消毒足跟皮肤。

3. 待乙醇完全挥发后，使用一次性采血针以 45°

角刺足跟内侧或外侧，入针深度在皮下 1.0～1.2mm 最好，用干棉球拭去第 1 滴血，从第 2 滴血开始取样。

4. 将血直接滴入采血卡中，切勿触及足跟皮肤，使血液自然渗透至采血滤纸背面，避免重复滴血，至少采集 3 个血斑。

5. 手持消毒干棉球轻压采血部位止血。

6. 将血片悬空平置晾晒，自然晾干血片呈深褐色。

7. 及时用密封袋将合格的滤纸干血片密封，保存在 2～8℃冰箱中。

8. 所有血片应当按照血源性传染病标本对待，对于特殊传染病标本，如艾滋病、梅毒标本等应当用单独包装并标示。

四、标本合格情况

以表格形式，列出合格、不合格标本类型。

1. 合格滤纸干血片　①至少 3 个血斑，且每个血斑直径大于 8mm；②血滴自然渗透，滤纸正反面血斑一致；③血斑无污染；④血斑无渗血环。

2. 不合格滤纸干血片类型　①采集血液标本量不足，导致滤纸正反面血斑不一致；②血斑出现渗血环；③血斑直径小于规定的直径；④滤纸血斑两面滴血或在同一面上重复滴血；⑤血斑上血液不均匀或者有凝固；⑥血斑被血清、尿、消毒剂或其他液体污染；⑦血斑未晾晒干便立即递送，即血斑呈鲜红色。

（张微惠）

第四节　DBS 标本保存及运输

一、标本递送

1. **标本递送前的准备**　将晾晒好的血斑标本以 180° 方向错开叠放或两标本之间用纸片隔开，放置于密封袋中，再用专用纸口袋运送或快递，要求湿度 < 30%。

2. **标本递送时间和条件**　血标本采集完后最好当天递送，以便筛查实验室能够快速检测，患者得到更早治疗，改善预后。如标本量少或者为放置几天的标本，最迟不宜超过 5 个工作日递送。

3. **递送方式**

邮寄：对于偏远的地方，采用挂号信邮寄或者快件邮寄，避免标本遗失。

专人取标本：筛查中心用自己冷链系统，派送专人到各采血单位收取标本，标本当面交接登记、签名，避免遗失。

标本专收、专递系统：筛查中心与专业递送公司合作，建立新生儿疾病筛查标本专收、专递系统，使用专用袋子，由递送公司每天派送专人负责将标本送往筛查实验室。在新筛实验室的智能化网络平台，可以实时监控标本递送过程。

二、注意事项

1. 采血过程中严格一人一针。

2. 血片在晾晒过程中避免阳光及紫外线照射、烘烤、挥发性化学物质等污染。

3. 避免血片还未晾干就放置冰箱中保存。

4. 在标本递送前，放置标本血斑部分不能重叠、堆叠，避免两张血斑互相污染。

5. 采血单位在雨季、夏季时，注意在转运标本过程中，尽量减少室温放置时间，避免因天气潮湿而影响血标本。

（张微惠）

第3章
遗传代谢病筛查实验室检测方法

第一节　细菌抑制法

由美国 Guthrie 博士于 1961 年创建的细菌抑制法是苯丙氨酸（phenylalanine，Phe）半定量测定法，它具有灵敏、简便、重复性好、不需特别设备，同时试剂成本低，适合于大规模的群体筛查等优点，但该方法也有弊端，如仅为半定量，血 Phe 浓度偏低时准确性受到限制，耗时较长且准确性受到限制，易受血标本中抗生素等诸多因素的影响而导致筛查结果假阴性等，随着技术的发展，目前这一半定量检测法已经基本被淘汰。

一、原理

基于枯草杆菌变异菌株（bacillus subtilis ATCC6633）需要苯丙氨酸才能生长的原理，当在培养基中加入一定量的与 Phe 结构相似的抑制物 β-2-噻吩丙氨酸后，枯草杆菌的生长受到抑制。β-2-噻吩丙氨酸对枯草杆菌的生长抑制作用可因外界加入 Phe 而得到解除，所以当滤纸干血片放置在含有适当比例枯草杆菌和 β-2-噻吩丙氨酸的培养平板上时，标本中的 Phe 渗入周围培养基中，经过 37℃孵育过夜后，如果 Phe 存在过量，由于两者的竞争抑制作用，细菌得以恢复生长，在滤纸干血片标本周围出现明显的菌环，此环直径的大小与 Phe 的浓度成正比。因此，将菌环直径的大小与已知量的标准菌环直径比较，即可检测出样品中 Phe 的含量。

二、仪器和材料

1. 仪器

（1）平板玻璃（28.7cm×20.5cm）和有机玻璃框架（1.5cm×28.5cm×1.5cm，2 条；1.5cm×20.5cm×1.5cm，2 条）。

（2）3mm 直径打孔器、镊子。

（3）超净工作台。

（4）37℃培养箱。

2. 材料和试剂

（1）苯丙氨酸标准浓度纸片的制备：采用过期的库存血或胎盘血，加肝素抗凝后，用活性炭去除苯丙氨酸本底，配成含苯丙氨酸 2mg/dl、4mg/dl、6mg/dl、8mg/dl、10mg/dl、12mg/dl、20mg/dl 的浓度，分别滴于美国 S&S 903 滤纸上，自然干燥后 4℃保存备用。

（2）抑制剂：0.5mmol/L β-2- 噻吩丙氨酸（Sigma 公司）。

（3）枯草杆菌 ATCC6633 芽孢悬液：在光电比色计 550nm 波长下，制成吸光度值为 0.9 的悬液，相当于 $1.5×10^9$/ml 浓度。

（4）青霉素酶：若血标本中含有青霉素类抗生素可抑制细菌生长，产生透明环，致使苯丙氨酸无法定量。加入青霉素酶在于破坏血标本中可能存在的青霉素类生素，保证细菌生长不被青霉素类抗生素抑制。

（5）Demain 培养液。

三、操作步骤

1. 培养板模具制作　平板培养板模具由平板玻璃和有机玻璃框架搭配而成，再以文具夹夹于框架四周与平板玻璃组合成一体。将夹好的平板培养盘放于操作台上，用水平仪校正水平位置。

2. 培养板的制备　琼脂 1.5g 加蒸馏水 135ml 后置于 250ml 三角烧瓶中，在沸水浴中或微波炉中加热使其充分溶解，自然冷却至 60～65℃后加入下列各试剂：① 10× 浓缩培养液 15.0ml；② 0.5mmol/L 抑制剂 1.5ml；③枯草杆菌孢子悬液 0.25ml；④青霉素酶液 0.15ml。

待充分混匀后倒入平板培养模具中，冷却凝固后放于 4℃冰箱中备用。

3. 加样　将含有培养基的平板放在预先编有号码的纸模板上，用 3mm 直径的打孔器打下标准血片和待测血标本，用镊子将标准血片放于平板中间，将待测标本放在相应的编号上，然后盖上玻片。

4. 孵育和观察　将上述平板放入细菌培养箱过夜，次日取出，在琼脂板上量取标准和待测血标本四周的细菌生长环。

四、结果判断

每次测定，必须在培养板上放置已知苯丙氨酸含量和系列标准血片（2mg/dl、4mg/dl、6mg/dl、8mg/dl、10mg/dl、12mg/dl、20mg/dl），其浓度与在培养板产生的细菌生长环大小基本呈正相关。结果可制成标准曲线，其 X 轴为 Phe 浓度，Y 轴为细菌生长环直径（mm），两者呈正相关。通过标准曲线的回归方程，计算样品标本中的苯丙氨酸含量。血苯丙氨酸浓度正常值 < 2mg/dl，

凡标本测定 > 2mg/dl 者视为可疑，应先进行原标本复查，再召回新生儿进一步复查，以便进一步确诊或排除诊断。

五、操作注意事项

1. 血标本质量　这是保证实验检测结果准确的重要环节。血片的采集要按技术规范要求严格执行，采集后的干血片自然晾干，避免阳光直照，2 ～ 8℃保存。不符合血标本质量的血片应退回，且必须尽早重新采血。

2. 干血片放入培养基的处理　自然晾干后的干血片直接放入培养基进行培养，血片中的血会渗入到培养基中，血标本周围常出现细菌抑制环（透明环），影响结果判断。此细菌抑制环的形成与某些新生儿在出生后使用青霉素类抗生素、抑制枯草杆菌的生长有关。实践证明，把干血片在 103.4kPa 条件下压 2min 后再放入培养基中可较好地解决血片的"渗血"问题且不影响实验的准确性。

3. 配制培养基的注意要点　①使用 7 天内新配的蒸馏水，过期的蒸馏水含有杂菌，会引起大量杂菌生长；②琼脂糖要充分溶解；③倒板前试剂要充分混匀；④试剂混匀时温度要严格控制在 55 ～ 60℃；⑤不能产生气泡。

4. 干血片的铺放　血片放入培养基时要平置，血片翘起会造成菌环缺损，血片之间距离要适宜，外缘血片距边线不能小于 1cm，操作时要注意无菌操作，无菌操作能减少其他杂菌的生长。

5. 培养箱温度　控制在 36.5 ～ 37.5℃，温度过高或过低都会使细菌生长不良，箱内温度不均匀，会产生假阳性或假阴性。

6. 培养箱湿度　细菌生长需要一定的湿度，在培养箱内放入适量的水，可较好地保持培养基的湿度。

7. 培养时间　培养 16 ～ 18h，时间过短细菌生长不好，易引起假阴性，时间过长菌环过大，易引起假阳性。

（蒋　翔）

第二节　放射免疫法

1974 年，Klein 等在美国匹兹堡采用放射免疫分析法（radioimmunoassay，RIA）测定脐血促甲状腺激素（thyroid-stimulating hormones，TSH），首次应用于新生儿先天性甲状腺功能减低症（CH）筛查中，并建立了干血滤纸片 TSH 放射免疫测定方法。Dussault 等用干血片放射免疫法对出生 4 ～ 7 天的新生儿末梢血中的甲状腺素（T_4）进行 CH 筛查。1975 年，Irie 和 Naruse 在日本采用干血片测定 TSH 的方法进行 CH 筛查，由于这一方法更为灵敏和简便，因此迅速在欧美等国家普遍应用开展。

用放射性同位素标记，待测抗原与标记抗原竞争结合有限量的特异性抗体，如标记抗原和特异性抗体的量保持恒定，则加入非标记抗原后，标记抗原与特异性抗体的结合即减少，标记抗原 - 抗体复合物形成量与样品抗原含量成反比。如果将各种已知浓度的标准 TSH 量加入恒定量的标记 TSH 与抗体作用，则可将测得的各种浓度下 TSH- 抗体复合物的结合比率绘成竞争抑制曲线，只要将被测样品的结合率与标准曲线比较，即可算出 TSH 含量。这种方法灵敏度不高，血清分析灵敏度为 0.5mU/L 左右，而纸片法约为它的 10 倍，即 5mU/L。

由于使用放射性同位素存在放射性污染、放射性损伤及货架期较短等缺点，目前此方法已逐渐淘汰。

（蒋　翔）

第三节　酶免疫分析法

一、方法与原理

酶免疫分析法（enzyme immunoassay，EIA）亦称酶联免疫吸附分析法（enzyme-linked immunosorbent assay，ELISA）。酶免疫技术是以酶标记的抗体或抗原作为主要试剂的免疫测定方法，是标记免疫技术的一种。免疫技术是利用抗原抗体反应进行的检测方法，即应用制备好的特异性抗原或抗体作为试剂，以检测标本中的相应抗体或抗原。它的特点是具有高度的特异性和敏感性。如将试剂抗原或试剂抗体用可以起放大作用的标记物（如酶或荧光等）进行标记，则在与标本中的相应抗体或抗原反应后，通过标记物的放大作用，可大大提高免疫技术的敏感度。

酶免疫技术测定根据抗原抗体反应后是否需要分离结合的和游离的酶标记物而分为均相（homogenous）和非均相（heterogenous）两种类型。在非均相法中抗原和抗体如在液相中反应，则分离游离标记物和抗原抗体结合标记物的方法有很多种，但最常用的方法为固相酶免疫分析法。其特点是将抗原或抗体制备成固相试剂，这样和标本中的抗体和抗原反应后，只需经过固相的洗涤，就可达到抗原抗体结合标记物与包括游离标记物在内的其他物质的分离，这就大大简化了操作步骤。

ELISA检测技术以往在新生儿筛查中多应用于先天性甲状腺功能减低症中促甲状腺激素（TSH）的测定。

TSH测定采用聚乙烯微量反应板作为固相载体，包被抗体，血片上洗脱下来的TSH与包被抗体及酶标记抗体形成免疫复合物，洗去游离的或多余的酶标记抗体，经显色和终止反应，在450nm波长下测定吸光值，以标准血片TSH浓度对数值作为X轴，相应的吸光值作为Y轴制作标准曲线，通过标准曲线，计算TSH浓度值。

二、仪器耗材

1. 仪器　①酶标仪；②带振荡功能的恒温仪；③自动洗板机；④加样器；⑤ 3mm打孔器或打孔钳。

2. 试剂耗材　①包被抗TSH抗体的96孔固相反应板；②被标记的抗TSH抗体结合物；③结合物稀释液；④显色液；⑤显色剂稀释液；⑥荧光增强剂；⑦浓缩洗涤剂；⑧标准品；⑨质控品。不同商品化试剂盒成分略有差异，详见商品化试剂盒说明书。

三、实验步骤

详见相应商品化试剂盒说明书。

四、结果计算与判读

以标准系列的荧光值为纵坐标（Y轴），对应的横坐标（X轴）为TSH浓度绘制标准曲线，从标准曲线上读取质控品和标本的TSH浓度。

建议每个实验室设定自己的阳性切值，如果检测出TSH浓度大于实验室的阳性切值，建议对原血斑复测，若 TSH 值仍大于阳性切值，需召回新生儿复查血 TSH。如召回复查后，TSH 值仍大于阳性切值，需采取静脉血测定 FT_3、FT_4、TSH，以进一步确诊是否患有先天性甲状腺功能减低症。

五、注意事项

（1）所用试剂需正确储存，建议常规储存在 $2 \sim 8℃$。不恰当的保存方式可能造成荧光背景增加，标准曲线斜率降低，进而影响实验精确度。

（2）勿使用过期试剂。

（3）不同批次试剂不可混合或互换。

（4）开始检测前，把试剂盒内所用的试剂和酶标板放置室温平衡 30min。

（5）建议每块酶标板都使用标准品和质控品，并做双孔测定。

（6）勿互换试剂瓶盖。

（7）从试剂瓶中转移液体时，使用无菌的移液管以避免污染，否则由于试剂污染可能产生不正确的结果。

（8）检测一旦开始，实验步骤应连续进行下去，不应中断。

（9）加样时勿接触孔壁，以避免孔间交叉污染。

（10）孵育时间允许有轻微的变化，首次孵育和二次孵育时间可分别为 $3h \pm 10min$ 和 $1h \pm 5min$。

（11）使用过夜孵育过程，实验结果可获得较高的重复性。

（12）空气的洁净度可能影响实验结果。

（蒋　翔）

第四节 荧光分析法

一、方法与原理

荧光测定法又称 McCaman 和 Robins 测定法，从滤纸干血片上萃取出的苯丙氨酸（phenylalanine，Phe），能与茚三酮形成一种荧光复合物，加入二肽 L- 亮氨酸 -L- 丙氨酸后可大大提高此荧光反应。经琥珀酸盐缓冲液严格控制反应条件，pH 在 5.8 ± 0.1 时可保证理想的荧光值和最大的特异度。加入铜试剂可稳定荧光复合物并终止反应。在 485nm 波长处测定荧光强度（激发光 390nm），荧光物质苯丙氨酸 - 茚三酮复合物吸收特定波长的光能后，发生原子重排，同时发出更长波长的光。

各种改进后的 McCaman 和 Robins 法已经广泛用于基于血清和滤纸干血片的 Phe 定量测定，基于 96 孔微量反应板测定滤纸干血片中 Phe 含量。相比细菌抑制法（BIA），荧光法不论是实验的精密度还是准确性都优于 BIA，具有更灵敏、准确定量、费时少的特点，适于大规模新生儿疾病筛查。

二、仪器和材料

1. **仪器** ①荧光读数仪；②自动洗板机；③孵育振荡器；④移液器；⑤ 3 ～ 3.2mm 打孔器或打孔钳（根据试剂盒说明选取打孔直径）；⑥实验血片塑料支架；⑦冰箱等。

2. **材料**

（1）合格的新生儿滤纸干血片标本：至少 3 个血斑，

且每个血斑直径大于 8mm（8mm 血斑的血清含量约为 50μl），血滴自然渗透，滤纸正反面血斑一致，血斑无污染，无渗血环。

（2）试剂：Phe 荧光测定法试剂盒包含如下试剂和材料。

1）琥珀酸缓冲液：琥珀酸，pH 5.8±0.1，加入 0.05% Bronidox（防腐剂）。

2）L- 亮氨酸 -L 丙氨酸：L- 亮氨酸 -L 丙氨酸溶液，加入 0.05% Bronidox（防腐剂）。

3）水合茚三酮：水合茚三酮溶液。

4）铜试剂：无水硫酸铜、酒石酸钠钾和碳酸钠溶液。

5）标准品：含 5 种不同苯丙氨酸浓度（mg/dl）的干滤纸标准血斑。含有标准品的滤纸，包括 1 个零空白，存于装有干燥剂的铝箔袋中。

不同商品化试剂盒成分略有差异，具体见商品化试剂盒说明书。

三、操作步骤

（1）用打孔器在滤纸上围绕血样点中央对称地打下相应直径的标准品（双孔）、质控品和标本（单孔），并依次置于洁净的白色酶标板孔内。

（2）每孔加入 80 μl 80% 的乙醇溶液，用塑料粘胶盖密封酶标板孔，室温振荡（900r/min）洗脱 30min。

（3）用多道移液器转移 50 μl 洗涤液至白色酶标板孔内。如果采用塑料血片支架打孔，则洗脱 30min 后将血片和支架一并去除即可，无须移液。

（4）加 50 μl 反应混合液，用塑料粘胶盖密封酶标板孔，室温振荡（900r/min）1min，在 60℃保温 60min 或 37℃保温 120min。

（5）每孔加 200μl 冷的（直接从冰箱中拿出）铜试剂，用来冷却反应混合物至室温。

（6）室温保温 15min。

（7）加入铜试剂后 15～30min，测定每孔的荧光值（发射波长 485nm，激发波长 390nm）。

四、结果计算与判读

正常人全血 Phe 浓度 < 120μmol/L（2mg/dl）。高于或接近阳性切值的标本需复测，建议每个实验室设定自己的阳性切值。

五、常见错误分析

（1）荧光强度弱，标准曲线斜率低。可能原因有：①试剂变质；②萃取时间过短；③孵育温度过低，时间过短；④使用非白色反应板；⑤滤光片设置不正确。

（2）反应液呈黄色。可能原因有：①孵育温度过高；②血红蛋白和其他蛋白未固定。

（3）反应板各孔颜色不均一。可能原因有：①使用了不合格的乙醇；②混合液配制错误。

六、注意事项

（1）仔细阅读试剂盒使用说明书。

（2）标准品和质控品包装一旦开启，必须密封置于 2～8℃环境中，干燥剂应是蓝色的。

（3）建议每一块反应板都使用标准品和质控品，因为标准品、质控品和未知标本的荧光值可能是变化的。

(4) 干血斑的大小会造成 Phe 检测值一定的差异,有文献报道血清含量 10 µl 比血清含量 50 µl 的血斑(直径约为 8mm)检测值低 15% ~ 24%。

(5) 定期做好室内质控,参加国家卫生健康委临床检验中心的室间质评。

(6) 延长萃取标本 Phe 的时间,不会影响检测结果,但应考虑 80% 乙醇挥发的可能性。

(7) 操作步骤,推荐操作步骤(4)选择 60℃,保温 60min,可获得更高斜率。在 60℃ 孵育条件下,60min 后反应达到平衡。而在 37℃ 条件下,反应时间在 180min 内可使荧光强度增加。

(8) 保温时间和反应温度轻微变化是许可的。然而,较低温度和较短反应时间将导致荧光强度下降。

(9) 当加入铜试剂时,切勿剧烈振荡,以免溅出。

在整个实验操作过程中常会出现一些问题和错误,一旦发现,应认真分析其原因,并加以处理(表 3-1),从中不断总结经验、吸取教训,完善实验方法。

目前应用荧光法的原理已研制出全自动荧光免疫分析仪(如 PerkinElmer GSP)。全自动高通量分析仪可使实验室检测过程中的萃取、加样、孵育等自动化,提高了实验的精确性,大大节省了人力,正逐步成为市场主流。

此外,串联质谱因可同时检测 Phe 和酪氨酸(tyrosine, Tyr),结合 Phe 和 Tyr 比值能更有效地鉴别苯丙酮尿症、一过性或轻型高苯丙氨酸血症(hyperphenylalaninemia, HPA)及其他氨基酸代谢病,具有重要的应用价值。

表 3-1 实验操作过程中的错误和原因及处理方法

错误和原因	处理方法
I . 荧光强度弱, 标准曲线斜率低	
(1) 试剂变质	
由于污染	当需要从一个试剂瓶中反复移液时, 使用无菌操作技术
储存不当	根据说明书储存试剂
缓冲液 pH 太低	缓冲液 pH 应为 5.7 ~ 5.9
(2) 洗脱时间过短	洗脱时间为 30min
(3) 孵育温度过低, 时间过短	按操作步骤 (4) 设定温度和时间
(4) 使用非白色反应板	使用推荐的白色反应板
(5) 滤光片设置不正确	激发 / 发射波长应为 390/485nm
II . 反应液呈紫色	
(1) 孵育温度过高	检查孵育温度 (60±5) ℃
(2) 血红蛋白和其他蛋白未固定	避免纸片污染水
(3) 附着在干血标本上	检查洗脱液乙醇溶液的浓度
III . 精密性低	
(1) 仅标准曲线不好	标准品和质控品要避免阳光照射和潮湿, 使用后要储存在密封、含有干燥剂的袋中, 干燥剂应呈蓝色
(2) 整板不好	
移液设备未正确校正	检查和校正移液器
加热不均一	使用孵育振荡器
移液时有气泡	小心移液
尘埃污染	在洁净环境中操作
(3) 标本不好	
标本血斑分布不平均, 同一样品, 标准曲线斜率随时间变化	使用血斑合格的标本
加入铜试剂后未在规定时间内测定荧光读数	加铜试剂后应在 15 ~ 30min 测定荧光读数

七、阳性切值的总结与调整

Phe 是早期诊断的特异性指标，由于 PKU 患儿在新生儿期无明显特殊的临床症状，因此筛查 Phe 阳性切值的设置就显得尤为重要。Phe 筛查切值随着种族、地域、试剂和实验方法的不同而各不相同，应根据本地情况制定相适应的切值。

值得注意的是，早产儿因肝功能不成熟会导致暂时性高苯丙氨酸血症（HPA），产伤、新生儿黄疸或合并新生儿疾病，以及其他遗传代谢病（如酪氨酸血症）等都可能导致苯丙氨酸羟化酶活性轻度延迟，引起一过性的苯丙氨酸升高，肠道外营养或输血等可导致血 Phe 浓度增高，蛋白摄入不足也可导致假阴性，有上述情况时判断需谨慎，有必要进行复查。

（蒋　翔）

第五节　时间分辨荧光免疫分析法

时间分辨荧光免疫分析法（time-resolved fluorescence immunoassay，TRFIA），亦称解离扩增镧系荧光免疫分析法（dissociation-enhanced lanthanide fluorescence immunoassay，DELFIA），是 20 世纪 80 年代问世的另一种非放射性免疫分析法。其主要特点是以稀土元素为示踪剂做标记，如铕（Europium，Eu^{3+}）、钐（Samarium，Sm^{3+}）、铽（Terbium，Tb^{3+}）和镝（Dysprosium，Dy^{3+}），形成的螯合物经紫外线激发，不仅荧光强度高，且衰变时间长。Eu^{3+} 和 Sm^{3+} 的荧光衰变时间分别为 430 μs 和 41 μs，样品中蛋白质类的自然本底荧光为 1 ～ 10 μs，相差 5 ～ 6 个数量级。如此大的差异，在时间分辨荧光光度计上测量时，利用延缓测量时间，待短半衰期的自然本底荧光衰变后测定，所测信号完全为稀土螯合物的荧光，从而消除了非特异干扰的影响。稀土离子的另一个特征是具有较大的斯托克斯位移（Stokes 位移）。以 Eu^{3+} 为例，其激发光波长 337nm，发射光波长 615nm，两者相距 278nm。测量发光信号不受发射光信号的干扰，且完全排除自然界一般荧光（一般荧光 Stokes 位移 28nm）的干扰，极大提高了荧光信号的测量特异性，使其灵敏度可达 10^{-17}mol/孔。由于 TRFIA 技术上的独特性，其在临床上广泛用于肿瘤、内科、儿科、妇科、传染病、免疫等领域。目前该项分析技术已实现完全自动化。本节介绍用该方法测定干滤纸血片促甲状腺激素（thyroid-stimulating hormone，TSH）浓度进行新生儿先天性甲状腺功能减低症（congenital hypothyroidism，CH）筛查，以及 17- 羟孕酮（17-hydroxyprogesterone，17-OHP）浓度进行先天性肾上腺皮质增生症（congenital adrenal hyperplasia，CAH）筛查。

一、先天性甲状腺功能减低症筛查

1. 原理　DELFIA 测定干滤纸血片 TSH 浓度是采用"圆相双位点，双抗体免疫夹心法"。用人促甲状腺激素（hTSH）抗体包被 96 孔微量反应板，形成固相 TSH 抗体。反应孔中依次加入标准品、质控品及待测血片和用销（Europium, Eu^{3+}）标记的另一株抗 TSH 抗体，干血片、标准品和质控品中皆含有 TSH 抗原，该抗原决定簇上有 α、β 两个位点。固相 TSH 抗体与 TSH 抗原 β 位点结合成 TSH 抗体 +TSH 复合物，而用 Eu^{3+} 标记的抗 TSH 抗体一部分和抗原的 α 位点相结合，一部分和 β 位点相结合，通过孵育在管壁形成一个 TSH

抗体 +TSH+Eu 标记的 TSH 抗体复合物。经洗涤除去多余的 Eu 标记抗 TSH 抗体后，通过增强液将固相 TSH 抗体 +TSH+Eu 标记的 hTSH 抗体复合物上的 Eu^{3+} 解离到溶液中，并与增强液中的有效成分形成强荧光强度的螯合物，其荧光强度与标准品、待测血片中的促甲状腺激素浓度成正比，从而可换算出干血片上 hTSH 的含量。

2. 仪器和材料

（1）仪器：①时间分辨荧光免疫测定仪；②自动冲洗仪；③孵育振荡仪；④负压吸引泵；⑤连续移液器；⑥ 3 ～ 3.2mm 打孔器或打孔钳（根据试剂盒说明选取打孔直径）。

（2）材料：①滤纸：S&S 903；②试剂：Neo-TSH 试剂盒；③标本采集和递送：新生儿出生后 48 ～ 72h，从足跟采血滴于 S&S 903 滤纸上，置室温下自然晾干，待干燥后置塑料袋内，于 2 ～ 8℃ 冰箱保存，3 天内快递或冷链递送至筛查中心。

3. 操作步骤

（1）将 Neo-TSH 试剂盒室温放置 30min。取出 96 孔抗体板盘（也可根据需要拆条使用），在自动冲洗仪上用洗涤液（原液 25 倍稀释）冲洗井形管 1 次。

（2）用打孔器在滤纸上打下 3 ～ 3.2mm 直径的标准品（根据试剂盒说明选取打孔直径）、质控品和标本。标准品、质控品为双孔，标本为单孔。依登记次序放入抗体板的微孔内。每块板上均需放置质控品。

（3）每孔内加稀释的示踪剂 200 μl，可按以下任一步骤进行：

1）先置自动振荡仪上快速振荡（1350r/min）5min，再慢速振荡（950r/min）10min。放入 4℃ 冰箱内孵育，过夜。次日取出，置自动振荡仪上慢速振荡 1h。

2）置自动振荡仪上 10min 快速振荡，再在室温下慢速振荡 4h。

（4）用负压吸引泵吸出滤纸片后，先预洗孔 1 次，然后冲洗 6 次，以除去剩下的未结合的 Eu 标记物。

（5）每个孔内加 200 μl 增强液，再慢速振荡 5min，置室温 10min。

（6）在时间分辨荧光免疫测定仪测定，系统计算结果。

4. 结果计算和判断　DELFIA 荧光免疫测定仪内配有电脑程序，也可外接电脑 MultiCal 软件，均可自动处理并绘制标准曲线，直接打印出每秒钟的荧光脉冲数和 TSH 浓度。荧光脉冲数与 TSH 浓度呈正比关系，形成的标准曲线是直线。筛查阳性切值一般大于 9mU/ml，每个实验室应根据实际制定符合要求的阳性切值。

5. 质量控制及注意事项

（1）必须仔细阅读并充分了解试剂盒说明书，不同批号试剂盒及试剂不能混用，过期试剂盒不能使用。使用时留意试剂的质量；如发现有问题的试剂，应及时更换。

（2）空气中存在少量稀土元素，由于 DELFIA 技术中的扩增原理，一旦受污染，将导致实验结果值偏高，故实验室应力求保持清洁，特别需防尘。

（3）由于乙二胺四乙酸（EDTA）与 Eu 有螯合作用，故 DELFIA 技术不能用 EDTA 抗凝的血标本。

（4）试剂盒中的示踪剂、缓冲液等以叠氮化钠（NaN_3）作为防腐剂，NaN_3 会与铅、铜等反应形成叠氮金属，因此在试剂配备、加样等操作过程中，容器最好是塑料制品。

（5）Eu 标记抗体按比例与缓冲液配制形成的稀释

示踪剂抗体溶液，现配现用，配制完的抗体溶液需在1h 内用完。

(6) 实验过程中冲洗是实验成败的关键。冲洗仪需调节到最佳状态，每次洗涤时应确保管道通畅，确认微孔中注满洗液而不溢出，冲洗完毕后孔壁上无水滴，以保证完全冲洗。洗涤后微孔残留液应 ≤ 2 μl/ 孔，并将微孔板倒扣于干净吸水纸上拍干。每次实验前后冲洗仪均需用去离子水大量冲洗，定期依次用 NaCl (30g/L)、50% 乙醇溶液和去离子水冲洗消毒。

(7) 未注明使用温度均为室温操作，均应在实验前恢复至室温。如果室温低于 20℃，应置于 20 ~ 25℃ 的恒温箱中振荡孵育或采取其他的保温措施。

(8) 相关仪器设备应定期检查校正，并有记录；仪器设备如有维修，必须有维修记录。

(9) 取增强液和标记物时，应使用新吸头。加入过程中应避免吸头触及小孔内壁或其中的试剂。

(10) 本试剂盒中标准品、质控品和所有待测样本均可能成为潜在传染源，按《实验室生物安全通用要求》及相关生物安全防范措施处理。

(11) 如果检测出现质量控制失控情况，应立即查找原因，必要时重新检测该批次标本。

(12) 积极参加室间质量评价，以确保实验的准确性。

6. 筛查时间及阳性切值　新生儿 TSH 在出生后有生理性增高，一般认为与寒冷刺激有关，48h 后可恢复正常。建议新生儿筛查的干血片标本应在出生后 48h 至7 天内采收集。由于测定 TSH 试剂盒的种类和方法不同，干血片 TSH 浓度的阳性切值存在较大差异，大多数设定在 10 ~ 20mU/L。部分实验室选择根据不同采血时间或出生季节进行阳性切值调整以及降低假阳性率，大于阳性切值的标本为可疑或者阳性标本，应对原标本重复测定，阳性者召回采血、重新送检。如果复查标本TSH 仍为阳性，应对新生儿进行进一步检查。

有文献报道，现有的筛查方法即使无人为技术差错，仍可能有 5% ～ 10% 的筛查漏诊。长期使用多巴胺或大剂量糖皮质激素也可导致新生儿 TSH 水平受到抑制不升高，危重新生儿或接受过输血治疗的新生儿均可能出现筛查假阴性结果，此外同卵双胎可能存在交叉输血，若同胞中有 1 例阳性，其他同胞均需要一同复查。早产低体重或合并其他疾病等因素会出现 TSH 延迟升高，这些因素均可导致出现筛查假阴性结果，建议出生后 2周复查。对 CH 筛查阴性结果，当临床症状和表现提示CH 可疑时，临床医生仍应提高警惕，可再次采血检查甲状腺功能。以 TSH 为 CH 的筛查指标只能检测出原发性甲状腺功能减低症和高 TSH 血症，对于垂体或者下丘脑功能低下引起的甲状腺功能减低症和 TSH 延长升高的患儿则无法检出。

7. 经验分享 随着检测技术的不断更新及检测方法灵敏度的提高，DELFIA 无放射性污染且可全自动化操作、高通量、线性范围宽等特点为临床筛查工作带来了便捷，但其中仍存在一些亟待解决的问题。TSH 检测技术在提高灵敏度的同时，并未完全解决特异性问题，对于临床上出现的轻微 TSH 升高，特别是同时存在一些可引起血清 TSH 改变的相关疾病时，则很难确定是因轻度甲状腺功能障碍引起，还是因检测本身的实验误差造成。

二、先天性肾上腺皮质增生症筛查

1. 原理 TRFIA 测定 17-OHP 的原理为固相二抗

抗原竞争法，此反应模式是固相上带有第二抗体（抗兔IgG 抗体），血片中 17-OHP 与示踪物 Eu 标记 17-OHP 共同竞争第一抗体（兔抗 17-OHP IgG），形成的抗原 - 抗体复合物同时被固相第二抗体结合，在微孔表面形成二抗 - 一抗 - 抗原 Eu 复合物。经洗涤除去剩余 Eu 标记 17-OHP，加入增强剂，分离结合在固相上的 Eu，并与其形成强荧光螯合物，然后进行测定，标本中 17-OHP 浓度与荧光强度成反比。

2. 仪器和材料

（1）仪器：①时间分辨荧光检测仪；②洗板机、打孔器、振荡仪；③各类微量移液器。

（2）试剂：详见商品化试剂盒说明书。

3. 操作步骤

（1）用打孔器在滤纸上打下 3 ～ 3.2mm 直径的标准品（根据试剂盒说明选取打孔直径）、质控品和标本。按所编的顺序依次加入微孔板各孔内。

（2）每孔加入 17-OHP 抗体应用液 100 μl。

（3）微孔板慢速振荡 5min 或放置 30min。

（4）每孔加入 Eu 标记 17-OHP 应用液 100 μl。

（5）微孔板慢速振荡 1min 后贴透明封板，放置 2 ～ 8℃冰箱 18 ～ 24h，或在室温慢速振荡 3h。

目前全自动荧光免疫分析仪（如 Perkin Elmer GSP）的逐步推广使用，使实验室检测操作实现了自动化，提高了实验的精确性。

4. 结果计算与判断

（1）结果计算：在 MultiCal 计算软件中按试剂盒说明书输入参数，软件会自动以标准浓度的荧光强度为纵坐标，标准浓度值为横坐标，在对数坐标轴上画标准曲线，由标准曲线求未知样本浓度。

（2）结果判断：结合国内实验室的经验，推荐足月儿或正常体重儿（≥2500g）的17-OHP阳性切值为30nmol/L；早产儿或低体重儿（<2500g）为50nmol/L。筛查结果大于等于阳性切值的，判定样本为阳性，小于阳性切值的，判定样本为阴性。各筛查中心也可根据当地新生儿群体特点筛查统计资料、检测方法等调整阳性切值，以改善筛查的灵敏度与特异度。

5. 质量控制　应始终使用质控样品来保证实验室日常结果的有效性。质控样品应与样本以同样的方法运行实验。每次测试都要运行不同水平的质控品。如果测试中使用一块以上的微孔板，每块微孔板都应该运行质控。每个实验室都应建立自己的质控平均值和允许误差范围。实验室建立的平均值与试剂盒中质量控制证书上提供的数值之间的误差不要超过±20%。除了试剂盒提供的质控外，建议每个实验室建立自己不同水平的质控。只有在测试结果符合实验室已经建立的允许范围时才能报告样本结果。如同其他新生儿疾病筛查项目，所有进行CAH筛查的实验室均需要定期进行实验室室间质量评价。

6. 注意事项　相关研究表明，试剂加样量的微小偏差对实验结果的影响超出预期，10%的试剂误差会导致30%的实验误差，这可能会造成对阳性切值附近结果的误判，对新生儿筛查实验来说是致命的。因此，实验操作过程要严格按照标准操作规程（SOP）进行。

（1）必须仔细阅读并充分了解试剂盒说明书，不同批号试剂盒及试剂不能混用，过期试剂盒不能使用。使用时留意试剂的质量，如发现有问题的试剂，应及时更换。

（2）未注明使用温度均为室温操作，所有试剂均应在实验前恢复至室温。

（3）洗涤板时，洗涤液必须充满微孔，并达到上缘。吸水时必须吸干。

（4）如有 Eu 的弃液污染或洗涤不净可使本底高或结果不准，所以需要高水平的加样和洗涤技术。

（5）移液器要定期校准，加样时加样吸头必须垂直，不可接触载液微孔和液面。加样过程中如发现微孔有液体溅出或出现加样不足的情况，要做好记录并对该孔样本进行复查。

（6）自然环境中稀土离子存在十分广泛，空气灰尘和烟雾中均有不同程度存在，因此实验室必须保持清洁。

（7）血片采集需合格，血液应均匀浸透滤纸片。

（8）含有 EDTA 血标本的血斑，因其与 Eu 可形成螯合物而无法使用。

（9）相关仪器设备应定期检查校正，并有记录；仪器设备如有维修，必须有维修记录。

（10）积极参加室间质量评价，以确保实验的准确性。

7. 筛查时间及阳性切值   正常新生儿出生时 17-OHP 生理性增高，12～24h 后可降至正常，因此筛查用血标本的采集不宜过早，以免造成假阳性。ACTH、皮质醇具有昼夜分泌规律，清晨分泌最高，下午及晚上较低，糖皮质激素治疗可降低 ACTH 及 17-OHP 浓度，因此为提高诊断的可靠性，建议早晨 8 时前采血，如用药要在用药前采血。

由于 CAH 筛查有较高的假阳性率和较低的阳性预测值，尤其是早产儿或低体重儿，使得筛查面临极大的挑战，可根据不同的出生体重或胎龄设定阳性切值以改善筛查特异性。

筛查结果假阳性：CAH 筛查结果假阳性的主要原因是出生应激反应、出生 24～48h 采血、早产低体重儿（肾上腺功能不成熟，酶活性较低）、危重疾病（如呼吸衰竭、败血症等）、黄疸、畸形、脱水及 17-OHP 阳性切值设定偏低等。以上因素均会造成假阳性病例的增多，召回率增高，加重临床工作及增加家长不必要的精神负担。

筛查结果假阴性：对于新生儿疾病筛查疑似假阴性者（孕母或新生儿糖皮质激素治疗史等），需在出生后 2 周再次复查；有报道约 30% 的 CAH 患儿未能被筛查检出，可能与血 17-OHP 延迟升高等因素有关，故对筛查阴性及临床高度疑似者仍需要进行诊断性实验室检查。

8.二级筛查　由于单纯采用 17-OHP 浓度进行 CAH 筛查的假阳性率高，阳性预测值低，所以国际上部分筛查中心采用其他的方法进行二次筛查，以提高筛查的特异度及阳性预测值，降低假阳性。二级筛查（second-tiers screening）方法是对 17-OHP 筛查阳性的原标本采用 LC-MS/MS 技术同时测定血片中 17-OHP、雄烯二酮（Δ^4-A）、11- 脱氧皮质醇、21- 脱氧皮质醇、皮质醇，计算酶反应的底物与产物比值，（17-OHP+Δ^4-A）/ 皮质醇、（17-OHP+21- 脱氧皮质醇）/ 皮质醇等进行判断。该方法有较高的特异度和灵敏度，可提高阳性预测值达 30% ～ 100%。此外，该方法还可筛查其他类型 CAH，有条件的筛查实验室可探索性开展。

（蒋　翔）

第六节　高通量自动化免疫分析法

新生儿疾病筛查已走过 50 余年的发展历程，筛查模式趋于集中化发展,集中化筛查能保证筛查的有效性,提升筛查性能、降低成本。新生儿疾病筛查的检测技术，基于三个平行的检测平台：生化免疫法、串联质谱技术和分子生物学技术。随着新生儿筛查病种和检测技术的不断发展和进步，自动化、高通量的生化免疫检测技术逐渐取代原来的纯手工法的实验检测手段。近年来，新生儿筛查检测自动化程度最高的仪器——GSP全自动荧光免疫分析仪问世，它运用时间分辨和即时荧光的全自动、高通量分析，使新生儿筛查实验过程实现全自动化、信息化和可追溯性，使新生儿筛查过程更高效和更可靠。该仪器在美国、澳大利亚等实验室已进入临床应用。近年来，在国内北京、上海、广州、深圳等筛查中心也得到了普遍应用。

全自动荧光免疫分析仪是用于对微孔板中样本进行时间分辨和即时荧光分析的全自动、高通量分析系统，其预期用途为对DBS干血斑样本中的分析物进行体外定量/定性测定。GSP仪器平台可检测先天性甲状腺功能减低症、苯丙酮尿症、先天性肾上腺皮质增生症、葡萄糖-6-磷酸脱氢酶缺乏症、半乳糖血症、囊泡性纤维症、生物素酶缺乏症等新生儿遗传代谢病。该全自动筛查系统不仅包括实验过程的自动化，还包括样本的前处理过程（如自动打孔和自动进样），可以实现多项筛查实验的完全自动化，可连续进样，同时进行2400个测试，大大提高筛查效率，节约实验室人力资源，同时减少大量手工操作导致的误差与风险，提高新生儿疾病筛查的质量。

一、仪器概述

GSP全自动荧光免疫分析仪由一个微孔板操纵器及其周围的模块组成。各模块分布在操纵器的四周，每个模块可以看作是对微孔板具有某种功能的个体"仪器"。它们彼此堆叠以减少空间占据，这些模块均可维护、替换或升级（图 3-1）。

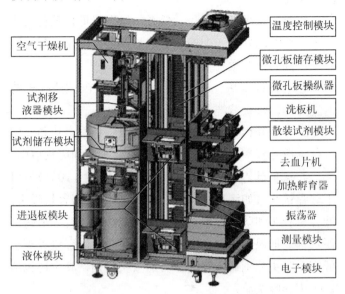

空气干燥机

试剂移液器模块

试剂储存模块

进退板模块

液体模块

温度控制模块

微孔板储存模块

微孔板操纵器

洗板机

散装试剂模块

去血片机

加热孵育器

振荡器

测量模块

电子模块

图 3-1　GSP 全自动荧光免疫分析仪

　　GSP 工作站软件运行时，将需要处理的样本信息输入到工作站软件，该信息即被发送到 GSP 内，用于控制所载入的微孔板的处理过程。当带有患者样本的微孔板被手动载入接合架后，微孔板和 GSP 试剂可通过条形码识别，之后微孔板进入垂直孔板操纵器。GSP 可同时执行多种操作，例如振荡及带温度控制的孵育、缓冲液 / 示踪剂 / 抗体的移液、清洗、散装试剂移液、血片移除，以及使用不同技术（如时间分辨荧光、即时荧光、吸收和冷光技术）进行检测等，操作完成后，系统会提供全部标记物的定量分析结果并发送到 GSP 工作站，以供显示、评估和质量控制。

二、功能说明

GSP 全自动荧光免疫分析仪（见图 3-1）的主要模块及功能。

1. *微孔板操纵器模块*　微孔板操纵器可将微孔板从一个模块移动到另一个模块。它是仪器的主体，其他所有模块都固定在微孔板操纵器上。

2. *洗板机模块*　洗板机可进行 96 孔测试微孔板的清洗操作，每次清洗 24 孔。

3. *去血片机模块*　使用该模块可将样本血片和液体从样本微孔板中移除，并将血片和液体抽吸到废物瓶中。

4. *试剂储存模块*　该模块为低温区域（10℃），用于储存试剂（如缓冲液、示踪剂、抗体）、高容量吸头、低容量吸头和防蒸发帽。装载的试剂瓶均贴有条形码以便识别，低温使试剂在仪器中保持稳定。高容量吸头和低容量吸头分别载入它们各自的吸头舱内，其中还包括一个废弃吸头舱。

5. *试剂移液器模块*　该模块带有高容量和低容量试剂移液器，主要用于将试剂从试剂小瓶或大瓶中移液到微孔板孔中。高容量试剂移液器移液范围在 25 ～ 200 μl，主要处理缓冲液，如 DELFIA 缓冲液的移液，低容量移液器可进行 5 ～ 50 μl 的精确移液，如 DELFIA 示踪剂、DELFIA 抗体、酶活性检测的试剂。

6. *测量模块*　该模块的主要部分包括：X/Y 传送带、探测组件、闪光灯组件、测光组件及测量接口卡。用于测量 96 孔微孔板上样本的时间分辨荧光、荧光强度及吸光度。原始测量结果被发送至 GSP 工作站接受评估。

7. *散装试剂模块*　该模块的构成有一个移液头、Y 传送带，以及与试剂瓶相连的移液泵。载入的每个试剂瓶都先由附于门缝处的读码器识别，然后由该模块将散装试剂，如 DELFIA 诱导剂移液至微孔板上的板孔。

8. 振荡孵育器模块　在该模块中，微孔板保存在单独的舱体内，并以弹簧锁定。孵育器在水平平面上循环振荡孔板。GSP 全自动荧光免疫分析仪中有 3 个振荡孵育器模块，每个最多可装 6 块微孔板。振荡孵育器用于加速微孔板孔中反应，如 DELFIA 的化学反应。

9. 液体模块　液体模块负责浓缩洗液、洗涤液、废物的处理和冲洗。该模块产生用于液体系统的一些部件需要的真空和压力，同时还将浓缩洗涤液和去离子水混合成洗涤液。

10. 干燥机模块　该模块控制 GSP 系统孔板储存区域内部的湿度，使该区域的相对湿度保持在低于 60% 水平。

11. 进退板模块　进板模块用于从微孔板接合架处移动微孔板并将微孔板装入 GSP 系统；退板模块用于从 GSP 系统上卸载微孔板并将其堆叠在微孔板接合架中。

12. 微孔板储存模块　该模块包括承载样本微孔板的 26 个微孔板支架和用于特殊调节微孔板的 3 个微孔板支架。微孔板储存架与进退板模块一同使用，实现了微孔板装载不间断。所有微孔板支架在闲置时都位于微孔板储存模块中。

13. 加热孵育器模块　加热孵育器模块是一个装有 12 块微孔板的温控区域，用于需要升温的检测。每个微孔板和其微孔板支架可适配到一个单独加热过的舱穴中，温度设定为 37℃。

14. 温度控制模块　该模块可加热或冷却位于仪器内部的加热槽，将 GSP 系统的内部温度保持在 25℃。

为稳定仪器内部温度，模块周围及贯穿热槽均装有风扇以便空气流通。

15. 测量技术　GSP DELFIA 技术以铕螯合物标记为基础，用于时间分辨荧光检测。此方法斯托克斯位移较大，所测的荧光不受激发光和被检测物中的非特异荧光干扰，具有背景干扰低、检测特异性和灵敏度高等优点。在激发光后延时 400 μs，测量 400 μs，间歇 200 μs 后进入下一个测量周期，每一个周期为 1000 μs。对每一个样本实施 1s 的测量，意味着完成了 1000 个周期的测量，测量精确度极高（图 3-2）。GSP 还可用来测量瞬时荧光、吸收光和冷光。

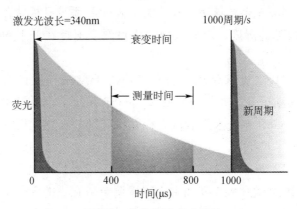

图 3-2　荧光的长衰减时间

16. 血片监控　GSP 有两种不同方法检测从干血斑上打冲到板孔的血片：① GSP 具有洗脱监控功能，可使用吸光测量以验证微板孔中确有血片。如果板孔中没有血片或从血片进行血液洗脱不成功，GSP 会发出警告且测量结果会带有旗标。②有些检测中，血片不从板孔中去除，GSP 则检查血片是否漂浮在板孔中的液体上面，由于漂浮的血片会导致结果错误，这样的结果也会由 GSP 标注旗标。

三、操作方法

GSP 仪器平台综合几种新生儿疾病筛查的检测技术，支持最宽范围的分析和技术检测。应用 GSP 可通过对新生儿滤纸干血斑中 13 种分析物进行检测，筛查包括先天性甲状腺功能减低症、苯丙酮尿症、先天性肾上腺皮质增生症、葡萄糖 -6- 磷酸脱氢酶缺乏症、半乳糖血症、囊泡性纤维症、生物素酶缺乏症等新生儿遗传代谢病。

下面以应用高通量自动化免疫分析法进行新生儿苯丙酮尿症筛查为例，介绍该实验的具体操作方法。

1. 分析原理　使用荧光苯丙氨酸脱氢酶法，在第一个反应中苯丙氨酸脱氢酶把苯丙氨酸转换为苯丙酮酸，并产生化学计量的 NADH，出现 NADH 时，刃天青染色剂在黄递酶催化反应中减退为荧光试卤灵，使用激发波长 505nm 和发射波长 580nm 测量试卤灵荧光强度，继而计算出样本中苯丙氨酸（Phe）含量。

反应 1：$Phe+H_2O+NAD^+ \xrightarrow{\text{苯丙氨酸脱氢酶}}$ 苯丙酮酸 + $NH_3+NADH+H^+$

反应 2：$NADH+H^++$ 刃天青 $\xrightarrow{\text{黄递酶}} NAD^++H_2O+$ 荧光试卤灵

2. 仪器

（1）Wallac Oy 2021-0010 GSP 全自动荧光免疫分析仪。

（2）Wallac Oy Panthera-Puncher 9 打孔仪。

（3）1～5ml 单道移液器（复溶试剂使用）。

（4）电脑及打印机。

3. 试剂及材料

（1）苯丙氨酸测定试剂盒（荧光法）（包括校准品、质控品、苯丙氨酸底物、苯丙氨酸酶、苯丙氨酸测试缓冲液、萃取液、微孔板条形码标签、批次特定的质量控制证书）。

（2）透明 U 形截底微孔板（未包被，96 孔）。

（3）移液管吸头。

（4）临床实验室试剂用水。

（5）新生儿疾病筛查滤纸（S&S 903）干血片标本：采血人员严格按照《新生儿遗传代谢病筛查血片采集技术规范》对新生儿进行采血，由冷链运输至筛查中心。

4. 操作步骤

（1）试剂准备

1）苯丙氨酸底物及苯丙氨酸酶复溶：向每瓶冻干苯丙氨酸底物及冻干苯丙氨酸酶内精确加入 2.8ml 蒸馏水，复溶苯丙氨酸底物及苯丙氨酸酶，开盖时应注意避免瓶盖上附着的干粉散落。重新盖上瓶盖后静置 2min，上下颠倒数次混匀，然后放置 2～8℃冰箱溶解 20～30min。颠倒混匀时应小心处理，避免产生气泡，如有气泡，可使用干净吸头弄破。应避免使用涡旋振荡器混匀而导致试剂产生泡沫。

2）稳定性：一旦开封，试剂应储存在试剂旋转盘中直到用尽或过期（表 3-2）。

（2）样本前处理：将试剂盒附带的条形码贴在微孔板较长一侧，生成当天待测样本工作单，读取微孔板条形码并将样本及质控信息输入 GSP 工作站软件。

表 3-2　试剂的储存条件

试剂	稳定时间	储存条件
测试缓冲液、底物、酶	≤ 96h	仪器内
萃取液	≤ 14 天	仪器内
校准品、质控品	≤ 2 周	开封后，原包装（放置干燥剂的密封袋），2 ~ 8℃

校准品、质控品和样本在使用前须恢复室温（19 ~ 25℃）。使用 Panthera-Puncher 9 打孔仪，按照待测样本工作单依次对标准品、质控品、待测样本进行打孔，将直径 3.2mm 的血片加入透明 U 形截底微孔板板孔中，打孔结束后检查微孔板每孔均打入正确的滤纸片。打孔工作列表可直接同步至 GSP 仪器。

（3）实验操作

1）首先应读取 QC 证书上的条形码，将试剂盒特定信息输入到 GSP 工作站软件。

2）装载试剂及吸头：登录仪器操作系统，点击吸头和试剂管理模块，进行试剂和吸头的清空及装载。所有试剂必须以冷藏温度（2 ~ 8℃）装载到仪器中。

①从冰箱取出复溶苯丙氨酸底物、苯丙氨酸酶及苯丙氨酸测试缓冲液和萃取液，上下颠倒复溶试剂瓶身数次，轻轻混匀，并避免产生气泡。打开试剂瓶盖，确保打开瓶盖后没有液膜形成，将试剂放入试剂舱内，示踪剂小瓶应盖上黑色防蒸发瓶帽，放置时确保可以透过试剂舱上的竖槽看到条形码。

②将上一次的吸头舱卸载，清空废吸头舱，将 2 个吸头舱全部装满。

③装载完试剂舱和吸头舱，试剂放入试剂旋转盘

后，需待仪器恢复至内部温度后再开始运行实验，约需30min。

3）装载微孔板：将微孔板载入板架中，微孔板条形码全部朝向统一方向，将板架放入进板模块，微孔板条形码朝外。仪器将自动进行微孔板的识别和装载，随后仪器开始运行。装载完成后在仪器主界面上能看到第一块板和最后一块板的运行剩余时间，点击该图标可查看所有板的运行状态。

4）检测过程

①检测过程中，根据实际工作需要，可勾选"优先""停止"或"开始"自定义检测优先顺序。

②如果试剂或耗材不足，仪器界面上将出现红框信息警示，应按需添加试剂和耗材。

③检测过程中，仪器如果怀疑板孔中缺失样本血片，则会出现警告信息，即"洗脱控制"功能，必须重测样本。应在微孔板卸载时，再次确认缺失样本是否误入另一板孔，该情况下，必须对两个样本都进行重新检测。

5）卸载微孔板：实验结束后，可点击卸载模块，取下微孔板。卸载时，再次核对板的实验顺序与微孔板中样本情况，确认无误方可将微孔板丢弃。

（4）结果计算：检测完成时结果会直接传输到 GSP 工作站的电脑中，即时查看校准曲线、质控等级、运行提示信息，并导出及打印结果，可将结果传输至实验室报告审核系统进行结果审核及报告发放。

各实验室应根据实验室数据建立适合自己的临界值，并应定期对临界值进行评估，确保满足临床需求。本实验室苯丙氨酸临界值设定为 2.0mg/dl，高于或接近临界值的标本需进行原标本复查，复查仍高于切值的为可疑阳性标本，应对可疑患儿召回重新采血复查。如果复查标本苯丙氨酸仍增高，应对新生儿进行进一步确诊检查。

5. 操作注意事项

（1）不同批号的试剂和条码不可混用，不能使用过期试剂。

（2）有条件的情况下，建议每板均运行校准曲线。

（3）应严格按照 SOP 进行操作，任何与测试步骤相悖的操作都可能影响测试结果。

（4）处理所有试剂时都应避免产生泡沫，试剂中的泡沫会导致液面检测错误。

（5）保证板孔中均打入正确的滤纸片，打入滤纸片的微孔板应轻拿轻放，避免碰撞导致滤纸片离开板孔。

（6）如果检测出现质量控制失控情况，应立即查找原因，必要时应重新检测该批次标本。

（7）定期做好仪器维护保养及校准，保证仪器性能。

6. 导致异常检测结果的原因

（1）样本血片未均匀浸润。

（2）打孔位置太靠近血斑的边缘。

（3）样本晾干、储存、递送不规范，导致受热受潮而变质，不能洗脱。

（4）样本受排泄物等污染。

7. 质量控制

（1）实验室应使用质控品以保证日常结果的有效性，同时，应定期参加外部质量评价计划，以保证检验质量，提高实验室检测质量。

（2）每块微孔板均应运行质控品，质控品应和样本在同样条件下进行检测，除使用试剂盒配套质控品之外，可考虑增加独立的第三方质控品，作为配套质控品的替代或补充，可更客观地反映误差水平。

（3）每个实验室均应建立自己的质控平均值和允许误差范围，不能直接使用质量控制证书上提供的定值作为质控图的均值和标准差，应仅作为参考。

（4）出现失控，不能仅重测质控品，应仔细查找并分析失控原因，待问题解决后，应根据实际情况进行复查，方可发放检验报告。

8. 切值的制定与调整　新生儿筛查不同于一般的临床检验，初筛时对方法的敏感性要求更高，以防漏诊为主，如果一味地降低切值，虽然可以发现更多的患者，避免漏诊，但是会导致假阳性率过高，筛查成本增大，同时也增加了假阳性患儿家属的心理负担。相反，提高切值虽然可以使假阳性率降低，但是假阴性率升高，容易造成漏诊。所以合理地制定切值对临床工作意义重大，有助于新生儿遗传代谢病的早期诊断和治疗。苯丙酮尿症发病率因种族、地区不同而具有差异，测定苯丙氨酸的方法及试剂盒的种类也各不相同，以上原因均可造成切值的差异。我国进行新生儿苯丙酮尿症筛查的苯丙氨酸切值主要依据试剂厂家说明书、《新生儿疾病筛查技术规范》及实验室自行确定，苯丙氨酸切值的分布范围较广，采用荧光分析法检测的切值大多分布在 $1.6 \sim 3.9$ mg/dl。建议各实验室根据实际情况建立自己实验室的切值，并适时进行验证调整，从而实现更加规范化的管理，积极参加室内质控、室间质评和质量指标的监测活动，提高新生儿筛查的检验技术水平。

9. 其他　随着新生儿疾病筛查病种和检测技术的不断发展和进步，更先进的检测方法、仪器或试剂逐步应用于筛查实验室。根据 CNAS-CL02《医学实验室质量和能力认可准则》（ISO 15189：2012）及相关文献资料

的要求，筛查实验室在选择新的筛查方法、更换仪器或
试剂时，在实验室出具临床检验结果前，必须对其进行
性能验证和方法确认，确认其满足检测及筛查要求，保
证筛查实验室质量。

（郭　萌）

第七节　高效液相色谱法

一、概述

高效液相色谱具有分离效能高、分析速度快、检测
灵敏度高和应用范围广的特点，与气相色谱相比，更适
合于高沸点、大分子和热稳定性差的化合物的分离分析。
由于气相色谱使用气体作流动相，被分析样品必须要有
一定的蒸气压，气化后才能在柱上分析，这使其分离对
象的适用范围受到一定的限制。对于挥发性差的物质（高
沸点化合物），会导致柱温过高，对仪器设备有一定的
影响，而且许多高分子化合物和热稳定性差的化合物在
气化分离分析过程中改变了原有的结构和性质。此外，
一些极性化合物，如有机酸、有机碱等，有些可通过衍
生化实现样品的气化，有些则根本无法用气相色谱进行
分析。

与此相反，液相色谱则不受样品挥发度和热稳定性
的限制。液相色谱一般在室温下操作，有时为了提高柱
效或改善分离，会在较高的温度下操作，但最高也不会
超过流动相溶剂的沸点，所以只要待测物质在流动相溶
剂中有一定的溶解度，便可以上柱进行分析。液相色谱
适用于高沸点、极性强、热稳定性差的化合物，如生化

物质和药物、离子型化合物，以及热稳定性差的天然产物等。在已知的化合物中约有70%是不挥发的，主要存在于生命科学、环境科学、高分子和无机化合物研究中。在这方面，高效液相色谱有着巨大的应用潜力。

另外，液相色谱中的流动相也参与分离过程，这就为分离的控制和改善提供了额外的因素。气相色谱中的载气一般不影响分离，主要靠改变固定相来改变分离选择性。而在液相色谱中除了改变固定相外，还可以改变洗脱剂达到目的。所以，液相色谱中的固定相不像气相色谱那样种类繁多，有限的几种或十几种固定相就可以解决相当范围的问题。与气相色谱相比，高效液相色谱对样品的回收比较容易，而且这种回收是定量的，这对任何规模的制备目的特别有利。事实上，在很多时候高效液相色谱不仅仅是作为一种分析方法，而更多的是作为一种分离手段，用于提纯和制备具有足够纯度的单一物质，如在生化、制药、天然产物和精细化工等领域。

高效液相色谱和气相色谱各有所长，相互补充。在高效液相色谱获得越来越广泛应用的同时，气相色谱仍然发挥着它的重要作用。

二、高效液相色谱法在苯丙酮尿症和四氢生物蝶呤缺乏症鉴别诊断中的应用

先天性遗传代谢病高苯丙氨酸血症（hyperphenylalaninemia，HPA）的病因有两大类：苯丙氨酸羟化酶缺乏导致的苯丙酮尿症（phenylketonuria，PKU）和四氢生物蝶呤缺乏导致的四氢生物蝶呤缺乏症（tetrahydrobiopterin deficiency，BH_4D）。PKU 和 BH_4D 两种疾病均表现为血苯丙氨酸浓度升高，可造成患儿严

重智力障碍和神经系统症状，也是一组可以防治的先天性遗传代谢性疾病，但 PKU 和 BH$_4$D 治疗方法不同。PKU 患儿主要采取低或无苯丙氨酸饮食治疗，而 BH$_4$D 需要神经递质前质多巴及 5- 羟色氨酸联合 BH$_4$ 或低苯丙氨酸饮食治疗。

新生儿和出生 3 个月内的 BH$_4$D 患儿除了血苯丙氨酸浓度升高外，无明显的 BH$_4$D 临床表现，容易被误诊为 PKU，但给予低或无苯丙氨酸饮食治疗后，患儿血苯丙氨酸浓度虽然很快下降，但会出现神经系统损伤症状，表现为躯干肌张力低下、四肢肌张力增高等，延误了 BH$_4$D 的诊疗时机。

对于所有经过新生儿遗传代谢病筛查及高危检测发现的高苯丙氨酸血症患者，在治疗前都必须进行尿蝶呤谱分析，以鉴别诊断 PKU 和 BH$_4$D，进而采取不同的治疗措施，避免智力障碍和神经系统损伤。

利用尿蝶呤谱进行 PKU 和 BH$_4$D 鉴别诊断，需采用高灵敏度、高特异性、高通量且稳定性好的分析测试方法获得尿蝶呤谱。高效液相色谱具有分离效能高、分析速度快、检测灵敏度高和应用范围广的特点，可应用于尿蝶呤谱分析。叶军等采用高效液相色谱与荧光检测器联用技术对 96 例 HPA 患儿进行尿新蝶呤和生物蝶呤分析，并对尿蝶呤异常者结合 BH$_4$ 负荷试验以辅助诊断。结果筛检出 11 例 6- 丙酮酰四氢蝶呤合成酶缺乏导致的 BH$_4$D，患儿尿新蝶呤（N）与生物蝶呤（B）值之比极度增高（N/B=197±250），生物蝶呤百分率极低，为（1.0±0.8）%。其中 4 例口服 BH$_4$ 后，血苯丙氨酸浓度由 720 ～ 1200 µmol/L 降至 120 ～ 140 µmol/L。结果表明，BH$_4$D 在 HPA 中发生率约为 12%，基于高效液相色谱的尿蝶呤分析是用于 BH$_4$D 筛检的有效方法。

三、高效液相色谱质谱联用技术在遗传代谢病二级筛查中的应用

高效液相色谱质谱联用技术通过联合二级检验指标能够有效地改善传统筛查的性能。比如，先天性肾上腺皮质增生症常规筛查的生物标志物是 17α- 羟孕酮（17α-OHP），但是在未成熟儿和患病儿童危重症情况下 21- 羟化酶成熟延迟或应激反应导致 17α-OHP 增高，且 17α-OHP 与其他类固醇激素抗体有交叉反应，也增加了假阳性。为降低假阳性率，提高筛查效率，国际上有些地区采用高效液相色谱法进行 CAH 二次筛查。对一级筛查阳性标本通过高效液相色谱质谱联用技术检测 17α-OHP、雄烯二酮和 21- 脱氧皮质醇等，计算它们与皮质醇比值进行判断。

Minutti 等发展了基于高效液相色谱质谱联用技术，可同时测定血斑中雄烯二酮、17α- 羟孕酮等类固醇类物质，这种二级筛查能够识别常规筛查中的假阳性结果。11β- 羟化酶缺陷症引发的先天性肾上腺皮质增生症较为罕见，不是新生儿遗传代谢病筛查检测的主要疾病，而标准的免疫实验检测中，患儿的 17α- 羟孕酮水平会轻度增加。Peter 等发展了基于高效液相色谱质谱联用技术对通过免疫测定法发现的 17α- 羟孕酮浓度增高的患儿的血片进行二级筛查检测，结果发现这种血片中雄烯二酮和 11- 脱氧皮质醇水平升高，而皮质醇浓度降低，结合家族病史即可诊断为 11β- 羟化酶缺陷症。通过滤纸干血斑检测总高胱氨酸水平，这种检测方法的敏感性可达 100%，因此可以发展为新生儿高胱氨酸尿症检测的首选方法。

占霞等建立了高效液相色谱质谱联用技术（LC-MS/MS）检测干血滤纸片（DBS）中类固醇激素谱的方法。

取含不同浓度类固醇激素（包括雄烯二酮、睾酮、17-羟孕酮、孕酮、11-脱氧皮质醇、21-脱氧皮质醇、皮质醇）的 2 个 DBS（直径 3mm），用含已知类固醇激素内标的 1∶1 甲醇 / 乙腈萃取，孵育振荡后氮气吹干，复溶后 LC-MS/MS 检测，评价方法的线性、精确度、准确度。研究收集了 7 例 21-羟化酶缺乏症患儿及 23 例正常婴幼儿 DBS 样本，LC-MS/MS 测定样本中类固醇激素浓度。结果显示，7 种类固醇激素批内和批间精确度为 3.3% ～ 10.9%，准确度为 100.4% ～ 116.5%，最低检测限为 0.03 ～ 0.25 μg/L，最低定量限为 0.125 ～ 1.000 μg/L，不同浓度的类固醇激素实测浓度与加入浓度之间的相关系数为 0.997 ～ 0.999。21-羟化酶缺乏症患儿 DBS 样本中雄烯二酮、17-羟孕酮、孕酮、21-脱氧皮质醇、皮质醇浓度均显著高于正常男性婴幼儿，差异具有统计学意义（$P < 0.05$）。结果表明，LC-MS/MS 测定 DBS 中类固醇激素谱的方法，具有较好的精确度、准确度及浓度线性关系，可用于临床类固醇激素检测，有助于先天性肾上腺皮质增生症的临床诊断及治疗效果评价，并有望用于该病的新生儿二级筛查。

（杨必成）

第八节　气相色谱质谱法

一、概述

色谱分析法简称色谱法（chromatography），是一种物理或物理化学分析方法。历史上曾有两次诺贝尔化学奖是直接与色谱研究相关的：1948 年瑞典科学家

Tiselins 因电泳和吸附分析的研究而获奖，1952 年英国的 Martin 和 Synge 因发展了分配色谱而获奖。目前，色谱法是生命科学、材料科学、环境科学、临床检测诊断等科学领域的重要分析手段，在药物分析中有着极为重要的地位，各国药典记载了许多色谱分析方法。《中华人民共和国药典》2000 年版二部记载了 700 多个药物品种用色谱法进行纯度检查、定性鉴定或含量测定。一部记载了 600 多个药物品种用色谱法进行鉴别或含量测定。

色谱法始创于 20 世纪初，1903 年俄国植物学家 Tsweet 将碳酸钙装入竖立的玻璃管中，从顶端注入植物色素的石油醚浸取液，然后用石油醚由上而下冲洗。结果在玻璃管的不同部位形成了不同颜色的色带。管内填充物称为固定相，冲洗剂称为流动相。色谱法以强大的分离能力为特点，具有高灵敏度、高选择性、高效能、分析速度快及应用范围广等优点，但色谱法对分析对象的鉴别能力较差。

二、气相色谱法的原理与分类

气相色谱法是以惰性气体（又称载气）作为流动相，以固定液或固体吸附剂作为固定相的色谱法。气相色谱法按不同的分类方式可分为不同的类型。按使用固定相的类型分为气液色谱法和气固色谱法。以固相液（如聚甲基硅氧烷类、聚乙二醇类等固定液）作为固定相的色谱法称为气液色谱法，以固体吸附剂（如分子筛、硅胶、氧化铝、高分子小球等）作为固定相的色谱法称为气固色谱法。按照使用的色谱柱的内径可分为填充柱色谱法、毛细管柱色谱法及大口径柱色谱法。填充柱色谱法一般采用内径为 3mm 或 2mm 的不锈钢柱或玻璃柱作为分离柱，填充柱色谱法有较好的柱容量，但柱效相对较低，适用于较简单组分的分离测定；毛细管柱色谱法一般采用内径为 0.2mm、0.25mm、0.32mm 的石英柱作为分离柱，现在也有采用 0.1mm 内径的石英柱作为分离柱用于复杂组分的分析，用于高温分析的色谱柱一般使用不锈钢柱。在毛细管气相色谱柱中所使用的色谱柱柱长一般在 15～30m，复杂的石油组分分析一般采用 50m 的柱长，有的色谱柱柱长可达到 100m。毛细管柱色谱法有较高的柱效，但柱容量低。大口径柱色谱法一般采用 0.53mm 内径的毛细管柱，柱效和柱容量介于填充柱色谱法和毛细管柱色谱法之间，适用于复杂组分的分析。

在气液色谱法中，是基于不同的组分在固定液中溶解度的差异实现组分的分离。当载气携带被测样品进入色谱柱后，气相中的被测组分就溶解到固定液中。载气连续流经色谱柱，溶解在固定液中的组分会从固定液中挥发到气相中，随着载气的流动，挥发到气相中的组分又会溶解到前面的固定液中。这样反复多次溶解、挥发、再溶解、再挥发，实现被测组分的分离。由于各组分在固定液中的溶解度不同，溶解度大的组分较难挥发，停留在色谱柱中的时间就长些；而溶解度小的组分易挥发，停留在色谱柱中的时间就短些，经过一定时间后，各组分就彼此分离并依次流出色谱柱被检测器检测。

在气固色谱法中，主要是基于不同的组分在固体吸附剂上吸附能力的差别实现组分的分离。气固色谱中的固定相是一种具有多孔性、比表面积较大的吸附剂。样品由载气携带进入色谱柱时，立即被吸附剂所吸附。载气不断通过吸附剂，使吸附的被测组分被洗脱下来，洗脱的组分随载气流动，又被前面的吸附剂所吸附。随着载气的流动，被测组分在气固吸附剂表面进行反复的吸附和解吸。由于各被测组分在气固吸附剂表面吸附能力不同，吸附能力强的组分停留在色谱中的时间就长些；而吸附能力弱的组分停留在色谱柱中的时间就短些，经过一定时间后，各组分就彼此分离并依次流出色谱柱被检验器检测。被测组分在流动相与固定相之间的吸附、解吸和溶解、挥发的过程，称为分配过程。气相色谱分离的基本原理即是基于被测组分在色谱柱内流动相和固定相分配系数的不同而实现分离的。当载气携带样品进入色谱柱后，样品中的各组分就在两相间进行多次的分配，即使原来分配系数相差较小的组分也会在色谱分离过程中分离开来。

在填充柱色谱法中，一般需要将固定液涂在化学惰性的固体微粒（此固体用来支持固定液，成为担体或载体）表面上，常用的载体包括硅藻土载体和非硅藻土载体，多数使用硅藻土载体。硅藻土载体包括红色载体和白色载体，红色载体结合非极性固定液使用，白色载体结合极性固定液使用。非硅藻土载体包括氟载体、玻璃微珠及高分子小球等。在填充柱气液色谱中，使用的固定液包括非极性的固定液（如聚甲基硅氧烷类固定液）、极性的固定液（如聚乙二醇类固定液）和用于手性化合物分离的环糊精类固定相等。而气液毛细管色谱法则是直接涂一层高沸点有机化合物并形成一层均匀的液膜，涂柱的方式包括涂覆法、化学键法和交联法，在填充柱气液色谱中使用的固定相也适用于气液毛细管色谱法。

在气固色谱法中，一般使用固体吸附剂作为固定相，包括填充柱气固色谱法和毛细管 PLOT 柱（多孔层开管毛细管色谱柱）法。对于填充柱气固色谱法，一般将固体吸附剂装填在玻璃或不锈钢柱内，常用的固体吸附剂包括分子筛（常用的有 5A 分子筛和 13X 分子筛）、硅胶、氧化铝、碳分子筛及高分子小球等，高分子小球一般多用苯乙烯和二乙烯基苯的聚合物。毛细管 PLOT 柱色谱法中使用的固定相与填充柱气固色谱法使用的固定相类型一致。由于活性（或极性）分子在吸附剂上的半永久性滞留（吸附 - 脱附过程为非线性的），会导致色谱峰严重拖尾。气固色谱法的应用领域相对气液色谱法要窄，一般多用于较低分子量和低沸点气体组分或相对较简单组分的分析。

三、气相色谱检测器

气相色谱分析时，组分经色谱柱分离后，在检测器中检测，并且依其含量变化有相应的信号输出；由于产生的信号及其大小是组分定性和定量的依据，因此检测器是气相色谱仪的一个重要部件。气相色谱检测器一般需要满足以下要求：①稳定性好，色谱操作条件波动造成的影响小，表现为噪声低、漂移小；②响应值与组分浓度间线性范围宽，即可做常量分析，又可做微量痕量分析；③通用性强，能检测多种化合物；④选择性强，只对特定类别化合物或有特殊基团的化合物有高的灵敏度。气相色谱常用检测器有热导检测器、氢火焰离子化检测器、电子捕获检测器、火焰光度检测器、原子发射光谱检测器、氮磷检测器、光离子化检测器、电解电导检测器、脉冲放电氢离子化检测器、质谱检测器、红外检测器等。

色谱技术是目前解决复杂体系分离定量最为重要的手段，但常规色谱检测器无法解决化合物的定性问题，质谱、红外等谱学技术具有极强的化合物结构解析能力，但只能针对纯化合物。色谱和谱学技术联用已成为复杂体系分析最为有效的手段。在联用系统中，色谱相当于谱学仪器的进样装置，谱学仪器相当于色谱的检测器。与气相色谱联用的谱学检测器主要有质谱和红外光谱等。

四、气相色谱质谱联用技术

色谱法是一种高效分离技术，其原理是利用分离组分在两相间吸附能力、分配系数、离子交换能力、亲和力和分子大小等性质的微小差异，经过连续多次在两相间质量交换，使不同组分得到分离。气相色谱自1952年问世至今仍然是一种广泛使用的分离分析技术。色谱法具有高分离能力、高灵敏度和高分析速度等特点，是复杂混合物分析的主要手段。但是，由于色谱法本身在进行定性分析时的主要依据是保留值，因而它难以对复杂未知混合物做定性分析。而质谱法、红外光谱（IR）、核磁共振等谱学技术，具有很强的结构鉴定能力，但它们不具备分析能力，不能直接用于复杂混合物的鉴定，因此，将分离技术与鉴定技术联用，一次性完成复杂混合物的分离鉴定以至定量分析非常有必要，联用技术已成为分析技术的一个主要发展方向。质谱法是一种将分子电离成不同的带电荷粒子，然后按质荷比将其分离、检测，从而推断分子结构的方法。它可以测定化合物的分子质量、分子式以及提供有关分子结构的信息。但是一般的质谱只能对单一的组分给出良好的定性结果。在气相色谱质谱联用（GC-MS）系统中，气相色谱相当于质谱的分离和进样装置，质谱相当于色谱的检测器。这样既发挥了各自的优势，也弥补了各自的不足。

气相色谱质谱联用分析的特点如下：适合于多组分

混合物中未知组分的定性分析；可以判断化合物的分子结构；可以利用选择离子检测技术（即质谱仪只对少数几个特征质量数的峰自动进行反复扫描记录）收集更多的信息量，从而提高色谱 - 质谱检测的灵敏度；可以鉴别出部分分离甚至未分离的色谱峰；可用计算机对复杂多组分样品的大量质谱数据进行收集、存储、处理和解释。自 1957 年 J. C. Holmes 和 F. A. Morrell 首先实现了 GC-MS 以来，该技术得到了迅速发展。至今，GC-MS 在技术上已经比较成熟，在所有联用技术中发展最完善，应用最广泛，成为复杂混合物分析的定性、定量手段之一。

五、气相色谱质谱联用技术在遗传代谢病筛查中的应用

1966 年，Tanaka 博士采用气相色谱质谱联用（gas chromatography-mass spectrometry，GC-MS）技术对患者的尿液和血液进行分析，初次发现了异戊酸血症。这个发现提示了质谱分析技术可以用于医学临床诊断。20 世纪 70 年代初期，国际上开始采用 GC-MS 技术对先天性遗传代谢疾病的诊断进行研究。1973 年日本著名遗传代谢病学者 Matsumoto 等首先创建了有机酸血症的 GC-MS 分析法，作为有机酸血症独特的诊断方法为 100 余种先天性遗传代谢病的临床诊断提供了有力的参考依据。1993 年，研究者对原有机酸血症的 GC-MS 分析法做了改良，提出了尿素酶前处理法的新的遗传代谢病化学诊断体系。新的体系不仅能诊断有机酸血症，同时还可以检出氨基酸血症，糖代谢病，脂肪酸、核酸代谢病，扩大了 GC-MS 技术在先天性代谢疾病诊断方面的应用范围。目前，现已能通过尿液分析对 130 余种先

天性遗传代谢病进行筛查，为儿童遗传代谢病的诊断和治疗提供了重要的参考依据，同时为遗传代谢病的分子诊断学研究提供了绝佳的导航效应。常见遗传代谢病尿液有机酸标记物见表 3-3。

表 3-3　常见遗传代谢病尿液有机酸标记物

类别	疾病	尿液有机酸标记物
氨基酸代谢病	枫糖尿病	2- 酮基 - 异己酸
		2- 酮基 - 异戊酸
		2- 酮基 -3- 甲基戊酸
		2- 羟基异己酸
		2- 羟基异戊酸
		2- 羟基 -3- 甲基异戊酸
	酪氨酸血症 Ⅰ	4- 羟基苯乳酸
		琥珀酰丙酮
		4- 羟基苯丙酮酸
	酪氨酸血症 Ⅱ	4- 羟基苯乳酸
		4- 羟基苯丙酮酸
	苯丙酮尿症	苯乳酸
		苯丙酮酸
		扁桃酸
有机酸代谢病	异戊酸血症	3- 羟基异戊酸
		异戊酰甘氨酸
		异戊酰谷氨酸
	3- 甲基巴豆酰辅酶 A 羧化酶缺乏症	3- 羟基异戊酸
		3- 甲基巴豆酰甘氨酸

续表

类别	疾病	尿液有机酸标记物
有机酸代谢病	多种羧化酶缺乏症	3-羟基异戊酸
		乳酸
		甲基柠檬酸
		3-羟基丙酸
		3-甲基巴豆酰甘氨酸
	3-羟基-3-甲基戊二酸尿症	3-羟基-3-甲基戊二酸
		3-甲基戊烯二酸
		3-甲基戊二酸
		3-羟基异戊酸
		3-甲基巴豆酰甘氨酸
	3-甲基戊烯二酸尿症	3-甲基戊烯二酸
		3-甲基戊二酸
	3-酮硫解酶缺乏症	2-甲基-3-羟基丁酸
		2-甲基-乙酰乙酸
		3-羟基丁酸
		巴豆酰基甘氨酸
	2-甲基丁酰辅酶A脱氢酶缺乏症	2-甲基丁酰甘氨酸
	2-甲基-3-羟基丁酰辅酶A脱氢酶缺乏症	2-甲基-3-羟基丁酸
		巴豆酰基甘氨酸
	丙酸血症	3-羟基丙酸
		甲基枸橼酸
		丙酰基甘氨酸
		巴豆酰基甘氨酸
	甲基丙二酸尿症	甲基丙二酸
		3-羟基丙酸
		甲基柠檬酸
	戊二酸尿症 I	戊二酸
		3-羟基戊二酸
		戊烯二酸

续表

类别	疾病	尿液有机酸标记物
脂肪酸β-氧化障碍	戊二酸尿症 Ⅱ	戊二酸
		乙基丙二酸
		己二酸
		辛二酸
		2-羟基丁酸
		异戊酰甘氨酸
		异丁酰甘氨酸
		2-甲基丁酰甘氨酸
	短链乙酰辅酶A脱氢酶缺乏症	乙基丙二酸
		丁酰甘氨酸
		甲基琥珀酸
		己二酸
		辛二酸
		癸二酸
	中链乙酰辅酶A脱氢酶缺乏症	5-羟基己酸
		7-羟基辛酸
		己二酸
		辛二酸
		癸二酸
		己酰甘氨酸
		苯基丙酰甘氨酸
		环庚基甘氨酸
	超长链乙酰辅酶A脱氢酶缺乏症	辛二酸
		癸二酸
	长链3-羟基乙酰辅酶A脱氢酶缺乏症	己二酸

续表

类别	疾病	尿液有机酸标记物
脂肪酸 β-氧 化障碍	线粒体三功能蛋白 缺乏症	辛二酸
		癸二酸
		2-羟基己二酸
		3-羟基己二酸
		3-羟基-辛烯二酸
		3-羟基-辛二酸
		3-羟基-癸酸
		3-羟基-癸二酸
		3-羟基-十二碳烯二酸
		3-羟基-十二烷二酸
		3-羟基-十四烯二酸
		3-羟基-十四烷二酸
	短链3-羟基乙酰辅 酶A脱氢酶缺乏 症	3,4-二羟基丁酸
		3-羟基戊二酸
	转位酶缺乏症	己二酸
		辛二酸
		癸二酸
		十二烷二酸
		十四烷二酸
尿素循 环障碍	高鸟氨酸血症-高 氨血症-同型瓜 氨酸尿综合征	乳清酸
	鸟氨酸氨甲酰基转 移酶缺乏症,精 氨酸血症	
	瓜氨酸血症,精氨 酰琥珀酸尿症	尿嘧啶
	氨甲酰磷酸合成酶 缺乏症	3-甲基戊烯二酸

类别	疾病	尿液有机酸标记物
碳水化合物代谢病	果糖 1, 6- 二磷酸酶缺乏症	乳酸
		甘油
		3- 磷酸甘油
	糖原贮积病 Ⅰ	乳酸
		3- 甲基戊烯二酸
		3- 甲基戊二酸
	半乳糖血症	4- 羟基苯乳酸
	遗传性果糖不耐症	4- 羟基苯乳酸
	丙酮酸脱氢酶（亚基 E3）缺乏症	乳酸
		2- 酮戊二酸
		琥珀酸
		苹果酸
		2- 酮基 - 异己酸
		2- 酮基 - 异戊酸
		2- 酮基 -3- 甲基戊酸
		2- 羟基异己酸
		2- 羟基异戊酸
		2- 羟基 -3- 甲基戊酸
	丙酮酸羧化酶缺乏症	乳酸
		丙酮酸
		琥珀酸
		苹果酸
		富马酸
其他代谢病	乳酸性酸中毒	乳酸
		丙酮酸
		2- 羟基丁酸
		2- 羟基异丁酸
		4- 羟基苯乳酸
	高草酸尿症 Ⅰ	羟基乙酸
		草酸
	高草酸尿症 Ⅱ	草酸
		甘油酸

续表

类别	疾病	尿液有机酸标记物
其他代谢病	D- 甘油酸尿症	D- 甘油酸
	甘油激酶缺乏症	甘油
	3- 羟基异丁二酸尿症	3- 羟基异丁二酸
	富马酸尿症	富马酸
	丙二酸尿症	丙二酸
		甲基丙二酸
		琥珀酸
	甲羟戊酸尿症	甲羟戊酸
	黑尿症	尿黑酸
	卡纳万病 [（脑）海绵样变性]	N- 乙酰天冬氨酸
	酰化酶 I 缺乏症	N- 乙酰 - 丙氨酸
		N- 乙酰天冬氨酸
		N- 乙酰谷氨酸
		N- 乙酰 - 异亮氨酸
		N- 乙酰 - 甲硫氨酸
		N- 乙酰 - 丝氨酸
		N- 乙酰 - 缬氨酸
	焦谷氨酸尿症	焦谷氨酸
	黄尿酸尿症	黄尿酸
	过氧化物酶体的生物合成障碍	3,6- 环氧辛二酸
		3,6- 环氧癸二酸
		3,6- 环氧十二烷酸
		3,6- 环氧十四烷酸
		2- 羟基 - 癸二酸
		4- 羟基苯乳酸
		己二酸

续表

类别	疾病	尿液有机酸标记物
其他代谢病	过氧化物酶体的生物合成障碍	辛二酸
		癸二酸
	亚胺甲谷氨酸尿	亚胺甲谷氨酸
	2-羟基戊二酸尿	2-羟基戊二酸
	芳香族L-氨基酸脱羧酶缺乏症	香草酰乳酸
	二氢嘧啶脱氢酶缺乏症	胸腺嘧啶
		尿嘧啶
	钼辅因子缺乏症	黄嘌呤

　　GC-MS技术的原理是利用气相层析加质谱技术对可气化的物质进行定性和定量检测，分析样本采集时的代谢产物组学。GC-MS技术目前主要用于分析尿液中100～300种代谢成分，对30～130多种异常代谢病诊断线索的有无进行筛查。GC-MS技术的优点是作为代谢性疾病诊断的辅助手段进入医学临床应用历史较长，其技术得到了长时间验证和改良，同时在世界性的遗传代谢性疾病的研究和病例数据积累方面有较为坚实的参照基础，并可通过代谢产物的分析组合提升对新的遗传代谢疾病的认知；其缺点是标本的气化衍生前处理过程相对烦琐，标本前处理的方法和人为操作会影响结果，检测时间较长（每份标本需20～60min），结果判断需要数据解读人员掌握全部代谢成分的质谱特征，理解正常代谢谱的分布状态和可变动范围，识别代谢紊乱的代谢异常环节和位点，在此基础上作出代谢分析的结果判断和异常提示。该分析结果有一部分非常接近临床诊断，有一部分需要借助临床其他检查和分子生物学检

测确认诊断，还有一部分是对临床疾病的异常代谢组学的解释。因此，对该结果的使用和理解需结合遗传代谢性疾病专家的意见、临床患者资料及用药资料综合进行。

耿国兴等收集疑似遗传代谢病患儿 267 例，通过尿素酶预处理、去蛋白、萃取、硅烷化衍生之后，应用 GC-MS 技术进行化学成分分析。对 267 例样品进行尿液化学分析，并结合串联质谱结果分析，发现 24 例存在代谢异常，阳性率为 8.99%，分别是高苯丙氨酸血症（HPA）7 例，希特林蛋白缺乏症（NICCD）4 例，戊二酸血症 I 型（GA-1）1 例，苯丙酮尿症（PKU）2 例，丙酸血症（PA）1 例，戊二酸血症 II 型（GA-2）1 例，瓜氨酸血症 I 型（CTT-1）1 例，甲基丙二酸血症（MMA）1 例，原发性肉碱缺乏症（CTD）1 例，鸟氨酸氨甲酰基转移酶缺乏症（OTCD）1 例，短链 -3- 羟酰基辅酶 A 脱氨酶缺乏症（SCHAD）1 例，短链酰胺基辅酶 A 脱氨酶缺乏症（SCAD）1 例，结果表明 GC-MS 技术在遗传代谢病诊断中具有一定优势，可以结合串联质谱技术对一些不明原因的疑似病例进行筛查。

（杨必成）

第九节　串联质谱法

一、质谱技术简介

质谱技术（MassSpectrometry）是分离和检测带电粒子质荷比的分析技术，该方法最早在 1912 年由英国物理学家 JJThomson 发明，但受离子化技术发展的限制，早期的质谱仪仅用于一些低分子量、热稳定物质的检测，直到 20 世纪 90 年代，美国化学家 JohnFenn 发明了电喷雾离子化技术（Electrospray Ionisation，ESI）以及日本科学 Koichi Tanaka 发明了基质辅助激光解吸离子化技术（Matrix Assisted LaserDesorptionIonization，MALDI），这些新的软离子化技术能用于高极性、热不稳定、高分子量的物质分析，质谱技术得以蓬勃发展。经过数百年的发展，现已成为化学分析领域和生命科学领域非常有效的分析工具，尤其在医学检验中的应用变得越来越广泛和深入。

检测原理是利用电磁学原理，将被测物质在离子源内电离成各种质荷比不同的带电粒子，通过质量分析器进行分离，把不同质荷比的离子分开，经检测器进行检测、分析。

1. 质谱仪　质谱仪是通过对样品质荷比（质量数与所带电荷数之比）的分析而实现定性和定量的一类仪器。典型的质谱仪通常由样本导入系统、离子源、真空接口、质量分析器、检测器和数据分析系统组成。根据检测器类型可分为磁质谱、四极杆质谱、离子阱质谱、傅里叶变换回旋共振质谱、飞行时间质谱等。

2. 串联质谱仪　串联质谱仪由多个质量分析器串联而成，三重四极杆串联质谱仪最为常用。主要由样本导入系统、离子源、一级质量分析器、碰撞室、二级质量分析器、检测器和数据分析系统组成。被测物质在离子源内电离成各种质荷比不同的带电粒子，首先通过一级质量分析器，再通过碰撞室发生碰撞，通过二级质量分析器，按照不同的检测模式得到不同的质谱图。有效提高了特异性和灵敏度，减少假阳性和假阴性。

二、质谱技术临床应用的优缺点

(一) 质谱技术临床应用的优点

质谱技术具有在高特异性、高灵敏度、高通量、样品用量少、分析速度快等优势，适合于复杂临床生物样本的分析检测，近十年在临床检测和诊断中的发展尤为迅猛。目前质谱技术除了已成为临床小分子化合物的主要质控参考方法外，在临床内分泌、治疗药物监测、新型生物标志物发现等临床检测领域的应用也越来越广泛，可为疾病的诊断提供准确可靠的临床依据，在临床检测诊断领域发挥着越来越重要的作用。

特别是在精准医疗方面提供了快速可靠的解决方案。目前质谱技术的临床应用主要是对人体的体液（如血液、尿液、唾液等）和人体组织切片的分析，揭示疾病的相关信息，对生理病理研究和临床诊断具有重要意义。

1. 高特异性　目前临床检测常用的检测技术主要基于免疫分析方法，但是免疫分析对小分子化合物的检测有先天缺陷。即使是单克隆抗体，这些抗体对于小分子化合物的单个分子结构的精确识别也存在困难。大多数抗体在检测分子结构相似的化合物时，容易导致交叉反应。而质谱技术可以在离子源中形成带电离子，串联质谱仪根据其母离子和碎片离子的 m/z 进行检测，因此对某个分析物而言，质谱检测特异性更高，潜在干扰更少，特别适合复杂生物基质（如血清、尿液）的定量检测。

2. 高灵敏度　目前主流的质谱仪器灵敏度至少可以达到 ng/ml（10^{-9}）水平，部分仪器甚至可以达到 pg/ml（10^{-12}）水平，化学发光免疫法是免疫法中灵敏度较高的一种，而质谱技术的灵敏度为化学发光免疫法的 10～50 倍。儿童、男性、绝经期妇女体内雌二醇水平很低，采用未经提取的直接免疫法检测，由于其灵敏度不够，检测结果往往缺乏足够的准确性。因此，2013 年《临床内分泌与代谢杂志》(*Journal of Clinical Endocrinology and Metabolism*) 的主编发表社论要求以后投稿有关性激素的研究论文必须是基于质谱检测的数据，这样才能获得可靠的结果。

3. 高通量　质谱技术具有多通道检测能力，可以同时检测多种化合物，因此通量较高，所需样本量少。免疫分析法通常难以实现多种化合物同时检测，所以需要样本量大。在临床研究分析方法的通用性上，质谱方法几乎可以分析目前所有的样品类型而不受限制，比如体液（包括血液、尿液、唾液、精液、脑脊液等）、毛发、组织及干血斑等，均可以轻松分析，而酶免疫分析法仅仅适用于特定化合物类型的样品类型，不适合进行大量化合物的同时分析，对于新的待测物，酶免疫法因为需要找到合适的新的抗体而不具备很好的扩展性，而串联质谱仪具有极高的扫描速度，由于每种化合物都有自己对应的多反应监测（MRM）离子对，可以在同一时间内完成成百上千种化合物的检测。

（二）质谱技术临床应用的缺点

毋庸置疑，质谱技术作为一种新型的技术以其特异、灵敏、通量高的特点，在临床检验领域占据了一席之地，但是要让该技术在临床中广泛应用并取代一些传统的方法成为主流技术，还有一系列问题需要解决。

1. 仪器昂贵，初始投资大　限制质谱技术在临床常规应用的主要瓶颈之一就是仪器昂贵，初始投资大。建立质谱技术检测平台不仅需要购买价格不菲的质谱仪、高效液相色谱仪，同时还要配备如氮气发生器、不间断电源、样品前处理平台（离心机、样品浓缩仪、固相萃取装置）等一些配套设施及必要的实验室空间。对于临床诊断用途的质谱技术平台，还要考虑到仪器故障可能产生的不良后果。对于样本量较大的实验室，备份仪器也需要考虑。

2. 操作复杂技术门槛高　质谱技术仪器操作比较复杂，技术门槛高，需要对操作人员进行专门培训，以熟悉方法开发、方法验证、样品制备、仪器维护等过程。

如果对这些因素考虑不周，可能会影响检测结果的可靠性和重现性。这些因素包括基质效应、干扰、源内变构及方法标准化等。

基质效应指液相流出液（包括流动相和样本）在离子源对分析物离子化的综合影响，包括离子抑制和离子增强作用。流动相的添加剂（盐及离子对试剂）、杂质可能会改变离子化效率。样本中的磷脂、盐类、药物、代谢物、蛋白质可产生离子抑制。基质效应是质谱技术方法不准确的主要来源，是质谱技术方法开发必须考察的重要因素之一。临床检验的样本可能有不同的样本类型（血清、血浆、尿液、唾液等）、样本来源（健康人、患者等）、个体（性别、年龄、生理状况、疾病情况等），样本之间可能存在不同的基质效应。基质效应可通过柱后流动注射（FIA）、比较空白基质提取后标准添加样本与纯溶液的质谱信号响应、混合实验等方法进行考察，可通过改善样本处理方法、色谱洗脱条件，采用稳定同位素内标等以减少或者消除基质效应的影响。基质中的内源性物质、同分异构体、代谢物可能会对质谱分析产生干扰，因此需要考虑到某些特殊情况如溶血、高脂、高胆红素、尿毒症、同服药物等对分析物产生的潜在干扰。可设计实验，对上述情况下的基质与正常基质标准品添加相同浓度分析物的质谱响应进行考察。由于质谱仪无法区分同分异构体，所以色谱分离是必要的。例如，甲基丙二酸（MMA）和琥珀酸（SA）为同分异构体，只有通过色谱分离，使两者在不同的保留时间出峰，才能消除 SA 对 MMA 的干扰。尽管质谱技术通常被认为是准确性高、选择性好的方法，但最近发现源内变构（in-source transformation）是引起不准确的来源之一。氘标记的内标在离子源离子化过程中可与分析物发生氢 - 氘交换，引起检测结果的假性升高。另外就是结合型代谢物（如霉酚酸可形成葡萄糖醛酸或者硫酸代谢物）存在源内裂解（in-source fragmentation），变成分析物，也会引起结果的假性升高，必须进行色谱分离方可消除影响。目前用于临床检验的 LC-MS/MS 方法大多数为实验室自己开发的方法，缺乏标准化。由于不同的实验室采用的仪器、试剂、标准品和样本处理方法不同，常导致不同实验室之间 LC-MS/MS 方法的可比性差。用标准化的样本、试剂、校正品、质控品或者试剂盒进行室间比较，将成为质谱方法临床应用发展的新方向。

3. 自动化程度低　目前质谱法相比免疫分析法而言，其自动化程度还是很低，需要样品前处理和色谱分析时间，手工操作不可避免，要求批量分析，难以实现随机插入检测，报告周期比较长（至少需要 1 日时间）。因此，对于一些报告时限短、样本量不多的检测项目，质谱技术仍然难以满足临床需求。

4. 信息化兼容性不足　现有质谱技术的数据分析平台与实验室信息系统（LIS）和医院信息系统（HIS）的兼容性还不够好，难以像自动生化仪、化学发光仪一样借助用户友好的控制软件，实现检测数据的即时分析、传输和报告，还需要不断改进以适应临床检验的需求。

质谱技术用于临床也存在法规方面的瓶颈。质谱技术用于临床检验在国内还刚刚起步，社会各界对此新技术的认知和接受还需要一个过程。目前国内尚缺乏针对临床质谱相应的规范性文件和专业组织，亦没有相应的质谱技术临检收费标准，使得质谱技术在国内临床应用的步伐落后于欧美国家。

三、串联质谱法遗传代谢病筛查

(一) 概述

1990 年，美国杜克大学陈垣崇教授研究团队中的 Millington 博士首先提出利用串联质谱仪进行新生儿遗传代谢病的筛查。1995 年，Rashed 等将电喷雾电离串联质谱 (ESI-MS-MS) 技术应用于新生儿遗传代谢病的筛查，检测出了丙酸血症、甲基丙二酸血症、短链及中链酰基辅酶 A 脱氢酶缺乏症等多种疾病。ESI-MS-MS 引入了离子化技术，该技术可以与连续自动进样器联用，自动进样器的联用增加了分析的准确度及分析样本的数量，使得一个进样序列可以连续分析 200 个样本甚至更多（每个样本分析时间在 2min 左右），为大规模开展新生儿遗传代谢病筛查提供了有利的条件。自此，世界各地的公共卫生实验室开始使用串联质谱分析开展新生儿遗传代谢病筛查工作。

串联质谱遗传代谢病筛查主要是通过检测干血斑滤纸血片中数十种氨基酸、游离肉碱及酰基肉碱的水平，从而对多种氨基酸代谢病、有机酸血症及脂肪酸 β 氧化障碍进行筛查，实现了由传统新生儿疾病筛查的"一种实验检测一个指标、筛查一种疾病"到"一种实验同时检测多个指标、筛查多种疾病"的转变，在新生儿遗传代谢病筛查应用中扩展了筛查疾病谱，提高了筛查效率及筛查特异性、敏感性，使新生儿遗传代谢病筛查跨入一个新纪元。

沙特阿拉伯的 Moammar 等在 1983～2008 年的 25 年间筛查了 165 530 例活产新生儿，共发现 248 例 55 种遗传代谢病，总体发病率为 1/667，其中 86 例为氨基酸代谢病，48 例为有机酸代谢病，74 例确诊为溶酶体贮积症。德国的 Schulze 等报道 1998～2001 年采用串联质谱技术对 250 000 例新生儿进行了筛查，与传统筛查方法相比，遗传代谢病检出率增加 2 倍，发现阳性病例 106 例，其中氨基酸代谢病发病率为 1/3800，脂肪酸氧化缺陷发病率为 1/10 400，有机酸代谢病的发病率为 1/14 700，假阳性率为 0.33%，阳性预测值达 11.3%。我国台湾地区在 2000～2009 年筛查新生儿 1 495 132 例，确诊遗传代谢病 170 例，总体发病率为 1/6219，发现氨基酸代谢异常 107 例，有机酸代谢异常 51 例，脂肪酸代谢异常 12 例。近年来，上海、广州、山东、江苏、安徽、浙江等地也开始采用串联质谱技术进行新生儿遗传代谢病筛查，浙江省新生儿疾病筛查中心 2009～2015 年筛查新生儿约 143 万例，发现氨基酸、有机酸及脂肪酸代谢障碍等 29 种遗传代谢病，累计 243 例，其中包括 11 种氨基酸代谢病、9 种有机酸代谢病、9 种脂肪酸代谢病，总体阳性发生率约为 243/143 万，假阳性率为 0.72%。

（二）检测原理

串联质谱仪是由两个质谱仪经一个碰撞室串联而成，既用质谱仪充当混合物样品的分离器，又用质谱仪作为组分的鉴定器。当进样系统中导入一个混合物样品并经离子源离子化后，先调节第一个质谱仪的磁场，经过质量分析器的分离，离子按质荷比（质量数／所带电荷数，*m/z*）的不同而分开，然后选择需要分析鉴定的离子进入碰撞室，经碰撞活化后，使其进一步裂解，产生的子离子进入下一个质量分析器分离，最后经过不同的扫描记录即可得到质谱图。串联质谱技术避免了耗时的样品色谱分离过程，尤其是与电喷雾电离（ESI）的结合降低了对样品纯度的要求，使样品分析自动化，进一步满足了新生儿遗传代谢病筛查对高通量的需求。串联质谱技术的扫描方式有母离子扫描、子离子扫描、中性丢失扫描和多反应监测等。一次串联质谱分析中可采用几种不同的扫描方式，获得代谢物综合图谱，同时进行多种遗传代谢病筛查。串联质谱结果处理的一个重要方面是将代谢谱转换成有意义的临床结果，这一过程主要是由软件提取和对比计算分析物离子丰度及内标物丰度得到相应的待测物含量，最后多项检测值和参考范围组成有意义的临床结果。串联质谱法自检测的氨基酸和肉碱种类（表 3-4），美国医学遗传学会推荐串联质谱遗传代谢病筛查病种（表 3-5）。串联质谱新生儿遗传代谢病筛查方法根据标本前处理不同分为两种方法：衍生化法和非衍生化法。

表 3-4　串联质谱法自检测的氨基酸和肉碱种类

氨基酸		酰基肉碱	
名称	缩写	名称	缩写
丙氨酸	Ala	游离肉碱	C0
精氨酸	Arg	乙酰肉碱	C2
瓜氨酸	Cit	丙酰肉碱	C3
鸟氨酸	Orn	丙二酰肉碱 /3- 羟基丁酰肉碱	C3DC/C4-OH
苯丙氨酸	Phe	丁酰肉碱	C4

氨基酸		酰基肉碱	
名称	缩写	名称	缩写
酪氨酸	Tyr	甲基丙二酸 /3- 羟基异戊肉碱	C4DC/C5-OH
甘氨酸	Gly	异戊酰肉碱	C5
亮氨酸 / 异亮氨酸 /羟基脯氨酸	Leu/Ile/Pro-OH	异戊烯酰肉碱	C5:1
甲硫氨酸	Met	戊二烯肉碱 /3- 羟基乙酰肉碱	C5DC/C6-OH
缬氨酸	Val		
脯氨酸	Pro	己酰肉碱	C6
		己二酰肉碱	C6DC
		辛酰肉碱	C8
		辛烯酰肉碱	C8:1
		癸酰肉碱	C10
		癸烯酰肉碱	C10:1
		癸二烯酰肉碱	C10:2
		十二烷酰肉碱	C12
		十二烷烯酰肉碱	C12:1
		十四烷酰肉碱	C14
		十四烷烯酰肉碱	C14:1
		十四烷二烯酰肉碱	C14:2
		3- 羟基十四烷	C14-OH
		十六烷酰肉碱	C16
		十六烷烯酰肉碱	C16:1
		3- 羟基十六烷烯酰肉碱	C16:1-OH
		3- 羟基十六烷酰肉碱	C16-OH
		十八烷酰肉碱	C18
		十八烷烯酰肉碱	C18:1
		十八烷二烯酰肉碱	C18:2
		3- 羟基十八烷烯酰肉碱	C18:1-OH
		3- 羟基十八烷酰肉碱	C18-OH

表 3-5 美国医学遗传学会推荐串联质谱遗传代谢病筛查病种

类别	疾病名称	缩写	主要标志物
有机酸代谢病	异戊酸血症	IVA	C5，C5/C0，C5/C2，C5/C3
	戊二酸血症Ⅰ型	GA-I	C5DC，C5DC/C8，C5DC/C16
	3-羟基-3-甲基戊二酰辅酶A裂解酶缺乏症	HMG	C5-OH，C6DC，C5-OH/C8
	多种酰基辅酶A羧化酶缺乏症	MCD	C5-OH，C5-OH/C8
	3-甲基巴豆酰辅酶A羧化酶缺乏症	3-MCC	C5-OH，C5-OH/C8，C5-OH/C0
	甲基丙二酸血症（变位酶脱辅酶缺陷）	MUT	C3，C3/C2，C3/C16
	甲基丙二酸血症（钴胺素代谢缺陷）	cblA，cblB	C3，C3/C2，C3/C16
	丙酸血症	PROB	C3，C3/C2，C3/C16
脂肪酸代谢病	β-酮硫解酶缺乏症	BKT	C5:1，C5-OH，C5-OH/C8
	中链酰基辅酶A脱氢酶缺乏症	MCAD	C8/C6，C10，C8/C2，C8/C10
	极长链酰基辅酶A脱氢酶缺乏症	VLCAD	C14:1，C14:2，C14，C14:1/C16
	长链-3-羟酰辅酶A脱氢酶缺陷	LCHAD	C6:1-OH，C16-OH，C18:1-OH，C18:1-OH，C16-OH/C16
	三功能蛋白缺乏症	TFP	C6:1-OH，C16-OH，C18:1-OH，C18:1-OH，C16-OH/C16
	肉碱摄取障碍症	CUD	C0，(C0+C2+C3+C16+C18:1+C18)/Cit
氨基酸代谢病	高苯丙氨酸血症	HPA	Phe，Phe/Tyr
	枫糖尿症	MSUD	Leu，Val，Val/Phe，Leu/Phe，Leu/Ala
	同型胱氨酸尿症	HCYS	Met，Met/Phe
	瓜氨酸血症	CIT	Cit，Cit/Arg
	精氨酸琥珀酸血症	ASA	Arg，Cit/Arg
	酪氨酸血症Ⅰ型	TYPⅠ	Tyr，Tyr/Cit

（三）衍生化法质谱检测

1. **衍生化法概述**　衍生化法是经典的干血斑样品处理方法，由 Millington 等提出。MS/MS 检测的氨基酸及酰基肉碱类分析物中含有酸性基团，酸性基团会中和串联质谱仪检测所需的正离子，降低离子化效率，从而降低检测灵敏度。衍生化法将氨基酸及酰基肉碱经正丁醇衍生为相应的丁酯来屏蔽酸性基团，通过酯化作用，除去羧酸功能团产生的潜在负离子，提高正离子模式下的离子化效率。

衍生化反应即酯化反应，盐酸正丁醇为衍生化试剂。具体步骤如下：取 1 个滤纸干血点（直径为 3mm），置于 96 微孔板板孔中，每孔加入含氨基酸和酰基肉碱同位素内标的无水甲醇 100 μl，室温放置 20min，以提取血点中的氨基酸和酰基肉碱，然后转移至另一个 96 孔板中，氮气保护下 50℃吹干，加入 60 μl 盐酸正丁醇，密封，65℃孵育 15min 进行衍生化。衍生后的溶液，在氮气保护下 50℃吹干，用 100 μl 流动相（乙腈：水，80：20，v/v，含 0.02% 甲酸）再溶解，取 20 μl 进样，进行串联质谱仪分析。

2. **仪器和材料**

（1）样本：全血滤纸片干血斑（DBS）。

（2）试剂：Hexane（己烷，C_5H_{14}），Allegiance B+J。

3.0mol/L 盐酸正丁醇（Regis）80% 乙腈（Acetonitrile）：20% 试剂级 I 类水。

氨基酸和卡尼汀内标工作混合液：甘氨酸 -2-^{13}C-^{15}N；L- 丙氨酸 -2,3,3,3-d4；L- 缬氨酸 -d8；L- 苯丙氨酸环 -d5；DL- 甲硫氨酸 -3,3,4,4-d4（＞99%）；L- 亮氨酸 -5,5,5-d3；L- 鸟氨酸 -3,3,4,4,5,5-d6 盐酸；L- 酪氨酸环 -d4；L- 瓜氨酸（5,5-d2，98%）；L- 精氨酸盐

酸（U-^{13}C$_6$，98%；U-^{15}N$_4$，96% ～ 99%）；L- 卡尼汀（甲基 -d3，98%）；L- 卡尼汀，O- 乙酰（N- 甲基 -d3，98%）；L- 卡尼汀，O- 丙酰（N- 甲基 -d3，98%）；L-卡尼汀，O- 丁酰（N- 甲基 -d3，98%）；L- 卡尼汀，异戊酰盐酸 -d9；L- 卡尼汀，辛酰（N- 甲基 -d3，98%）；L- 卡尼汀，十四酰盐酸 -d3；L- 卡尼汀，O- 棕榈酰（N-甲基 -d3，98%）。

（3）耗材

Sarstedt 96 孔平底组织培养板。

Costar serocluster U 形乙烯板。

EPD-3Plus 多通道移液器（固定 100μl 和 125μl）。

Rainin StableStak LTS 250μl 移液吸头。

Pipetman 固定 50μl 移液器。

Rainin GreenPak 100μl 过滤移液吸头。

Rainin 50ml 试剂瓶。

Borosilicate 14.6cm 玻璃移液器。

（4）仪器

Wallac DBS 打孔器。

SPE Dry 96 吹干仪。

烘箱（Lindberg/Blue）。

HP 1100 等度泵。

Gilson 215 液体处理器。

Gilson 819 进样阀。

Quattro LC 质谱，配 Masslynx 软件。

3. 操作步骤与数据处理

（1）提取和衍生化处理：用 Wallac DBS 打孔器取 2 个 4.8mm 直径的血点到 96 孔平底组织培养板中。每孔加 100μl 新筛氨基酸和卡尼汀内标工作混合液，盖上平板，室温下放置 30min。打开盖子，将液体转移至标记好的 Costar serocluster U 形乙烯板。在通风橱中，用 SPE Dry 96 吹干仪以 20～40L/min 流速和在 40～55℃氮气流下吹干平板。用 SPE Dry 96 吹干仪干燥 10min（不用过度干燥）。在通风橱中，往每个干燥后的孔中加 50μl 浓度为 3.0mol/L 的盐酸正丁醇，用铝箔覆盖，放置 65℃烘箱中，将铝板压在顶部防止板翘曲。孵育 20min 后，将平板从烘箱取出，小心移除铝箔。和前面的设置一样，用 SPE Dry 96 吹干仪干燥 15min（不用过度干燥）。当平板孔完全干燥后，用一次性巴斯德吸管加满正己烷至样品孔，在通风橱中放置 1min 左右。翻转平板，用纸巾吸去正己烷。使平板在通风橱中自然干燥 5min 左右后用 125μl 乙腈水 [80:20(*v/v*)] 重组。

(2) PLC-MS/MS 分析：自动进样系统将样品引入 Quattro LC（ESI-MS/MS）质谱仪，使用多重扫描功能进行分析：中性丢失扫描氨基酸 102 片段，前体离子扫描酰基肉碱的 85 片段。使用 Masslynx 软件，识别、归类，并通过与稳定同位素内标的强度的比值来定量氨基酸和酰基肉碱。

(四) 非衍生化法质谱检测

1. 非衍生化法概述　非衍生化法是 21 世纪开始使用的方法，该法无须衍生化，可直接检测酰基肉碱和氨基酸等游离酸，避免了丁醇酯化、氮气吹干、溶剂蒸发及衍生过程中涉及的重组等步骤，整个样本预处理步骤比衍生化方法减少约 2h。经过萃取滤纸干血点上的目标检测物后，萃取液直接进入 MS/MS 检测。

2. 仪器和材料

(1) 样本：全血滤纸片，DBS。

(2) 试剂（960 人份）：

氨基酸内标准品，1 瓶；

酰基肉碱内标准品，1 瓶；

干血斑质控品（高、低水平），3 套；

V 形底，耐热微孔板，10 块；

V 形截底，洁净微孔板，10 块；

铝箔制微孔板封套，20 张；

粘性微孔板封套，20 张；

流动性溶剂，2 瓶；

萃取液，1 瓶。

（3）仪器

串联质谱系统；

打孔器；

氮气发生器或液氮罐；

孵育振荡仪。

3. 操作步骤

（1）制备内标准品和日常工作溶液

（2）使用自动或手动打孔器在干血斑上将滤纸血片打孔，并将滤纸血片移入 V 形截底的洁净微孔板板孔内，分别包括空白、质控品和待检样品。

（3）使用多道移液器给每个微孔加入 100 μl 的日常工作溶液。用粘性塑料封套覆盖微孔板，确保密封良好，将挥发量降低到最小。

（4）封膜后，立即将微孔板置于孵育器/振荡器内，在 +45℃（±5℃）条件下振荡 45min（±10min），微孔板振荡的速度范围为 650～750rpm。

（5）取下微孔板的粘性塑料封套，将每个孔板中 75 μl 溶液转移到 V 形底、耐热微孔板内。

（6）用铝箔封套覆盖微孔板，上机进行串联质谱检测。

4. 切值的总结与调整结果解读　借助于质谱仪的数

据处理软件，获得目标代谢物的浓度。根据氨基酸和酰基肉碱检测结果进行代谢分析，判断代谢正常或代谢异常；按照疾病的代谢特征进行代谢病诊断，得到筛查阴性或阳性结果。在MS/MS数据解释中，需依据不同人群、不同实验方法并结合临床进行综合判断。

（1）结合代谢指标相互间比值：质谱数据处理软件所获得的MS/MS数据可以是代谢标志物绝对浓度，也可以是代谢物与内标或几种代谢物之间的离子丰度比，数据处理方式对于结果分析有较大影响。代谢标志物的绝对浓度与相关物质的比值，两者结合可提高对某些疾病诊断的准确性。例如，检测血C3和C3/C2增高对诊断甲基丙二酸血症（MMA）有重要意义，但急性期MMA患儿进食少或有呕吐，肉碱摄入不足，导致体内游离肉碱水平降低，结合的肉碱即酰基肉碱（如C2、C3）相应降低，这样血C3可在正常范围，但与其他酰基肉碱的比值（如C3/C2）仍增高。除此之外，其他疾病引起酸中毒时可导致继发性血C3轻度增高而C3/C2往往正常。

（2）建立不同实验室的正常参考值：有研究发现，不同国家、地区和不同种族之间新生儿体内的代谢标志物水平存在差异，可能取决于不同地区生存环境、生活习惯和饮食的不同；不同年龄段人群，新生儿、儿童和青少年等，其MS/MS监测结果也不同；标本前处理方法不同（衍生化法或非衍生化法），检测得到的氨基酸和酰基肉碱浓度也会有差异。因此，不同实验室应建立不同人群新生儿的正常参考值。2008年，由美国密歇根州公共健康协会的Cynthia A. Cameron博士发起，美国48个州和其他45个国家及地区参与，制订了国际IEM筛查代谢标志物正常参考值范围的研究计划，截至

2011 年得到 5341 组不同正常参考值数据，对这些数据加以整合后得出了 114 个代谢标志物的正常参考值标准范围，此项研究对于代谢标志物正常参考值标准化具有重大意义（表 3-6）。

表 3-6　美国 CDC 推荐切值（cutoff 值）

分析物	cutoff 值（μmol/L）	分析物	cutoff 值（μmol/L）
Phe	150	C10	0.45
Leu	290	C10:1	0.3
Met	75	C10:2	0.15
SUAC	2.2	C14	0.75
Tyr	350	C14:1	0.6
Val	300	C16	7.5
Cit	55	C16-OH	0.13
Arg	70	C18	2.3
C0（低值）	8.20	C18:1	3.5
C3	5.65	C18-OH	0.1
C3DC	0.25	C5:1	0.25
C3DC+C4-OH（非衍生法）	0.45	C5DC	0.35
C4	1.3	C5-OH	0.8
C4-OH	0.65	C6	0.4
C5	0.7	C8	0.45

（3）结合临床进行数据分析：MS/MS 数据还要结合临床实际情况加以全面分析。静脉全肠外营养（静脉

营养过度)、药物(尤其是抗生素)和特殊饮食(含有中链三酰甘油的奶粉)等均会造成相应的异常代谢产物。产妇患有肉碱摄取障碍症(CUD)、3-甲基巴豆酰辅酶A羧化酶缺乏症(3-MCC)、维生素 B_2 缺乏症等,也会引起异常的筛查结果(表 3-7、表 3-8)。

表 3-7　氨基酸指标异常临床解读

指标	临床解读
苯丙氨酸增高(Phe↑、Phe/Tyr↑)	高苯丙氨酸血症
	希特林蛋白缺乏症(伴 Cit 增高)
	酪氨酸血症(伴 Tyr 增高)
	静脉滴注氨基酸
酪氨酸增高(Tyr↑、Tyr/Phe↑)	酪氨酸血症 I、II、III 型
	希特林蛋白缺乏症(Cit 增高)
	甲基丙二酸血症(C3 增高)
	继发于肝功能损伤
甲硫氨酸增高(Met↑、Met/Phe↑)	希特林蛋白缺乏症(Cit 增高)
	同型半胱氨酸血症(血同型半胱氨酸增高)
	高甲硫氨酸血症
	酪氨酸血症(Tyr 增高)
	继发于肝功能损伤
瓜氨酸增高(Cit↑、Cit/Arg↑、Cit/Phe↑)	希特林蛋白缺乏症
	瓜氨酸血症 I 型
	精氨琥珀酸尿症
精氨酸增高(Arg↑、Arg/Orn↑、Arg/Phe↑)	希特林蛋白缺乏症(Cit 增高)
	精氨酸血症
	溶血
	早产儿
亮氨酸/异亮氨酸增高(Leu↑、Leu/Phe↑)	枫糖尿病
	继发于早产儿
丙氨酸增高(Ala↑)	线粒体疾病:肝大,乳酸增高,低血糖

续表

指标	临床解读
甘氨酸增高（Gly ↑）	丙酸血症（C3 增高）
	琥珀酸半醛脱氢酶缺乏症（尿 4- 羟基丁酸增高）
	非酮性高甘氨酸血症
瓜氨酸降低（Cit ↓）	鸟氨酸氨甲酰转移酶缺乏症
	氨甲酰磷酸合成酶缺乏症
甲硫氨酸降低（Met↓）	甲基丙二酸血症（cblC 型多见）
	同型半胱氨酸血症
多种氨基酸降低	继发于营养不良

表 3-8　肉碱指标异常临床解读

指标	临床解读
游离肉碱增高（C0 ↑）	肉碱棕榈酰转移酶缺乏症Ⅰ型（其他酰基肉碱正常或降低）
	继发于肝功能损伤（伴其他酰基肉碱增高）
	静脉滴注或口服左旋肉碱
游离肉碱降低（C0 ↓）	原发性肉碱缺乏症
	母源性肉碱缺乏症
	有机酸血症
	脂肪酸氧化代谢病
	继发于营养不良
丙酰肉碱增高（C3 ↑、C3/C2 ↑）	甲基丙二酸血症
	丙酸血症
	多种羧化酶缺乏症
	继发于酸中毒

指标	临床解读
丁酰肉碱增高(C4 ↑、C4/C3 ↑)	短链酰基辅酶 A 脱氢酶缺乏症
	乙基丙二酸脑病
	异丁酰辅酶 A 脱氢酶缺乏症
3- 羟基丁酰肉碱增高(C4-OH ↑)	多继发于酸中毒
	短链 -3- 羟基酰基辅酶 A 脱氢酶缺乏症
3- 羟基异戊酰肉碱增高(C5-OH ↑、C5-OH/C3 ↑)	多种羧化酶缺乏症（生物素酶缺乏症、全羧化酶合成酶缺乏症）
	3- 甲基巴豆酰辅酶 A 羧化酶缺乏症
	酮硫解酶缺乏症
	3- 羟 -3- 甲基戊二酸尿症
	3- 甲基戊烯二酸尿症
	丙酸血症（伴 C3 显著升高）
戊二酰肉碱增高(C5DC↑、C5DC/C2 ↑、C5DC/C8 ↑)	戊二酸血症 I 型（仅 C5DC 增高）
	多种酰基辅酶 A 脱氢酶缺乏症（多种酰基肉碱增高）
异戊酰肉碱增高(C5 ↑、C5/C2 ↑)	异戊酸血症
	2- 甲基丁酰辅酶 A 脱氢酶缺乏症
	继发于头孢类药物使用
丁二酰肉碱增高(C4DC ↑、琥珀酰肉碱↑)	琥珀酰辅酶 A 连接酶缺乏症(伴 C3 轻度增高，尿 3- 羟基丁酸、甲基丙二酸轻度增高，临床表现为脑病、酸中毒)
多种酰基肉碱增高(C6 ↑、C8 ↑、C10 ↑、C12 ↑、C14 ↑、C16 ↑、C18 ↑)	多种酰基辅酶 A 脱氢酶缺乏症
	肉碱棕榈酰转移酶缺乏症 II 型
	肉碱 / 酰基肉碱转移酶缺乏症
	继发于肝功能损伤（伴 C0、C2 增高）

续表

指标	临床解读
辛酰肉碱增高(C8↑、C8/C3↑)	中链酰基辅酶 A 脱氢酶缺乏症（C8 增高，C10 正常，C8/C10 增高）
	多种酰基辅酶 A 脱氢酶缺乏症（C8、C10 均增高、C8/C10 正常）
肉豆蔻烯酰肉碱增高（C14：1↑、C14：1/C8：1↑、C14：1/C16↑）	极长链酰基辅酶 A 脱氢酶缺乏症（C14：1 增高为主）
	多种酰基辅酶 A 脱氢酶缺乏症
多种长链酰肉碱增高（C12↑、C14↑、C14：1↑、C16↑、C18↑）	多为继发于肝功能损害
	多种酰基肉碱辅酶 A 脱氢酶缺乏症
	肉碱 - 酰基肉碱移位酶缺乏症
	肉碱棕榈酰转移酶缺乏症 II 型
	极长链酰基辅酶 A 脱氢酶缺乏症
3- 羟基棕榈酰肉碱增高（C16-OH↑、C16-OH/C3↑）	极长链 3- 羟酰基辅酶 A 脱氢酶缺乏症
	三功能蛋白缺乏症（TFP）

（五）串联质谱法筛查溶酶体贮积症

溶酶体贮积症（lysosomal storage disorders，LSDs）是一类由基因突变导致溶酶体酶或转运蛋白缺乏进而导致底物在溶酶体内贮积而引发的近 50 种遗传代谢性疾病，大多为常染色体隐性遗传，部分为 X 染色体连锁遗传（如 Fabry 病）。LSDs 可累及全身多器官，尤其是中枢神经系统，患儿的临床症状呈进行性发展，如未及时治疗，可能导致患者终身残疾甚至死亡。近年来随着诊断和治疗技术的进步，很多 LSDs 的治疗都取得了一定的疗效。目前，LSDs 的治疗方法主要包括酶替代疗法（enzyme replacement therapy，ERT）、骨髓干细胞移植（hematopoietic stem cell transplantation，HSCT）、底物减少疗法和对症支持疗法等。目前，很多国家都开展了新生儿 LSDs 的筛查，美国已批准将庞贝病（Pompe）和 MPS-Ⅰ加入推荐的统一筛查名单中，我国台湾地区也开展了对 Pompe、Fabry 和 MPS-Ⅰ的筛查。但我国大陆尚未开展新生儿 LSDs 的筛查，导致大量 LSDs 患者仍无法得到及时有效的诊断和治疗。因此，在我国开展新生儿 LSDs 的大规模筛查工作刻不容缓。LSDs 的筛查方法主要有串联质谱法、荧光法和多免疫定量法。荧光法因非特异性不能同时测定多种酶活性且易导致较高的假阳性，多免疫定量法因尚未商品化还难以推广，而串联质谱技术灵敏度高、准确度好，且一次实验能同时筛查多种疾病，因而更适用于 LSDs 的大规模筛查。

　　万智慧等利用串联质谱技术检测 6 种溶酶体贮积症（LSDs），包括戈谢病（Gaucher）、尼曼 - 匹克病 A/B（Niemann-Pick-A/B）、克拉伯病（Krabbe）、黏多糖贮积症Ⅰ型（MPS-Ⅰ）、法布里病（Fabry）和庞贝病（Pompe）的筛查指标：酸性 β - 葡萄糖脑苷脂酶（ABG）、酸性鞘磷脂酶（ASM）、β - 半乳糖脑苷脂酶（GALC）、α-L-艾杜糖苷酸酶（IDUA）、α - 半乳糖苷酶（GLA）和酸性 α - 葡萄糖苷酶（GAA）的活性，分析 MS/MS 检测性能，建立新生儿这 6 种酶活性的正常参考范围，并通过检测确诊的溶酶体贮积症样本，评估该方法用于新生儿 LSDs 筛查的可行性。结果表明，MS/MS 方法适用于 Gaucher、Niemann-Pick-A/B、Krabbe、MPS-Ⅰ、Fabry 和 Pompe 病的新生儿筛查，也可用于相关 LSDs 患者治疗后的酶活监测，为串联质谱法筛查溶酶体贮积症奠定了基础。

（杨必成）

第十节　分子技术：基因诊断技术

中国出生缺陷发生率一直居高不下，约为 5.6%，超出发达国家 1 倍，其中 80% 为遗传因素单独或协同作用导致。按年出生人口 1600 万计算，每年新增出生缺陷患儿约 90 万例，平均每 30 秒就有一名缺陷患儿出生。根据人类孟德尔遗传数据库（Online Mendelian Inheritance in Men，OMIM）中的数据，全球已发现超过 6000 种遗传病。

遗传代谢病（inherited metabolic diseases，IMD）是指因编码机体正常代谢必需物质如酶、受体、载体等的基因发生突变，进而导致体内生化物质在合成、转运、储存与代谢过程中出现异常并引起一系列代谢性紊乱与障碍的疾病，又称为遗传代谢异常或先天代谢缺陷。IMD 病因复杂，病种繁多，此类患儿发病早期常无特征性临床表现，仅表现为哭闹、拒食、黄疸等非特异性症状，因此常易发生误诊、漏诊而延误最佳治疗时期，引起新生儿败血症、急性脑病、脑瘫等不可逆损伤甚至死亡，给患儿及其父母造成难以承受的经济负担和不可磨灭的心理创伤，严重影响出生人口质量与新生儿家庭的和谐稳定。目前国内常规筛查的遗传代谢病种类有限，仅包括苯丙酮尿症、先天性甲状腺功能减低症和 G6PD 缺陷。如何预防和减少遗传代谢病的发生、有效提高患者的治疗效果与生存质量已成为当今社会亟待解决的重要问题。

为降低出生缺陷发生率：我国出生缺陷的预防采取了三级预防体系，一级预防是指防止出生缺陷儿的发生，具体措施包括健康教育、婚前医学检查、孕前保健、遗传咨询、最佳生育年龄选择、增补叶酸、孕早期保健等；

二级预防是减少严重出生缺陷儿的出生，主要是在孕期通过早发现、早诊断和早采取措施，产前筛查和产前诊断是出生缺陷二级预防的主要措施；三级预防是指针对出生缺陷患儿出生后采取及时、有效的诊断、治疗和康复措施，以提高患儿的生活质量，防止残疾，促进健康。作为预防出生缺陷的最后一道防线，新生儿筛查技术日新月异。随着人类全基因组测序的顺利完成和近现代分子生物学技术的飞速发展，人们从基因和分子层面对遗传代谢病的发现、诊断、治疗和预后进行了更为深入的探索，也因此催生了一类新型检测技术——基因检测。

基因检测（genetic detection）是指通过比对受试者基因组序列与标准序列，分析是否存在重复、缺失、插入、倒位等突变，并对该突变的致病性进行分析以达到诊断或风险评估的目的。前者多适用于单基因遗传病如脊肌萎缩症的诊断，后者常应用于多基因遗传病风险评估如肿瘤易感基因检测。其发展历程大致经历了四个阶段：

第一阶段是20世纪80年代对遗传病的基因检测，在临床上起初应用于传染病诊断和器官移植配型。

第二阶段是20世纪90年代以来兴起的PCR技术，特别是实时定量PCR的广泛应用。

第三阶段是以生物芯片为代表的多指标、高通量检测技术。

第四阶段是以二代测序技术为代表的无创DNA产前筛查、新生儿遗传代谢病基因筛查、肿瘤易感基因检测、病原微生物鉴定、罕见病基因诊断等相关应用。

基因检测的基本原理是在获得受检者基因组DNA后，根据DNA复制过程中碱基互补配对的原则，在DNA聚合酶作用下进行体外扩增，通过分析产物序列进而获得待测序列。从最初的纯手工凝胶电泳分析到后来的自动化荧光信号采集，技术在不断革新，但其基础均离不开 PCR 技术。回顾基因诊断的发展历程，我们不难发现：它经历了从单一技术到多项整合，从单个位点到多个位点甚至全基因组检测，从耗时长、通量低、成本高、手工操作到用时短、通量高、费用低、自动化操作，从主观判断结果到客观分析数据的转变。

把成熟的基因检测技术应用于新生儿遗传代谢病的筛查，具有很好的临床价值和社会效益，主要表现在以下方面。

（1）健康普查，实现对遗传代谢病的早发现、早诊断，早干预，提高诊治水平。

（2）辅助诊断，精准疾病分型。遗传代谢病临床表现缺乏特异性，且很多病属于罕见的新发疑难病例，常规生化指标难以确诊病因。

（3）个体化精准治疗与育儿指导。如同样是癫痫，基因型不同，其首选药各异；如对乳糖不耐受症患儿指导合理喂养配方奶粉。

（4）遗传咨询。对经筛查确诊的患儿父母可以根据基因检测结果，通过医疗辅助手段和遗传咨询指导优生优育。

（5）发现新病例、新致病基因。丰富人类遗传代谢病疾病谱，为此后的诊断治疗提供临床资料和指导意见。

（6）节约医疗资源，减轻家庭负担，促进社会和谐。通过发病前诊断和提前干预，可以减缓病情，避免遗传代谢病致残致死的发生。

总之，基因检测对新生儿遗传代谢病的筛查具有重要意义，临床医生、检验人员掌握相关的基因检测技术并推广运用到新生儿筛查工作中去，具有重要的现实意义。下面将按照基因诊断的发展历程对目前常用的诊断技术加以介绍。

一、PCR 及其衍生技术

聚合酶链反应（polymerase chain reaction，PCR）是在引物和 DNA 聚合酶的作用下模拟体内 DNA 复制过程，使待测靶 DNA 进行体外特异性扩增的一项技术，整个过程由变性—退火—延伸三个基本反应步骤构成，经过 30 个左右的循环，可使特定的靶 DNA 拷贝数在短时间内呈指数上升。20 世纪 80 年代初 PCR 技术一经问世，便引起了巨大轰动，1989 年被美国 *Science* 杂志列为十大生物化学发明之首。

一个完整的 PCR 扩增体系包括模板 DNA、引物、聚合酶、原料 dNTP 及 Mg^{2+} 等。经过几十年的持续改良和不断创新，PCR 衍生技术层出不穷，但其理论基础依然是 PCR 的基本原理。

（1）模板 DNA 变性：从样本中提取或经扩增纯化得到的模板 DNA 经加热至 95℃数分钟后，双链之间的氢键断裂，双螺旋解旋变成两条单链。

（2）模板 DNA 与引物的退火（复性）：变性成单链的 DNA 在温度降低至 55～65℃时，设计好的引物即与模板单链 DNA 序列互补配对结合。

（3）引物的延伸：在 DNA 聚合酶的作用下，模板链上的引物以 dNTP 为原料，按 A-T、C-G 碱基配对与半保留复制原则，合成一条与模板链互补的新链，即为一个循环，每一循环所获得的"半保留复制链"均可成为下次循环的模板。

将上述变性-退火-延伸的循环过程重复 30 次左右，即可在 2～3h 获得大量的目标 DNA。具体步骤如图 3-3 所示。

实时荧光定量 PCR（real-time fluorescent quantitive

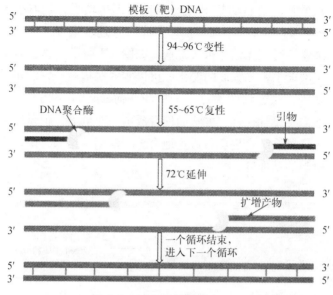

图 3-3　PCR 扩增的基本原理

polymerase chain reaction，FQ-PCR）：基于荧光共振能量转移（fluorescence resonance energy transfer，FRET）原理，在 PCR 反应体系中加入荧光基团，利用荧光信号强度与 DNA 产量成正比的性质，实时监测 PCR 过程，最后通过标准曲线对待测模板的初始浓度、扩增的产物浓度进行定量分析。荧光探针是荧光定量 PCR 的核心，按照荧光产生的原理可将其分为非特异性荧光探针如 SYBR Green Ⅰ和特异性荧光探针如 TaqMan 系统。

　　SYBR Green Ⅰ是结合双链 DNA（dsDNA）小沟的非特异性荧光染料，它嵌合在 DNA 双链的内部，但不与单链结合。当 SYBR Green Ⅰ游离在 PCR 反应体系中未结合 dsDNA 时，仅产生少量荧光；当它与大量扩增产物 dsDNA 结合时，能释放出很强的荧光信号。预先向 PCR 反应体系中加入足量的 SYBR Green Ⅰ荧光染料，当启动 PCR 进行目的基因扩增后，随着扩增产物 dsDNA 的不断增加，荧光信号逐步增强；但当再次变性时荧光信号再次降低，如图 3-4 所示。通过 PCR 扩增仪上荧光强度的变化就可以实现对扩增产物的定量分析。该方法的优点是能检测任何 DNA 序列的扩增，不需要设计探针，方法简便且成本相对低廉。但是这种非选择性结合也不可避免地会导致假阳性结果，降低了检测的精准度。

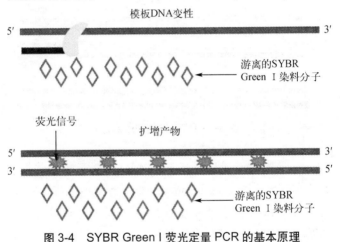

图 3-4　SYBR Green I 荧光定量 PCR 的基本原理

　　TaqMan 荧光标记探针是目前国内荧光定量 PCR 临床诊断中应用最为广泛的特异性探针，在其 5′ 端标记有一个荧光报告基团如 6- 羧基荧光素（6-carboxyfluorescein，FAM），3′ 端有一个猝灭剂如 6- 羧基 - 四甲基罗丹明（6-carboxy-tetramethyl rhodamine，TAMRA）。完整的探针因荧光基团和猝灭剂的距离很近而使荧光基团发射的荧光猝灭，只有当探针降解时，荧光报告基团和猝灭剂分离，才能发出荧光。利用热稳定 *Taq* DNA 聚合酶既具有 5′ → 3′ 方向聚合酶活性，指导延伸引物，又能切割与靶序列结合的 5′ 端寡核苷酸探针的性质，在 PCR 反应体系中预先加入足量的 TaqMan 荧光探针，探针、引物均可与模板的不同区段特异性结合。当引物通过 *Taq* DNA 聚合酶延伸至与靶模板结合的探针时，*Taq* DNA 聚合酶 5′ 外切酶活性即能将探针水解，从而使荧光报告基团远离猝灭剂而发出荧光，如图 3-5 所示。探针降解的越多，荧光信号越强烈，扩增的产物也就越多。

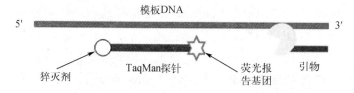

退火过程中，探针、引物均与模板互补序列结合，引物延伸

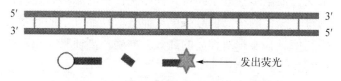

图 3-5　TaqMan 荧光定量 PCR 的基本原理

多重 PCR（multiplex PCR）：是将针对同一基因组不同目标区段或不同基因组的多对引物放在同一反应体系中进行反应，在单位时间内通过扩大检测范围而提高了 PCR 效率。其原理和反应步骤与单一 PCR 相同，此处不再赘述。但要特别注意的是引物设计和目标区段选择既要有高敏感性，又要避免不同引物、产物之间的交叉反应和非特异性扩增。该技术常用于多种病原体的联合感染检测，亦可应用于大片段染色体缺失检测。

反转录 PCR（reversed transcript PCR，RT-PCR）：

是将从组织或细胞中提取出的 RNA 反转录成 cDNA 并以此为模板进行 PCR 扩增，检测目的基因，可与荧光探针结合使用测定目的基因的表达强度。RT-PCR 技术实现了对微量 RNA 的检测，且大幅提高了检测的灵敏度。

二、生物芯片技术

1992 年，美国 Affymetrix 公司制造出第一张基因芯片（gene chip），分子诊断进入生物芯片技术阶段。生物芯片（biochip / bioarray）是指将高密度生物探针分子如 DNA/RNA 片段、蛋白质、糖分子等固定于硅片、玻璃片 / 珠、塑料片 / 珠、凝胶、尼龙膜等固相支持物上形成的微阵列杂交型芯片（micro-array）。阵列中每个探针分子的序列及位置都是预先设定好的，可与带荧光或同位素标记的 DNA、蛋白质等待测样品分子进行杂交，根据生物分子间特异性相互作用的原理，通过检测每个探针的杂交信号强度从而获取样品分子的数量及序列信息，实现对样品的高效、准确、高通量、自动化检测。

生物芯片种类繁多，分类方法各异：按芯片制备方法可分为原位合成（光蚀刻和喷墨打印）芯片和合成后点样芯片；按芯片的应用可分为表达谱芯片、检测芯片和诊断芯片；按芯片储存的生物信息可分为核酸微阵列（基因芯片）、蛋白质微阵列（蛋白质芯片）、组织微阵列（组织芯片）等。最初生物芯片仅指基因芯片，蛋白质芯片和组织芯片是作为基因芯片功能的补充后发展起来的。尽管商业化的生物芯片层出不穷，但其核心产品均为扫描仪、芯片和分析软件三件套，这些仪器设备有些相互兼容，有些专性匹配；不同芯片类型其检测的原理、样品制备的要求与结果的判定也各有差异,但都遵循着基本的四步法,即芯片的制备、样品的制备与标记、杂交反应和信号检测分析。当前国际市场上从事生物芯片研发的知名企业主要有 Affymetrix、Illumina 和 Agilent Technologies 等,检验工作者需严格按照所选芯片的操作说明进行临床检测与结果判读,此处以 Agilent 公司研发的用于检测杂合性缺失(loss of heterozygosity,LOH)、单亲二倍体(uniparental disomy,UPD)和拷贝数变异(copy number variation,CNV)的比较基因组杂交芯片(comparative genomic hybridization chip,CGH 芯片)为例阐述生物芯片的制作及工作原理。

1.芯片的制备工艺——喷墨打印法 Agilent 比较基因组杂交(CGH)芯片的固相支持物是一张和标准病理载玻片一样大小的玻璃基片,采用原位合成技术中的喷墨打印法在基片上合成生物探针。与日常办公用打印机墨盒不同的是,Agilent 打印芯片的墨盒装有 4 种带保护基团的 ATCG 碱基底物,不再是红、蓝、黄、黑 4 种打印墨水。分别含有 4 种碱基底物的小液滴按照设计好的探针序列要求,被依次、层叠、有序地喷到玻璃基片确定位置上。每一个碱基的延伸都需要经过“脱保护基团—偶联—氧化”3 个步骤:①先把第一个碱基喷到玻璃基片上,其 3′ 端与玻璃基片相偶联,脱去碱基 5′ 位羟基上的二甲氧三苯甲基(DMT)保护基团,留下自由的 5′ 位羟基以备下一步延伸。②喷上第二个碱基,其与脱去保护基团的 5′ 位羟基发生偶联。③偶联处的亚磷酸基团被氧化成磷酸基团。④脱掉第二个碱基 5′ 位羟基上的 DMT 保护基团,留下自由的 5′ 位羟基继续往下延伸。不断重复上述过程,DNA 链可依照设计要求有序延长。目前 Agilent

芯片的 DNA 链最长可延伸至 300 个碱基长度。此过程具体如图 3-6 所示。

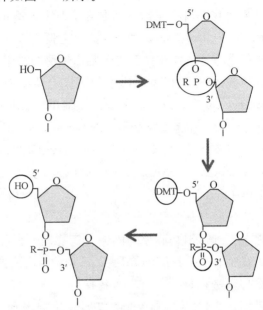

图 3-6　喷墨打印法制备芯片的原理

Step1：第一个碱基偶联在基片上并脱去 5′ 位 DMT 保护基团；Step2：第二个碱基与第一个碱基 5′ 位的自由羟基偶联；Step3：偶联处的亚磷酸基团氧化成磷酸基团；Step4：脱去第二个碱基 5′ 位羟基的保护基团，暴露自由羟基继续下一步延伸反应

2. 样本的制备和要求　提取待测样本的基因组，将目的基因组片段化后标上红色荧光素"Cy5"；同时将来自几十个正常人的基因组混匀，取相同量的基因组片段后标上绿色荧光素"Cy3"。将两种标记不同荧光素的基因组片段混合，放在同一张检测芯片上进行杂交（图 3-7）。

3. 杂交反应　按实验要求设置杂交反应的条件和时间，由仪器自动化完成杂交。

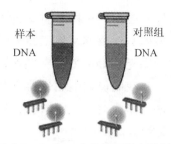

图 3-7　Agilent 芯片检测样本的制备

4. 信号检测分析　杂交完成后的芯片由 SureScan Dx 扫描仪（Agilent，欧洲 CE 认证和中国 CFDA 认证）进行扫描，用 CytoGenomic 分析软件采集杂交反应的荧光信号，比较红色荧光与绿色荧光的光强，将所得到的光强值换算成以 2 为底的 Log 值，根据 Log 值的大小对待测标本的染色体拷贝数进行判定（图 3-8）。

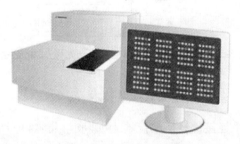

图 3-8　SureScan Dx 扫描仪和扫描的芯片荧光信号

在一个探针上，如果 Log 值接近于 0，说明红色荧光和绿色荧光光强接近，即在此位置上样本的染色体拷贝数与标准品持平，可认为样本在该位置无染色体拷贝数异常；如果 Log 值大于等于 1，说明在此位置上红色荧光信号强于绿色荧光，即样本的染色体拷贝数比标准品有所增加，根据 Log 值的大小，可推测其增加的倍数；如果 Log 值小于等于 –1，说明在此位置上红色荧光弱于绿色荧光，即样本的染色体拷贝数较标准品有减少，根据 Log 值亦可推测缺失的程度。由于来自一个点的荧光光强 Log 值具有偶然性，所以临床上最少需要染色体空间位置上相邻的三个点发生同一方向的偏离，才可作为这一段区域有染色体拷贝数异常的证据（图 3-9）。

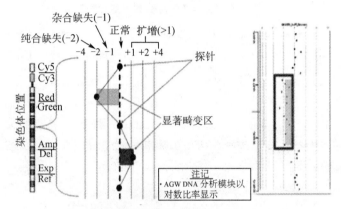

图 3-9　SureScan Dx 扫描仪荧光光强 Log 值判读

三、多重连接探针扩增技术

多重连接探针扩增技术（multiplex ligation-dependent probe amplification，MLPA）由荷兰科学家 Schouten 等于 2002 年首次报道，是一种仅需微量待测 DNA（20ng/μl）即可快速、简便、高效地对多个不同靶基因（最多可达 50 个）同时进行定量和定性分析的新技术。MLPA 的最大特点在于探针的设计，通过设计好的特异性探针与靶序列杂交、连接与扩增，仅用一对通用引物即在同一反应体系中实现对多个不同核苷酸序列的扩增，提高了检测的通量。该技术在易感基因检测、基因拷贝数分析、单核苷酸多态性、侵入或非侵入性产前诊断等领域已被广泛应用，下面将从探针设计与制备、反应步骤两方面阐述 MLPA 的技术原理。

1. 探针设计与制备　　MLPA 技术的最大亮点就是针对每个待测靶基因设计了长短不同的一对探针。短探针由两部分组成：位于 5′ 端的为已标记的 19nt 共同序列，共同序列与标记的 PCR 引物序列相同；位于 3′ 端的为与待测靶序列完全互补的杂交序列 a。短探针总长为 50 ～ 60nt，一般由人工合成。长探针由 3 部分组成：位于 5′ 端的为与待测靶序列完全互补的杂交序列 b；位于 3′ 端的为未标记的 23nt 共同序列，共同序列与未标记的 PCR 引物序列互补；位于杂交序列 b 与未标记共同序列之间的是长度各异的填充片段。长探针总长为 60 ～ 450nt，最初是由 M13 噬菌体衍生法制备，具体方法为：①将特异靶序列导入 M13 噬菌体衍生的 SALSA 载体内，每个 SALSA 载体内包含长度特异的填充片段；②加入 2 种寡核苷酸并退火，使 *Bsm* Ⅰ 和 *Eco* RV 2 个位点形成局部双链；③用内切酶在 *Bsm* Ⅰ 和 *Eco* RV 位点处切开，得到 85 ～ 450nt 长的 M13 衍生寡核苷酸链，经加工纯化后即成为长探针。随着技术的不断改进，目前 160nt 以内的长探针也已实现人工合成，进一步简化了 MLPA 的流程。长短探针如图 3-10 所示。

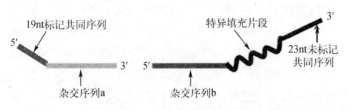

图 3-10　MLPA 的一对特异性探针

2. MLPA 反应步骤 MLPA 的反应步骤包括杂交、连接、扩增和电泳检测，如图 3-11 所示。①先将待测基因组 DNA 加入 PCR 反应管中，上机 95℃热变性 5min，冷却至 25℃。②将制备好的探针加入上述 PCR 管中进行杂交，只有当两个探针与待测基因序列均完全互补时，杂交方可完成，常需 60℃杂交过夜 16～20h。③杂交完成后，加入连接酶 54℃反应 15min 连接两个探针，连接好的探针长度为 130～480nt，连接完成后 95℃、5min 热灭活连接酶终止反应。④加入 PCR 反应液，以连接好的探针为模板进行 PCR 扩增。因长探针在共同序列和杂交序列间有不同长度的填充片段，该片段的不同使连接后的探针不同，因此扩增的产物也均不相同。分别以连接后的探针为模板可同时检测多达 50 个不同的待测基因片段。⑤扩增的产物经琼脂糖凝胶电泳或毛细管电泳等进行分离，采用 Genemapper 软件分析探针峰信号，根据探针峰信号判断待测靶基因拷贝数是否存在异常。

四、基因测序技术

基因（gene）是遗传的基本单位，支持着生命的基本构造和性能，对个体的基因序列进行检测、分析和解读，是临床诊断遗传代谢病的有效手段。然而如何实现对基因序列的检测，一直困扰着科研学者和技术人员。1977 年，Sanger 等建立了"DNA 双脱氧链末端终止测序法"，后人称之为"Sanger 测序"；同一时期，Maxam 和 Gilbert 建立了"DNA 化学降解测序法"。这两种技术的问世攻克了基因测序的难关，也标志着第一代基因测序技术的诞生。与 Sanger 测序相比，化学降解法因需经过放射性标记和化学有毒品处理，操作繁杂且对检

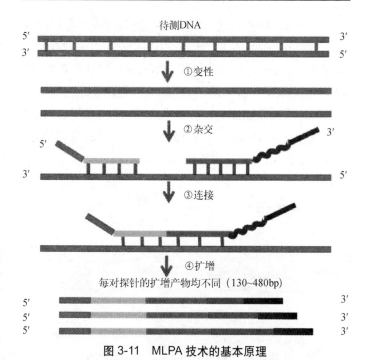

图 3-11　MLPA 技术的基本原理

验人员伤害较大而逐渐退出市场，而 Sanger 测序则成为 20 世纪后 30 年应用最为广泛的基因测序技术。在 2004 年通过 Sanger 测序技术实现了第一个人类基因组的测序，获得了第一份人类的基因组序列。ABI 公司以 Sanger 测序为基础，开发出荧光标记双脱氧法测序试剂盒，即 BigDye™ 试剂，配合其自主研发的自动化毛细管电泳仪 ABI 3730/3500，可检测出 1000bp 左右长度的碱基序列，被业内公认为一代测序的金标准，至今在临床测序分析中仍占有一定市场。在此以 BigDye™ 试剂为切入点详细阐述一代测序的技术原理。

天然的 DNA 合成原料为单脱氧核苷酸(deoxynucleotide, dNTP)，其在 5′ 位和 3′ 位各有一个羟基，分别连接上下游 dNTP 的磷酸基团，通过 dNTP 不断往下延

伸，可形成 DNA 长链。Sanger 双脱氧链终止测序的核
心原理就是在 DNA 扩增体系中掺入一定比例的双脱氧
核苷酸（dideoxynucleotide，ddNTP）。与 dNTP 相比，
ddNTP 仅保留了 5′ 位的羟基，使其能随机地与上游
dNTP 的磷酸基团结合；但缺失了 3′ 位的羟基致使其
无法连接下一个碱基，DNA 链不能往下延伸，反应终止。
dNTP 与 ddNTP 的结构如图 3-12 所示。

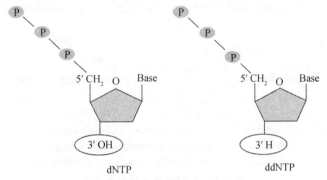

图 3-12　dNTP 与 ddNTP 结构示意图

通过在 DNA 扩增体系中加入一定比例的 ddNTP，
随机终止 DNA 链合成，可得到一系列起始位置相同、
终止位置各异、长短不一的 DNA 扩增片段。每个片段
的 3′ 端都是一个双脱氧核苷酸残基，且与待测模板对
应位置上的碱基互补。解读所有片段的末位碱基，并根
据其距离起始位置的远近排序：距离越短，离起始位置
越近，排位越靠前。据此，即可获得完整的模板序列，
实现测序。

由于双脱氧核苷酸是随机结合在 DNA 链的末端，
为了获取末位 ddNTP 分属 AGCT 中的哪一种，以获取
确切的基因组序列，初始的 Sanger 测序是在四组相互
独立的测序反应体系中进行的，每组体系中仅掺入一种
ddNTP，其余成分相同。BigDye™ 试剂的创新点是在

双脱氧核苷酸的碱基上加入了荧光发光基团，用荧光颜色标记 ddNTP，一种荧光对应一种 ddNTP。因为有荧光标签区分含 A、G、C、T 的 4 种 ddNTP，DNA 扩增可在同一反应管内进行，不必再分成 4 管，最后通过荧光颜色即可准确识别扩增片段末位对应的 ddNTP。

实际操作时，先在反应体系中加入纯化后的待测模板 DNA、聚合酶、引物、dNTP 等，引物的作用是确保 DNA 扩增是从待测模板起始位置上已知的、确定的、同一位置开始，即每条扩增片段都拥有相同的起点。然后加入带有荧光发光基团的 ddNTP，即 BigDye™ 试剂。在 DNA 扩增反应中，荧光标记的 ddNTP 和 dNTP 在引物和聚合酶的作用下，遵循碱基互补的原则沿着起始位置聚合成新的 DNA 链。DNA 链往下延伸的每一个碱基，都有两种可能：一种是结合与模板链互补的天然 dNTP，延伸继续；另一种是结合与模板链互补的荧光标记 ddNTP，延伸被中断，同时 BigDye™ 试剂的荧光发光基团被结合到该 DNA 链的 3′ 端，通过荧光颜色可判断其对应的 ddNTP，进而获知模板对应位置的碱基类型。整个扩增反应中，产生了一系列这种带有荧光标签、长短不一的 DNA 链混合物，收集产物，经纯化去除游离的 ddNTP，即可上机进行测序。具体扩增过程如图 3-13 所示。

毛细管电泳仪 ABI 3730/3500 的工作原理是利用聚丙烯酰胺凝胶对核酸的分离作用。DNA 片段在电场作用下，经聚丙烯酰胺凝胶从负极向正极电泳，短的片段电泳得快，先到达正极；长的片段电泳得慢，后到达正极。在毛细管正极的末端，用激光照射到达的 DNA 片段，标记的荧光发光基团就会发出荧光信号，用扫描仪记录荧光信号，可得到一组带有 4 种不同颜色的

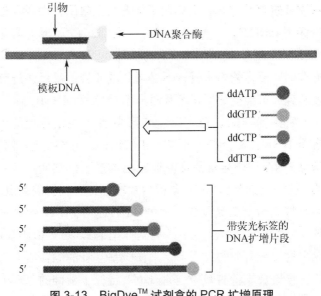

图 3-13　BigDye™ 试剂盒的 PCR 扩增原理

峰状图（图 3-14）：横轴代表的是电泳时间，即碱基出现的先后次序；纵轴代表的是荧光强度，峰越高尖、与别的峰交错得越少，表明这个碱基判读的准确性越好。根据峰的颜色和形状，即可知末位碱基的类型。因为 DNA 扩增都是从同一位置开始的，所以电泳先到达激光扫描点的 DNA 片段，离聚合的起始位置就越近，按照出场的先后顺序即可得知新合成的 DNA 链的序列，进而依照碱基互补原则，推测待测模板 DNA 序列，实现测序。

随着基因组研究的发展，第一代测序技术低通量、运行慢、成本高等劣势逐渐暴露，已无法满足临床大规模、自动化检测的要求。2004 年，美国国家人类基因组研究所（National Human Genome Research Institute，NHGRI）发起了降低人类基因组测序成本的

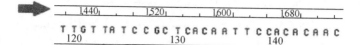

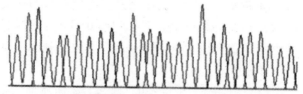

图 3-14　毛细管电泳仪 ABI 3730/3500 荧光扫描图

资助计划，目的是在十年内使人类基因组测序成本低于 1000 美金；知名的基因测序公司也投入大量资金研发新一代测序技术，以实现运行快、高通量、自动化测序为目标。基于此背景下高通量测序技术（high-throughput sequencing）应运而生，也称为下一代测序技术（next-generation sequencing），为与一代测序区分，简称为二代测序。尽管第三代、第四代测序技术已经问世，但其技术还不成熟，存在测序结果的重复性和稳定性差、错误率高等问题，目前尚未达到临床应用的要求。目前全球测序市场的主流仍是二代测序，主要代表有 Roche 的 454 焦磷酸测序，配套仪器为 Roche GSFLX sequencer；Illumina 的 Solexa 测序，分析仪为 Illumina Genome Analyzer，配套仪器为 Illumina NovaSeq、HiSeq、MiSeq、NextSeq 和 MiniSeq 系列；Thermo Fisher 体系测序仪，包括 ABI 的 SOLiD5500、5500xl，Ion PGM、Ion Proton 和 Ion S5/S5XL；华大智造测序仪，Revolocity、BGISEQ-50、BGISEQ-500、MGISEQ-200、MGISEQ-2000 和 MGISEQ-T7。其中，Solexa 测序占据着市场份额的 70%，是测序技术的主力军，而 454 测序已于 2016 年退出市场，因而关于二代测序的技术原理将以 Solexa 测序为阐述重点。

2006 年，Solexa 公司（该公司后被 Illumina 企业收购）发布了 Genome Analyzer 测序仪，建立了 Solexa 测序。Solexa 测序结合了基因芯片与荧光标记技术，其核心是以荧光素标记的 dNTP 为原料进行可逆终止的边合成边测序。该测序方法的技术原理包括以下 4 个方面。

(1) 流动池（flow cell）制备。流动池是一张类似载玻片大小的光学透明芯片，芯片上有 8 条通道，以供测序反应所需的液体自由流动，每条通道可单独运行一个样本。通道内表面随机附着有共价连接的两种不同引物，可分别与 DNA 文库两端的接头互补杂交。

(2) DNA 文库构建。将待测的 DNA 序列用超声波打断成 200 ～ 500bp 的片段，然后在所有片段的两端连上接头，即可获得许多两端序列与流动池表面两种引物互补、中间序列各不相同的 DNA 片段，构成 DNA 文库。

(3) 桥式 PCR（图 3-15）。桥式 PCR 的内涵就是把构建好的文库种到流动池中，通过桥式连接对文库进行扩增。因为文库两端的接头与芯片上的引物互补，DNA 文库可随机结合到芯片的引物上；在流动池中加入 dNTP 和聚合酶，以文库为模板，沿芯片引物可合成新的 DNA 链。用化学试剂将合成的双链解旋，清洗掉 dNTP、酶和 DNA 文库等未与芯片共价结合的物质，仅留下一端与芯片共价连接的新链。新链的另一端随机结合到周边与其互补的芯片引物上，形成桥，再加入新的 dNTP 和酶，以新链为模板再次扩增。重复上述过程，DNA 链可呈指数扩增。

(4) 边合成边测序。首先用化学法将扩增的 DNA

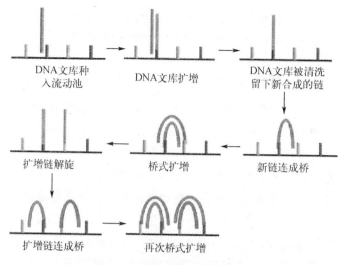

DNA文库种
入流动池

DNA文库扩增

DNA文库被清洗
留下新合成的链

扩增链解旋

桥式扩增

新链连成桥

扩增链连成桥

再次桥式扩增

图 3-15　桥式 PCR 扩增原理

双链变成可供测序的单链：通过切断其中一种引物的反向链，再利用碱溶液解开 DNA 双链，将切断的 DNA 链用缓冲液冲洗掉后留下待测序的单链。然后加入测序所需的引物、酶和带有荧光标记的 dNTP。二代测序时所加入的 dNTP 有两种特性：一是每种 dNTP 标记一种荧光素，后续可通过荧光颜色来判读碱基类型；二是所有 dNTP 的 3′端均带有一个叠氮基，可阻断其与下一位碱基的连接，每个循环仅能延长一个碱基，即每次只添加一个 dNTP 的特点，实现了单个碱基的单次读取。具体操作如下：在待测的单链 DNA 中加入引物、酶和荧光标记的 dNTP，根据碱基互补原理及在 dNTP 3′端叠氮基的阻断作用下，一次循环延长一个碱基。用缓冲液清洗掉多余的 dNTP、酶等物质后在显微镜下激光扫描，根据荧光颜色读取碱基类型。一个测序循环完成后加入化学试剂将叠氮基切除，和荧光基团一并清洗掉，再次加入新的酶和荧光标记 dNTP，合成下一位碱基后再读取。依次重复上述过程，即可读取成百上千个碱基，实现基因测序的目的。

五、新生儿血斑基因组提取与筛查流程

　　获取足够量的样本 DNA 是实施基因检测的前提，临床 DNA 样本常来源于外周静脉血、血斑、组织、分泌物等标本。足底干血斑因易获取、用血量低、对新生儿创伤小等优势成为新生儿筛查取样的首选方法。准确填写血斑采集卡、正确收集血液样本并保存送检是保障新生儿筛查质量的第一步。新生儿出生第 3 ～ 7 天（某些特殊情况如早产、黄疸、缺氧等可延期，但最好在 28 天以内）经充足喂养后采集其足后跟血斑。将新生儿仰面放置操作台上，暴露一侧足部，注意保暖防摔。温水或手掌温热足底，促进末梢血流循环。轻轻握住新生儿脚踝，用 75% 乙醇棉签消毒足底两侧外缘 1/3 并自然风干；采用一次性安全锁卡式末梢采血针刺入消毒部位，深度不得大于 2mm；形成的第一滴血用无菌干纱布轻轻擦去，从第二滴血开始收集血斑。采集过程中自然形成血滴，不可用力挤压足跟；血液凝聚成滴，一滴血刚好浸透采集卡上的一个印圈，形成的每个血斑规整似圆圈，无溶血无外溢，血斑之间彼此无接触无融合，集满卡纸上所有的印圈后，用无菌棉签按压止血即可。具体步骤如图 3-16 所示。采集血斑后的卡纸于室温下（15 ～ 22℃）自然干燥，干燥时血斑不可彼此层叠。干燥后标本装入干净塑料袋尽快送至新生儿筛查中心（新筛中心）检测，送检之前及检测后剩余血斑样本均置于 4℃ 冰箱保存。

1.热敷足跟部

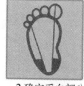
2.确定采血部分

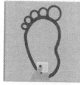
3.乙醇消毒风干

4.针刺并拭去第一滴血

5.血滴浸透采集卡

6.连续采集血斑

图 3-16　新生儿足底采血步骤示意图

基因检测结果与 DNA 提取的质量是否达标相关，正确提取血斑基因组 DNA 是保障新生儿筛查结果可信的重要环节。临床 DNA 提取分为自动化提取和手工提取，相关的商业化基因组提取试剂盒也已成熟。以下主要归纳的是手工提取血斑基因组 DNA 的操作要点。

（1）用打孔器（使用打孔器处理样本需避免交叉污染）在血斑样本上至少打 10 片（3mm×3mm）血斑，置于 1.5ml 离心管中。

（2）往上述离心管中加入 300 μl 的组织溶解缓冲液 T（血斑量较多时，相应增加适当量的缓冲液 T，缓冲液 T 必须没过血斑），再加入 20 μl 蛋白酶 K，加入 200 μl 裂解液 L，振荡混匀，瞬时离心。

（3）将离心管 56 ℃ 300r/min 温浴 20min，70 ℃ 300r/min 温浴 15min，瞬时离心。

（4）将裂解后的液体转移到新的离心管中，加入 200 μl 预冷的无水乙醇，温和颠倒并瞬时离心。

（5）将溶液转入带有吸附柱的 2ml 收集管中，10 000r/min 离心 1min，倒掉收集管中的废液，将吸附柱放入收集管。

（6）往吸附柱中加入 500 µl 清洗缓冲液 Wash buffer 1（使用前先检查是否加入无水乙醇），10 000r/min 离心 1min，倒掉收集管中的废液，将吸附柱放入收集管中。

（7）往吸附柱中加入 500 µl Wash buffer 2（使用前先检查是否加入无水乙醇），10 000r/min 离心 1min，倒掉收集管中的废液，将吸附柱放入收集管中。

（8）将收集管 12 000r/min 空管离心 3min。

（9）将吸附柱放入新的 1.5ml 离心管中，开盖晾干 2min，往吸附柱中加入 60 µl 的 TE 洗脱液（TE 洗脱液体积应不少于 50 µl，体积过小影响回收率；为增加基因组 DNA 回收率，可 50～60℃ 预热 TE 洗脱液），静置 5min，12 000r/min 离心 2min，弃吸附柱得到 DNA 溶液，－20℃ 保存。实施基因检测前需测试 DNA 浓度，血斑基因组 DNA 的质量浓度合格范围为 2～20ng/µl。

初筛结果分为正常和可疑阳性，对可疑阳性样本要对原血片进行复检：取原采血卡片不同位置的血斑再次检验，结果如仍然异常，需召回该新生儿复查；如召回复查的结果再次异常，通知新生儿家长来院采集静脉血和尿液标本送检以明确诊断。具体流程见图 3-17。对于确诊的各类患儿要依据临床遗传代谢病干预原则进行针对性的干预和定期随访复查，以减少不良后遗症的发生。

六、基因诊断技术在新生儿筛查中的应用与前景

2015 年，美国总统奥巴马在国情咨文中发出了"精准医学"的倡议；同年中国组成了"精准医学战略专家

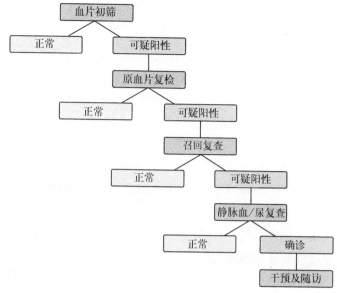

图 3-17　新生儿筛查流程

组"，经过反复多次的专家会议和论证，于 2016 年正式启动"精准医疗"计划。目前基因检测等新型医学诊疗技术飞速发展，在临床疾病的筛查、诊断与治疗等多方面发挥了重要的作用。

遗传病一般分为五大类：染色体病、单基因遗传性疾病、多基因遗传性疾病、线粒体病和表观遗传疾病等。中国每年约有 100 万缺陷儿出生，其中 80% 是由遗传病所致。新生儿遗传代谢病筛查技术包括特异性的生化检查、酶活性测定和基因诊断等，相比于生化检查、酶活性测定，基因诊断更为可靠，基因检测技术已经成为许多遗传病诊断的首选方法。基因检测技术在新生儿筛查的应用主要体现在以下方面。

（1）临床确诊。通过基因诊断对医生高度怀疑的单基因遗传病进行鉴别诊断，如脊肌萎缩症（spinal

muscular atrophy，SMA）、杜氏肌营养不良症（Duchenne muscular dystrophy，DMD）等。

（2）多种临床疾病的快速筛查。新生儿遗传代谢病临床表型大多相似，常规筛查因缺乏特异性，既延误诊治时机，又难以实现对众多表型的逐一甄别。基因诊断能快速筛出病因，让医生少走弯路，为患儿争取治疗时间。

（3）发病前诊断。遗传代谢病如肝豆状核变性（hepatolenticular degeneration，HLD），通过基因诊断实现早期确诊，并及时预防治疗可避免发病。根据不同的疾病类型及其筛查目的，选择合适的筛查技术，可达到经济、快速、准确的诊断要求。

下面将就前文所述基因诊断技术在新生儿筛查中的临床应用做简要概述。

1. 常规基因检测技术在新生儿筛查中的应用　基因芯片能同时自动化地检测成千上万个已知突变位点，大大提高了病因的筛查效率，在国内新生儿筛查中应用最多的属耳聋基因芯片。

MLPA 技术可在同一反应管中同时检测几十个核苷酸序列拷贝数，操作简便、快速、可自动化，其在遗传代谢病的临床应用主要为：

（1）检测基因或基因片段的缺失与重复：如检测遗传性非息肉病性直肠癌（HNPCC）的 *MLH1* 和 *MSH2* 基因的外显子缺失，检测卵巢癌和乳腺癌 *ERBB2*（*Her-2*）基因扩增。

（2）检测染色体重排：MLPA 可检测由染色体重排或微小重排引发的遗传性疾病，已报道的有 Williams 综合征、Sotos 综合征、Angelman 综合征、DiGeorge 综合征等。

（3）检测单核苷酸多态性（SNP）与点突变：MLPA 探针的杂交序列与 DNA 模板序列完全匹配才能发生连接反应，MLPA 结果阳性；一旦有一个碱基错配，则其后的连接反应无法进行，探针信号缺失，MLPA 结果阴性。利用这一特性可检测 SNP 和点突变。

（4）检测染色体数目异常：外周血培养后核型分析是检测染色体数目异常的传统方法，但周期长，且对操作人员技术要求较高；MLPA 可对靶序列进行定量分析，目前已应用于 21- 三体、18- 三体、13- 三体、X/Y 数目异常等染色体疾病。基因芯片与 MLPA 技术检测的通量较高，但都仅能检测已知突变位点，不能检测未知新突变。

2. 高通量测序技术在新生儿筛查中的应用　　目前临床常用的高通量测序技术包括基因 panel 测序、全外显子组测序（whole exome sequencing，WES）和全基因组测序（whole genome sequencing，WGS）。

基因 panel 测序又分为单基因靶向捕获和多基因靶向捕获，通过对单个或多个已知的致病基因设计特异性 panel 探针，捕获目标 DNA 片段，利用二代测序技术对捕获到的片段进行序列测定。目前用于临床新生儿筛查的有遗传代谢病 panel、糖原贮积症 panel、进行性肌萎缩症 panel 等。其优点是诊断效率高、结果可靠且费用较低；不足之处在于 panel 测序仅能检测已知和设计的致病基因，而无法检测新基因，具有一定的局限性。

真核生物基因序列内部分为外显子（exon）和内含子（intron），外显子是基因中编码氨基酸序列最终可形成蛋白质的部分，也称编码区域；外显子是一段一段的，段与段之间由不编码氨基酸序列的内含子分隔开来。人类基因组约有 180 000 个外显子, 仅占整个基因组的 1%, 却包含了 85% 左右的已知疾病变异。

全外显子测序 (WES) 就是利用杂交技术捕获、富集基因组中外显子区域的 DNA 序列并进行高通量测序的方法。2010 年, 首次实现了用 WES 技术鉴定米勒综合征 (Miller syndrome) 的致病基因 *DHODH*。目前已有许多遗传病可利用 WES 实现临床诊断, 疾病类型及其诊断率见图 3-18。WES 具备通量高、速度快的优点, 除对已知致病基因的鉴定外, 还能发现新的致病基因。但是其仅捕获全外显子序列, 不能获得完整的基因信息, 无法检测 DNA 结构变异、高度同源区变异和内含子变异。

由基因组结构变异 (structure variant, SV) 或基因拷贝数变异 (copy number variations, CNV) 引发的遗传病, 需要通过全基因组测序 (WGS) 分析才能检测。WGS 是对已知标准基因组序列的个体进行全基因组的重测序, 能弥补 WES 不能检测外显子区域外序列的缺陷。但是由于人类基因组数据比较大, 测序成本昂贵和数据分析难度比较大, 目前 WGS 尚未大规模应用于临床。

基因检测技术在新生儿筛查方面的应用, 推动了新生儿筛查工作跨上一个新的台阶。特别是高通量测序技术在临床诊断中已被证明是一种准确、实用、高通量的诊断方法, 目前已广泛应用于遗传病的分子诊断领域。快速发展的高通量测序技术具有快速、准确、高通量的优点, 为新生儿遗传病的检测提供了简便有效的手段。新生儿筛查迎来了分子诊断的新机遇。

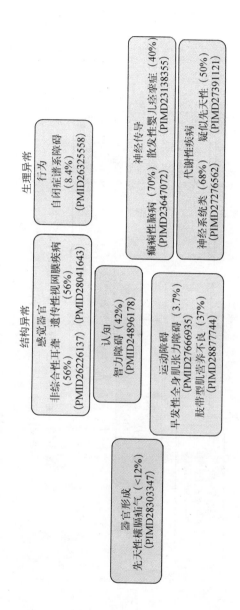

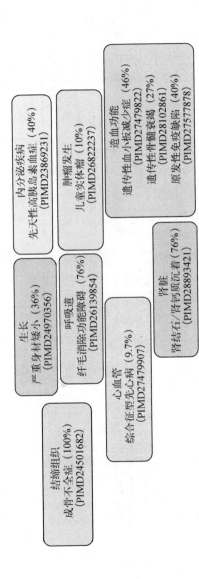

图 3-18　全外显子组测序在单基因遗传代谢病中的诊断率
（PIMD：涉及的文献资料在 pubmed 数据库的索引号）

结缔组织
成骨不全症（100%）
(PIMD24501682)

心血管
综合征型先心病（9.7%）
(PIMD27479907)

生长
严重身材矮小（36%）
(PIMD24970356)

呼吸道
纤毛清除功能障碍（76%）
(PIMD26139854)

内分泌疾病
先天性高胰岛素血症（40%）
(PIMD23869231)

肿瘤发生
儿童实体瘤（10%）
(PIMD26822237)

肾脏
肾结石/肾钙质沉着（76%）
(PIMD28893421)

造血功能
遗传性血小板减少症（46%）
(PIMD27479822)
遗传性骨髓衰竭（27%）
(PIMD28102861)
原发性免疫缺陷（40%）
(PIMD27577878)

（唐　佳　周成龙　吕海弘）

第4章

遗传代谢病筛查实验室质量管理

第一节　实验室质量管理
体系的建立及运行

一、简要概述

新生儿疾病筛查是提高出生人口素质、减少出生缺陷的预防措施之一。由于通过筛查确诊的遗传代谢病患儿在新生儿期可无任何症状出现，所以新生儿筛查实验室检查结果是疾病诊断的唯一依据。筛查不同于一般临床常规检验过程，需要多环节、多部门的协作配合，涉及新生儿血样的采集、递送、检测、复查和阳性患儿的确诊、治疗、随访等环节，任何一个步骤出现问题都会导致诊断的错误和延误治疗。因此，必须质控其过程的每个环节，建立完善的质量保证体系。

实验室管理主要包括行政管理、质量管理、信息管理、经济管理和生物安全管理五大方面，其中质量管理是实验室管理的核心。质量管理体系在 ISO9001：2005 标准中的定义为"在质量方面指挥和控制组织的管理体系"，通常包括制定质量方针、目标，以及质量策划、质量控制、质量保证和质量改进等活动。为了实现质量管理的方针目标，有效地开展各项质量管理活动，必须建立相应的管理体系，这个体系就叫作质量管理体系。筛查实验室建立质量管理体系既是一种自我认识、自我评价的过程，也是引进国际先进管理经验，提高管理水平，不断发展的过程。

筛查实验室质量管理体系是一个复杂的系统，涉及筛查工作的各个环节，为加强新生儿疾病筛查实验室全面质量管理，防止或减少筛查漏诊、误诊发生，依据国际标准化组织针对医学实验室的管理标准发布的《医学实验室质量和能力的要求》（ISO15189：2012）及中国合格评定国家认可委员会（China National Accreditation Service for Conformity Assessment，CNAS）依据ISO15189制定的《医学实验室质量和能力认可准则》等相关文件，建立新生儿筛查实验室的质量管理体系。

二、质量管理体系的建立

依据国际标准，医学实验室建立质量管理体系大致分为四个过程：质量体系的策划与准备、质量体系文件的编制、质量体系的试运行、质量体系的评价和完善。以上每个阶段又分为若干具体步骤。在实验室管理体系建立过程中前两个阶段相对更加重要。

1. 策划与准备　质量管理体系的策划与准备阶段主要是做好各种准备工作，此阶段是成功建立质量管理体系的关键，因此尤为重要。此阶段主要包括宣传培训，全员参与，统一认识；组织落实，拟订计划；确定质量方针，制订质量目标；分析现状，确定过程和要素；确定结构，分配职责，配备资源等方面。

（1）宣传培训及统一认识：首先要对实验室全员进行宣传培训，让每个成员对质量管理体系的概念、目的、方法、所依据的原理和国内外标准进行充分的认识，同时要认识到实验室的质量管理现状和与先进管理模式之间的差异，建立先进质量管理体系的意义。应让每个成员认识到建立健全实验室管理体系的工作中人人有责，从而积极参与。

决策层要在对有关质量管理体系国际标准的充分认识上，明确建立、完善质量体系的迫切性和重要性，明确自己在质量体系建设中的关键地位和主导作用；管理层要全面了解质量管理体系的内容；执行层主要培训与本岗位质量活动有关的内容。

(2) 组织落实，拟订计划：应成立一个具有 3 个层次工作小组。

第一层次：成立以最高管理者为组长，质量主管领导为副组长的质量体系建设领导小组。进行质量体系建设的总体规划，制订质量方针和目标，按职能部门进行质量职能的分解。

第二层次：成立由各职能部门领导（或代表）参加的小组。这个小组一般由质量部门和计划部门的领导共同牵头，按照体系建设的总体规划具体组织实施。

第三层次：成立要素工作小组。根据各职能部门的分工明确质量体系要素的责任单位，组织和落实责任后，按不同层次分别制订工作计划，在制订工作计划时应注意要明确目标、控制进程、突出重点。

(3) 确定质量方针，制订质量目标：质量方针是由实验室领导者正式发布的质量宗旨和质量方向。质量目标是质量方针的重要组成部分，也是实验室各部门和全体新筛人员新筛工作中遵循的准则和方向。因此，实验室领导应结合实验室工作内容、性质、要求，主持制定符合自身实际情况的质量方针、质量目标，确保各级人员都能理解并执行，以便指导管理体系的建立工作。制定方针和目标时，应确定实验室的服务对象和任务，结合本实验室的人力资源、物质资源及资源供应方等实际情况，并且要与上级组织的要求、文件、政策、法规保持一致，具有可操作性。

（4）现状调查和分析：质量管理体系的建立来源于对实验室的现状调查和分析，调查分析的目的是合理地选择适合本实验室质量体系的要素。调查和分析的具体内容包括实验室已有的质量体系情况、检测结果要达到何种要求、实验室组织结构、检测设备、人力资源等。

（5）调整组织结构，配备资源：在完成落实质量体系要素并展开成对应的质量活动以后，还要将质量管理活动中的工作职责和权限明确地分配到各个职能单位。在活动展开的过程中，必须涉及相应的硬件、软件和人员配备，应根据需要进行适当的调配和充实。

2. 质量体系文件的编制　　质量管理体系很大程度上是通过文件的形式表现出来的，质量管理体系文件是新筛实验室质量管理体系运行的指南和信息记录的载体，也是质量管理体系评价、改进、持续改进的依据。同时质量管理体系文件是规范实验室工作和全体人员行为，达到质量目标的质量依据。为此，建立质量管理体系组织，编写符合筛查实验室的一系列质量管理体系文件，是指导实验室工作人员按照标准进行常规工作、保障体系正常运行的基础。

（1）组织落实：筛查实验室质量体系文件的编写工作应在实验室负责人组织下，对相关（编写、审核、批准、发布）人员进行授权，文件编写成员可由管理者及各组的专业骨干组成。新筛实验室可选拔出对《医学实验室质量和能力认可准则》等文件理解透彻，文字表达能力较好，有足够工作经验，对科室管理流程、工作流程较为熟悉，并且有责任心的业务骨干全面负责质量管理体系文件的编写工作。应对文件编写小组成员进行各类培训，提高其对质量体系文件的认识。

（2）文件内容：质量管理体系文件一般分为 3 个层次，即质量手册、程序性文件、作业性文件；也可分为四个层次，即质量手册、程序性文件、作业指导书、记录。

文件的编写人员应有大致分工，可与其科室管理分工相结合，质量手册中管理要素及相关程序文件、记录表格的编写最好由质量负责人担任，质量手册中技术要素及相关程序文件、记录表格的编写最好由技术负责人担任，SOP 及各专业组日常记录表格的编写最好由各专业组长担任。实验室负责人负责对质量管理体系文件的批准。

1）质量手册：位于质量体系文件的顶层，它是阐明实验室的质量方针并描述其整个质量体系的文件，是全部质量体系文件的核心，是质量体系建立和运行的纲领。

新筛实验室质量手册的内容可包括：①引言；②医学实验室简介，医学实验室法律地位、资源以及主要任务；③质量方针；④人员的教育与培训及岗位职责；⑤质量保证；⑥文件控制；⑦记录、维护与档案；⑧设施与环境；⑨仪器、试剂和（或）相关消耗品的管理；⑩检验程序的确认；⑪安全；⑫环境方面（如运输、消耗品、废弃物处置等）；⑬研究与发展（如适用）；⑭检验程序清单；⑮申请单，原始样品，实验室样品的采集和处理；⑯结果确认；⑰质量控制（包括实验室间比对）；⑱实验室信息系统；⑲结果报告；⑳补救措施与投诉处理；㉑与患者、卫生专业人员、委托实验室和供应商的交流及互动；

㉒内部审核；㉓伦理学等。

2）程序性文件：是对完成各项质量活动的方法所作出的规定。程序性文件是质量手册的支持性文件，是质量手册中原则性要求的展开与落实，其中的每个程序文件一般应对一个要素或一组相互关联的要素进行描述。程序文件是实验室进行科学管理的制度依据，应该具有较强的可操作性和可执行性。程序文件不涉及纯技术性细节,这些细节应该在作业指导书中加以规定说明。编写程序文件时，必须以质量手册为依据，符合质量手册的相关规定和要求。程序文件应发挥承上启下的作用，能够把质量手册中的纲领性规定落实到具体的作业文件之中去。

新生儿筛查实验室程序性文件应该包括：①保护机密信息程序；②确保诚信度管理程序；③监督管理程序；④文件控制程序；⑤合同评审程序；⑥新检验项目管理程序；⑦委托实验室的检验管理程序；⑧仪器设备采购控制程序；⑨外部服务与供应管理程序；⑩医疗咨询服务管理程序；⑪投诉处理程序；⑫不符合项的识别和控制程序；⑬纠正措施控制程序；⑭预防措施与持续改进程序；⑮记录管理程序；⑯内审管理程序；⑰管理评审程序；⑱检验工作管理程序；⑲人员培训及考核管理程序；⑳设施和环境管理程序；㉑仪器设备管理程序；㉒量值溯源管理程序；㉓标准物质管理程序；㉔检验方法确认程序；㉕危急值报告程序；㉖生物安全管理程序等。以上为根据通用要求制定的基本程序，各实验室可根据实际情况参照制定。

3）作业指导书：主要是指从事某一检验方法、校准方法、仪器设备操作和维护工作时的规程、规范类的指导书。它直接指导操作人员进行各种质量控制活动，是执行性文件。编写作业指导书时应把实施该活动的经验、要领及技巧总结进去，成为纯技术性的细节。作业指导书可分为方法类、设备类、样品类、数据类几种类别。

按一定要求、内容、格式和标准制定的作业文件称为标准操作规程（standard operation procedure，SOP）。临床实验室的标准化操作程序，应涵盖分析前、分析中、分析后的所有质量活动。新生儿筛查实验室用于分析前的 SOP 包括标本采集保存 SOP、标本递送交接 SOP 等；用于分析中的 SOP 主要包括分析仪器 SOP 和分析项目 SOP 等；用于分析后的 SOP 如报告审核发放 SOP、资料归档 SOP 等，也可与分析项目 SOP 合并在同一文件。

编写的 SOP 必须含有质量管理的内容，包括质量控制和在例外及特殊情况下的纠正措施。编写时依据质量体系写你所做的、做你所写的、记你所做的要求。SOP 的语言应该简练、易懂，内容明确、完整，确保全员都能准确理解，并能严格按照操作程序的精确说明进行操作。一般不能直接使用厂商提供的产品说明书作为 SOP。

根据《医学实验室　质量和能力的要求》（ISO15189：2012）及《临床检验操作规程编写要求》（WS/T 227—2002），临床检验操作规程编写内容有：①实验原理；②实验目的；③标本类型；④使用试剂及仪器；⑤操作步骤；⑥质控品使用水平和频率；⑦计算方法；⑧参考值区间；⑨操作性能的概要；⑩对超出可报告范围的结果的处理；⑪对危急值的处理；⑫方法的局限性；⑬参考文献；⑭其他必需内容。

对于非检验程序，同样需要制定相应的 SOP，如实验室设备使用和维护 SOP，至少应包含操作程序、维护保养程序、校准程序、（适用时）维修程序等，并且要遵循制造商的建议。

4）记录：分为质量记录和活动记录。质量记录通常由实验室或医疗机构产生，例如，对质量体系定期审核和管理评审的结果，对发现问题采取什么措施来改进或纠正及所取得效果的记录。活动记录最常见的是检验或校准过程所获得的数据和信息，包括申请单、登记表、工作记录单、仪器校准单等记录。

新筛临床实验室的记录表格不仅包括如《人员培训记录表》《实验室温湿度记录表》等通用表格，还应具备按照程序性文件或 SOP 要求对所进行的操作记录的专业记录表格，所有的表格应该能追溯到所支撑的文件。

新生儿筛查实验室所有记录均应建立相应规章制度，由专人妥善保管，按《新生儿疾病筛查技术规范》相关规定保存至少 10 年。

（3）注意事项：①质量体系文件在编写过程中应具有系统性，它全面反映整个实验室质量体系的特征，各种文件互相协调；②质量体系文件应具有法规性，它经管理者批准后，是实验室各成员必须执行的法规文件；③质量体系文件具有增值效用，其建立应达到改善和促进质量管理的目的；④编制好的质量体系文件应可作为实验室质量体系有效运行的客观证据；⑤文件须随着准则要求的不断更新和在质量管理体系的不断运行中逐步完善，确保质量管理体系的适用性和有效性；⑥实验室应根据自身实际情况，按有效管理的要求制定出切实可行的文件；⑦文件的文字应确切，标准应量化；⑧文件中的标准要涵盖所有要素，能记录反映实际执行的过程，文件的归档应具有可追溯性，为实验室质量的持续改进奠定基础。

3. 质量体系的试运行　质量体系文件编制完成后，

质量管理体系将进入试运行阶段。通过试运行可以考验质量体系文件的有效性和协调性，在试运行期间，对暴露出的问题，采取改进措施和纠正措施，以达到进一步完善质量体系文件的目的。

在试运行过程中，首先应对新筛实验室全体员工进行体系文件所有相关内容的培训，有针对性地宣贯质量体系文件。全体员工在质量管理体系运行实践中发现的问题和改进意见应如实反映给有关部门，以便采取纠正措施，将体系试运行中暴露出的问题进行协调、改进。再者，应加强信息管理，所有与质量活动有关的人员都应按体系文件要求，做好质量信息的收集、分析、传递、反馈、处理和归档等工作。这不仅是体系试运行本身的需要，也是保证试运行成功的关键。

4. 质量体系的评价和完善　质量体系审核在体系建立的初始阶段往往更加重要。在这一阶段，质量体系审核的重点，主要是验证和确认体系文件的适用性和有效性。质量体系是在不断改进中得以完善的，质量体系进入正常运行后，仍然要采取内部审核、管理评审等各种手段以使质量体系能够保持有效和不断完善。

三、质量管理体系的运行

质量管理体系的运行是执行质量管理体系文件、贯彻质量方针、实现质量目标、保持质量管理体系持续有效和不断完善的过程。

1. 运行要求　正式运行的要求：领导重视；全员参与；建立监督机制，保证工作质量；认真开展审核，促进体系不断完善；加强纠正措施落实，改善体系运行水平；适应市场，不断壮大，提高能力。

2. 运行有效性　体系有效运行的主要标志：各种质

量活动都处于在控状态；依靠管理体系的组织机构进行组织协调；具备自我完善和自我发展能力，具备减少、预防和纠正质量缺陷的能力，质量问题逐渐减少，临床和患者满意度不断提高，一旦出现问题有迅速警示和纠正的能力。

3. 影响因素　影响体系运行的主要因素有外部因素、内部因素及各级人员职责。其中，外部因素包括医疗环境及患者的心理需求等，内部因素包括人员素质、组织结构、环境设施等。

4. 新生儿筛查实验室质量管理体系的运行　新生儿筛查实验室质量管理体系是一个复杂的系统，涉及筛查工作的各个环节，其运行的关键及难点在过程管理。一个全面的新生儿筛查质量控制体系应该包括分析前、分析中、分析后 3 个级别的质量管理层次，为保证体系运行的符合性和有效性，在筛查工作的各个阶段必须严格执行程序文件的规定。

(1) 分析前：分析前质量管理是整个新生儿疾病筛查流程质量管理的前提和关键，直接关系到筛查结果的准确与否。分析前主要包括新生儿疾病筛查血标本的采集及递送环节，涉及受检者、临床医生、护士、物流人员、实验室人员等，任何一个环节的疏漏或不规范均可导致筛查结果的不可靠。筛查实验室应依据原卫生部《新生儿疾病筛查技术规范》(2010 年版)，制定并实施标本采集和递送相关 SOP 文件，规范标本采集流程，保证标本质量，确保检验标本及时、安全送达，制定接收或拒收标本等 SOP 文件以加强分析前质量管理，保证筛查质量。

(2) 分析中：要做好分析中质量控制和管理，应严格按照原卫生部《新生儿疾病筛查技术规范》(2010 年版），建立健全实验室的各项规章制度，建立文件化的检验程序体系，以达到检验程序的标准化、规范化，应严格管理与检验质量相关的设施、环境、设备、试剂与标准物质，做好检验结果的量值溯源。实验室日常应进行室内质量控制，定期参加室间质评活动，确保筛查结果的准确性和可靠性，提高实验室检测质量。

（3）分析后：重视分析后的质量控制，可为临床提供可靠的数据。分析后质量管理就是指全面质量控制过程中的最后质量把关和提升检验数据在临床上的有效利用。如这一环节疏漏可导致分析前、分析中质量管理失败。对筛查结果的准确性进行复核是检验后的质量保证，对于新生儿疾病筛查，检验后还包括可疑阳性的召回、确诊、治疗、随访等过程。

四、持续改进

质量管理体系是在不断改进中得到完善的，而这种改进应是持续的。应通过外部反馈、内部审核、管理评审或其他手段，不断地改进管理体系，以达到最终采取纠正措施或预防措施的目的。

1. 外部反馈　外部反馈包括来自临床、患者或其他方面的反馈。外部的反馈应转化为实验室的内部活动，从而使质量得到有效改进。如不属于实验室的问题，应进行详细的解释。

2. 内部审核　内部审核是为证实体系运作是否持续符合质量管理体系的要求，对涉及管理和技术方面的所有要素，尤其是对患者、医疗、护理有重要影响的要素进行评价。通过对质量管理体系的内部审核工作，及时发现体系建设、运行中的不符合项，进行及时、有效的整改，使质量管理体系得到进一步的完善，体系文件内容更加符合认可准则的要求和筛查实验室的实际情况，持续满足质量管理体系的要求。

筛查实验室的内部审核一般每年一次，以现场方式进行，由质量主管或所指定的有相关资质的人员负责对审核进行正式的策划、组织和实施，员工不得审核自身的工作，一般不同专业组的实行互相审核。

3. **管理评审**　管理评审是指实验室管理层对实验室质量管理体系（包括质量方针和质量目标）及实验室全部医疗服务进行评审，是对质量管理体系的实用性、充分性、有效性进行定期的系统性评价，并进行必要的变动或改进，以确保稳定的服务质量。管理评审的结果应形成文件，包括医学实验室下一阶段的目标及相应的计划和措施，以及对已出现问题或可能出现问题的环节进行改进的目标及相应的计划和措施，管理评审一般每年进行一次。

（郭　萌）

第二节　室内质量控制

一、概述

新生儿筛查的疾病是终身性疾病，如果早期未及时治疗将致残甚至致死，疾病对患儿智力及体格发育的影响往往是不可逆的。新生儿疾病筛查是在患儿未出现任何临床症状之前，通过实验检查把患者筛查出来，进行早诊断、早治疗，从而避免或者大大减轻疾病对患儿造成的伤害。因此，新生儿疾病筛查是无法弥补的一次性检验。新生儿疾病筛查的检验结果对疾病的诊断是唯一的依据，这与常规临床检验项目意义显然不同。那么，获得可靠的新生儿筛查结果在新生儿疾病筛查过程中就变得尤为重要。

为确保新生儿疾病筛查检验结果的可靠性，尽量避免假阳性及假阴性结果导致的误诊或漏诊，新筛实验室的质量控制尤为重要。临床检验测定阶段的质量控制可分为两个主要部分：室内质量控制和室间质量控制，室内质量控制是室间质量控制的基础。本节将主要介绍室内质量控质的方法和理论。

二、定义

室内质量控制（internal quality control）是检验人员按照一定频度连续测定稳定样品中的特定组分，并采用一系列方法进行分析，其结果反映了检测仪器或方法的检测性能，如精密度，并且能够按照统计学规律推断和评价本批次测量结果的可靠程度，以此判断检验报告是否可发出，及时发现并排除质量环节中的不满意因素。室内质量控制的关键是稳定的质控品和选择合适的质量控制方法及策略。

三、方法

质量控制方法是对分析过程中具有的分析误差进行监视并予以识别和检出，选择合适的质控方法可以尽力控制和减少日常的不稳定状态的误差，使新生儿疾病筛查结果真实可靠。临床检验室内质量控制方法主要有功效函数图法、操作过程规范（OPSpecs）图法、西格玛图法。筛查实验室可根据各自的质量要求、检测系统、检测项目的不同，选用不同的室内质控方法。本节着重介绍常用的 Levey-Jennings 质控方法及 Westgad 西格玛规则。

1. Levey-Jennings 质控方法　　20 世纪 50 年代初 Levey-Jennings 将 W. A. Shewhart 的工业质控图引入临床检验中，临床检验质量控制理论和方法得到了进一步的发展和普遍应用，使得 Levey-Jennings 质控图成为临床检验质量控制中使用较多的方法。

（1）Levey-Jennings 质控图：绘制质控图的数据来源于 20 对质控样本的检测值，利用这些数据，计算出平均数和标准差，定出质控限（一般 $\overline{x}±2s$ 为警告限，$\overline{x}±3s$ 为失控限），每天或每批随患者样本测定质控物 1 次，将所得的质控结果标在质控图上。这种质控图采用单一浓度质控品，一般称为"单值质控图"。

（2）质控物：质控物应是具有与患者样本相同性能、可以在使用期间稳定并能获得足够量的样本，所选的质控物应位于临床有意义的浓度范围内，通常对于每一分析物应有 2 个或 3 个不同浓度的质控物。每一分析批的质控物必须与患者样本一起进行分析。

在每一分析批中，用测定方法检测患者样本和稳定的质控物，通过对质控物重复测定值，描述测定方法固有的不精密度或随机误差。对于重复试验，通常具有 2 个常收集 20 天以上的检测数据，每天一分析批，每分析批至少一个质控测定值。每天每批具有 2 个质控测定值，还可提供批间标准差的信息，这样可以起到优化质控方法的作用。

（3）质控规则：质控规则是判断分析批质控状态的标准。常用质控规则使用的符号是 A_L，其中 A 是质控测定值中超过质控限的测定值的个数或特定统计量的缩写，L 是质控限。当质控测定值超过质控规则的质控限时，则判断该分析批（单独批或连续批）为失控。

1_{2s}：一个质控测定值超过 $\bar{x}\pm2s$ 质控限；

1_{3s}：一个质控测定值超过 $\bar{x}\pm3s$ 质控限。

Levey-Jennings 质控方法中，质控限为 $\bar{x}\pm2s$ 或 $\bar{x}\pm3s$，因此 1_{2s} 或 1_{3s} 即为其质控规则。

（4）作用：将质控结果画在质控图上，并与质控限进行比较，分析人员可以根据 Levey-Jennings 质控图确定该分析批是在控还是失控，根据质控图判断分析批在控时，方可报告患者的检验结果。当判断分析批失控时，患者检验结果不可接受，则不能报告患者标本的检验结果。

应用 Levey-Jennings 质控图可以直观地观察批内误差和批间误差，监测检验方法的分析性能，在问题出现之前能发现预示迹象，警告检验人员存在的问题，以便及早采取措施，预防误差的发生。

2. Westgad 西格玛规则　随着临床实验室对检验质量的要求越来越高，实验室可根据质量目标及检测项目的分析性能制定质控规则。Levey-Jennings 质控方法是最简单、最普及的方法，但此种质控方法仅以一种质控规则判断分析批在控或失控。在某些情况下，它具有较高的假失控概率或对误差的检出能力较低，这样无法保证检验结果的质量，也不能满足更高的质控要求。

鉴于 Levey-Jennings 质控方法的局限性，出现了同时使用多个规则来进行临床实验质控的 Westgad 多规则质控方法，它很容易与 Levey-Jennings 质控图进行比较，可通过单值质控图进行数据分析及显示，并具有低的假失控或报警概率。当失控时，它能确定产生失控的分析误差类型，由此帮助确定失控原因及查找解决办法，但这种方法无法定量地描述分析性能与质量控制之间的关系。

　　六西格玛源于 20 世纪 80 年代，应用于摩托罗拉公司质量改进系统，2000 年 Navelainen 等将六西格玛应用于临床实验室。近年来，随着六西格玛的质量管理理念在临床实验室的广泛应用，出现了一种将经典 Westgad 多规则判断图和六西格玛结合的临床检验室内质量控制规则设计新工具，即 Westgad 西格玛规则。

　　(1) σ 度量值：其计算公式为

$$\sigma = (TEa - |bias|) / CV$$

其中，TEa 为允许总误差，一般来源于国家标准、卫生行业标准、美国 CLIA 标准、其他参考文献等；Bias 为方法偏倚，一般与参考方法或比对方法比较得到，或由室间质评（EQA）结果计算得来；CV 为方法变异或不精密度，一般采用室内质控（IQC）数据或方法学精密度评价而来。

　　(2) Westgad 西格玛规则图：计算西格玛度量值可用来描述测量程序的精密度和正确度与质量要求之间的关系，同时可以计算医学重要的临界系统误差和质量控制方法的性能。实验室可根据西格玛度量水平选择适当的室内质控规则和每批质控测定值的个数。图 4-1 为 2 个浓度水平质控品的西格玛规则，图 4-2 为 3 个浓度水平质控品的西格玛规则。

　　(3) 质控规则：西格玛规则图底部为 σ 水平，σ 水平反映该项目检验质量水平，σ 水平越高说明分析性能越好，质量控制的规则越简单，反之，应建立相应的质控规则越复杂。以计算的 σ 度量值在西格玛规则图下方定位，向上的虚线箭头左侧所对应的即为该项目的质控规则，并可根据给定的每批质控测定结果个数及批数确定控制测定值的个数和批数。实验室可根据检测项目的 σ 度量值，综合六西格玛和传统的质量控制的一些经

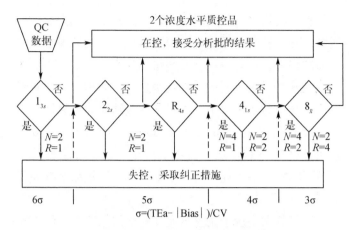

图 4-1 2 个浓度水平质控品的西格玛规则

（*N* 代表每批质控测定结果个数，*R* 代表批数）

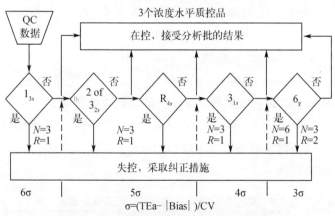

图 4-2 3 个浓度水平质控品的西格玛规则

（*N* 代表每批质控测定结果个数，*R* 代表批数）

验做法，合理进行质控规则的选择，以保证实验室检验质量。

（4）作用：Westgad 西格玛规则是一种将经典 Westgad 多规则判断图和六西格玛结合的临床检验室内质量控制规则设计的新工具，比之前的质控工具更加快捷并易于使用。六西格玛可以体现测量过程偏离目标的程度及发生缺陷的可能性，可以量化实验室质量控制目标和缺陷率。通过 Westgad 西格玛规则，可根据不同的西格玛水平采用不同的质控规则进行检测项目的质量控制，提升检验质量水平，以保证检验结果的可靠性。

（5）应用：下面以 Westgad 西格玛规则在 G6PD 新生儿疾病筛查检测项目中的应用为例，介绍如何应用 Westgad 西格玛规则为 2 个浓度水平质控品选择质控规则。

以下数据来源于某三家实验室使用第三方 G6PD 室内质控品的结果：TEa 来源于某机构室间质评评价标准；CV 来源于实验室上报室内质控室间比对的累计合成。

$$（Bias）\%=[（|累计均值-目标值|）/目标值]×100\%$$

$$（TE）\%=（Bias）\%+2×CV$$

$$σ 度量值 =（TEa-Bias）/CV$$

最后，实验室可根据计算出的 σ 度量值利用 Westgad 西格玛规则选择适当的每批质控测定值数量和质控规则。表 4-1 显示了三家实验室使用第三方 G6PD 室内质控品的实验室参数和相应的 σ 度量值及适合各自的质控规则。

表 4-1　第三方 G6PD 室内质控品的实验室参数性能

实验室编号	TEa%	CV%	TE%	σ 度量值	推荐质控规则
1	20	2.8	5.6	>6	1_{3s}, $N=2$ $R=1$
2	20	7.5	20.9	2.7	$1_{3s}/2_{2s}/R_{4s}/4_{1s}/8_x$, $N=4$ $R=2$
3	20	3.4	11.5	5.9	$1_{3s}/2_{2s}/R_{4s}$, $N=2$ $R=1$

3. 室内质量控制的实际操作　实验室定量测定项目的室内质量控制标准应按照《临床实验室定量测定室内

质量控制指南》（GB/T 20032302-T-361）执行。

（1）确定性能规范或质量指标：为了评价检验过程中的质量及性能，必须规定不精密度、偏倚、总误差的性能规范，即允许不精密度、允许偏倚和允许总误差。一般可依据生物学变异、已发布的专业性文件、室间质量评价标准进行性能规范的确定。

（2）质控品的选择和使用

1）质控品应具有与检测患者样本相似或一样的基质，稳定均一，瓶间变异应小于分析系统的变异。实验室除使用试剂盒中配套质控品外，可考虑增加独立的第三方质控品，作为配套质控品的替代或补充，可更客观地反映误差水平。

2）所选质控品的浓度应在临床决定值水平或附近。

3）质控品的检验频率除了根据厂家推荐的频率外，还应根据患者样本稳定性、数量、复查样本量、工作流程、操作人员素质等因素来确定质控频次。

4）确定质控品的位置需考虑分析方法的类型及可能产生误差的类型，质控品在酶标板上放置的位置需有代表性，并将质控品与样本在同一条件下进行测定。

（3）设定质控图均值：在进行室内质控时，质控品应在实验室内使用现行的测定方法进行测定，并计算均值作为室内质控图的中心线，试剂配套质控品的标定值不能直接作为质控图的均值，如更换批号，应重新计算该批号质控品的均值。

1）暂定均值：新批号质控品应与当前使用的质控品一起测定，累积计算至少 20 个独立批测定结果（剔除离群值）的平均值作为暂定均值。以此暂定均值作为下个月室内质控图的均值进行质控，连续 3 ～ 5 个月，逐月不断进行累积。

2）常用均值：从第 1 个月到第 5 个月逐月累积，将最初 20 个数据和 3 ～ 5 个月在控数据的累积计算的累积平均数作为质控品有效期内的常用均值，并作为以后室内质控图的均值。如质控品浓度水平变化，则需相应调整均值。

（4）设定标准差及控制限：对新批号质控品应确定标准差，并设定质控图控制限。厂商提供的试剂配套质控品的允许范围不能直接作为质控图的标准差，如更换批号，应重新计算该批号质控品的标准差与控制限。

1）暂定标准差：新批号质控品应与当前使用的质控品一起测定，累积计算至少 20 个独立批测定结果（剔除离群值），计算标准差，作为暂定标准差。以此暂定标准差作为下个月室内质控图的标准差进行质控，连续 3 ～ 5 个月，逐月不断进行累积。

2）常用标准差：从第 1 个月到第 5 个月逐月累积，将最初 20 个数据和 3 ～ 5 个月在控数据的累积计算的累积标准差作为质控品有效期内的常用标准差，并作为以后室内质控图的标准差。

3）控制限：通常以标准差倍数表示，根据采用的控制规则决定检测项目的控制限，使用标准差计算出相应的质控图控制限。

（5）绘制质控图及记录质控结果：以日期或质控批次为横轴，以质控数据为纵轴，将质控品均值作为质控图的中心线，并画出上、下控制限，绘制成 Levey-Jennings 质控图（单一浓度水平），或将不同浓度水平质控结果绘制在同一图上的 Z 分数图或 Youden 图。原始质控结果则记录在质控图表上，应保留打印或电子的原始质控记录。

（6）质控方法（规则）的应用：实验室根据设计的

质控规则对质控品测定结果进行分析判断，以确定每一分析批是在控还是失控。

（7）失控的处理及原因分析：如出现质控品的测定结果违背了所制定的质控规则，应立即停止患者样本的检测，并拒发报告，立即上报质量主管，积极查找分析失控原因。对于仅依据重新检测质控品或者更换新的质控品进行检测的结果"在控"就认为失控问题已经解决，这种做法不能真正解决失控问题，可能延误发现和解决失控的真实原因。

1）失控原因分析时，首先应检查质控图或失控规则，以确定误差的类型是随机误差还是系统误差。选择不同的质控规则，不同的误差类型具有不同的灵敏度。因此，使用多规则的质控方法对于失控原因分析很有帮助。

2）判断误差类型和失控原因的关系，因为造成系统误差和随机误差的原因不同。造成系统误差的常见原因：使用试剂及校准品更换批号后，未重新设定校准值；试剂配制错误；试剂本身或由于保存不当导致的质量问题；校准品过期或保存不当导致校准值变化；质控图上中心线及控制限直接采用厂家提供的数值，而未通过实验室检测计算确定；移液器未校准导致的加样不准；孵育温度变化；检测仪器光路老化；检验人员变动等。造成随机误差的常见原因：试剂中有气泡；试剂未充分混匀；恒温部分温度不稳定；电源电压不稳；检验人员操作不熟练等。

除以上误差原因外，还可能有不同误差的交叉。应回顾整个实验过程，分析最可能发生误差的因素，包括质控品、试剂、校准品、仪器、人员、环境等。在重新检测中仔细观察每一个细节，反复比较，从而发现可能存在的问题。

3) 分析与近期变化有关的原因。系统误差导致的漂移一般和近期发生的变化有关联，例如，更换试剂后出现的漂移，应检查试剂批号及新试剂的校准值有无重新设置，质控图中心线及控制限有无直接使用厂家提供的数值；试剂是否过期或缓慢变质；仪器光路老化问题等。在寻找原因时，应针对每个因素，逐条观察各因素变动前后的检测结果有无变化，直至找出原因。随机误差造成的失控问题比系统误差更难以预计或确定，如试剂中有气泡；试剂未充分溶解；加样不准确；仪器机械故障导致的加样重复性不好；电压不稳等。此外，还要确定仪器的重复精密度是否存在问题。如果通过以上分析查找不出问题，应参照厂商排除故障的指导和建议寻找原因，或者请求仪器或试剂厂家的技术支援。

4) 确认解决的问题，做好记录。找出失控原因并解决问题后，应对失控批次进行重新检测，或根据实际情况，随机挑选一定比例的患者标本进行重新测定，最后根据既定标准判断先前测定结果是否可接受，对失控做出恰当的判断。如失控信号被判断为假失控时，常规测定报告可以按原先测定结果发出，不必重做。检验者应填写失控报告单，对失控情况做好相应记录。

(8) 室内质控数据管理

1) 室内质控数据的统计分析：每月末或规定时间，应对各检测项目的所有室内质控结果进行汇总并统计分析，计算当月或规定时间内的原始质控数据的均值、标准差和变异系数；去除失控数据后质控数据的均值、标准差和变异系数；以及包括所有质控数据的累积均值、标准差和变异系数。

2) 室内质控数据的保存：保存当月或规定时间内的所有项目的原始质控数据、质控图，所有统计的数据

（包括均值、标准差、变异系数，以及累积均值、标准差、变异系数等）、失控报告单（包括违背的失控规则、失控原因分析及采取的纠正措施等）。

每月末或规定时间，应按实验室相关要求，将质控数据汇总表及失控情况汇总表上报实验室负责人。

（9）室内质控数据的周期性评价：每月末或规定时间，应对各检测项目质控结果的均值、标准差、变异系数及累积均值、标准差、变异系数进行分析评价，并对比以往各月数据间的差异性，以决定是否需要对质控图的均值、标准差、变异系数及质控方法进行调整。

（郭　萌）

第三节　室间质量评价

在实验室质量管理中，室间质量评价（external quality assessment，EQA）或能力验证（proficiency testing，PT）越来越受到临床实验室和实验室用户的重视。EQA 是多家实验室分析同一标本并由外部独立机构收集和反馈实验室的上报结果以评价实验室操作的过程。室间质量控制有不同的名称，如室间质量评价、能力验证、实验室间质量控制等。这些活动是由主办单位采用定值的质控品，评价各参加实验室的测定结果的质量。目前医学领域的大多数专家将"室间质量评价"与"能力验证"看成是同义词，国际上有关文件和论著中已越来越多地用"能力验证"代替"室间质量评价"。而我国临床实验室仍习惯使用"室间质量评价"一词。

中华人民共和国国家标准《合格评定能力验证的通用要求》[CB/T 27043—2012（ISO/EC 17043：2010，IDT）]，将能力验证定义为"利用实验室间比对，按照预先制定的准则评价参加者的能力"。"实验室间比对"（inter-laboratory comparison）指按照预先规定的条件，由两个或多个实验室对相同或类似的物品进行测量的组织实施和评价。

一、室间质量评价的起源和发展

室间质量评价可以追溯到 20 世纪 30 年代，美国的 Belk 和 Sundeman 把同一血清混合物标本，分发给宾夕法尼亚州 59 个医院的检验科来检查常规分析结果的准确性。1947 年美国病理学家学会（College of American Pathologists，CAP）成立后随即全面开展了室间质量评价活动，自此以后，室间质量评价不断发展，由地方扩大到整个国家并进一步发展成了国际性的活动 [美国疾病控制中心（CDC），世界卫生组织（WHO）]。目前 CAP 已发展成为全世界最大的室间质量评价组织者，有上万家实验室参加了它的评价计划。在我国，由国家卫生健康行政部门承认的室间质量评价活动的组织者包括国家卫生计生委临床检验中心和省级临床检验中心，其开展的室间质量评价活动覆盖了临床实验室开展的基本检验项目，并每年在不断增加新的室间质量评价计划。目前，不论是发达国家还是发展中国家，都广泛接受并正在开展室间质量评价活动。

二、室间质量评价的作用和意义

实验室间进行质量评价的目的，是相互校正各参与实验室测定结果的准确性，要求其保持在临床所能接受的误差范围内，并使参加该活动的实验室之间建立实验结果的可比性，从而提高检验质量。室间质量评价作为一种质量控制工具，可以帮助实验室发现其自身存在的质量问题，促使临床实验室采取相应的措施提高检验质量，避免可能出现的医疗纠纷和法律诉讼。尽管很多实验室长期参加了室间质量评价计划，但由于没有充分了解其作用和用途，仍有部分实验室未能充分利用其解决实际工作中存在的问题。室间质量评价的主要作用如下。

1. 评价实验室的检测能力　临床实验室的管理者及相关方，如卫生行政主管部门、医院院长、医务处或门诊部的负责人，以及实验室的用户如医师、护士和患者等，通过室间质量评价报告可以比较该实验室和其他实验室测量水平是否存在差异及差异大小。实验室也可通过室间质量评价报告，向有关方展示自己的测量水平和能力，这也是实施质量保证项非常重要的措施。

2. 识别问题并采取相应的改进措施　帮助实验室发现质量问题，并采取相应的改进措施是室间质量评价最重要的作用之一。将本实验室室间质量评价结果与其他参评实验室结果综合比较，可以帮助实验室确定自己在参评实验室中测量水平的高低。如果该实验室的测量结果与靶值有差异，则需认真分析每一步实验过程，找出存在问题并采取相应的改进措施。

3. 改进分析能力和实验方法　实验室拟改变实验方法和选购新仪器时，室间质量评价的相关信息可以帮助实验室做出正确选择。通过分析和比较室间质量评价的信息资料，不难识别出较准的和较稳定的实验方法和（或）仪器。选择新的检测系统时可做如下考虑：①找出多数实验室选用的检测系统；②比较不同检测系统的靶值和不同系统参评实验室间的变异系数；③了解不同实验室检测系统的区别。

4. **确定重点投入和培训需求**　室间质量评价可以帮助实验室了解自身硬件的不足，确定需要投入的仪器和设备。同时可确定需要加强培训的检测项目，如实验室参加了新生儿苯丙氨酸测定的室间质量评价，若多次检测结果与预期结果不符，说明该实验室在苯丙氨酸的检测流程上存在较多问题，需要对检测流程进行分析并对存在的问题进行纠正，同时加强对实验室技术人员的培训。

5. **支持实验室认可**　在实验室认可领域中，室间质量评价越来越受到国际实验室认可组织及各国实验室认可组织的重视，成为实验室认可活动中不可或缺的一项内容。室间质量评价之所以受到认可组织的重视，主要是因为室间质量评价本身在可以反映实验室能否胜任某项检测工作的同时也可弥补实验室认可评审员和技术专家在现场评审中能不能全面了解实验室能力的不足，成功的室间质量评价结果是实验室能力得到承认的重要依据。

室间质量评价虽然有以上诸多重要作用，但也存在一些缺陷，如少数参评实验室为了得到一个较好的成绩，没有将室间质量评价控制物按常规标本测定，而是选用技术能力最好的实验人员、最好的检测系统，采用多次反复测量的方式去完成。因此，评价的不是实验室的正常测量水平而是它最佳的水平，室间质量评价也不能确认分析前和分析后阶段存在的许多问题，如患者的身份确认、样本准备、样本收集、样本处理、实验结果报告的签发等。调查人员对室间质量评价结果的分析表明，方法学、技术能力、笔误和室间质量评价控制物本身等，这些存在的问题都会导致室间质量评价失败。

三、室间质量评价计划的类型

根据室间质量评价使用方的需求、室间质量评价质控品的性质、所用方法及参加实验室的数量，室间质量评价计划会有所不同。但是大部分室间质量评价计划具有一个共同的特征，将一个实验室所得的结果与其他一个或多个实验室所得的结果进行比较。

1. 建立室间质量评价靶值的程序　室间质量评价靶值（target value）又称室间质量评价指定值（assigned value）或公议值（consensus value），确定靶值是室间质量评价工作中一个十分重要的环节。

有多种建立靶值的程序或方法，以下按不确定度大小的次序列出一些最常用的程序，在大多数情况下，该次序表明靶值的不确定度在逐渐增加。

（1）已知值：根据特定室间质量评价质控品配方（制造或稀释）确定的值。

（2）有证参考值：根据定义的测量方法确定的值。

（3）参考值：与可溯源到国家或国际标准的参考物质或标准并行进行分析、测量或比对所确定的值。

（4）从专家实验室得到公议值：专家实验室使用的已知具有高精密度和高正确度的并可与通常使用的方法比较的有效方法所得到的值，在某些情况下，这些实验室是参考实验室。

（5）从参加实验室得到公议值：利用参加实验室的数据得到的值，统计时应排除离群值。如果参加某项室间质量评价的实验室数量较少或实验室上报的结果离散度较大，靶值容易偏离真值。

2. 参加室间质量评价的实验室活动方式

（1）定量测量评价：定量测量的结果有具体数值，

可用统计学方法分析。不同的测量方法有不同的精密度、正确度、分析灵敏度等。

（2）定性检测评价：定性检测的结果是描述性的，并以分类或顺序表示，或识别出存在某种特定的被测量（如某种药物或某种特性等级）。统计学方法不一定适用于定性评价分析。

（3）解释性评价：所谓"解释性评价"是指参考实验室并不进行实际测量，而对已测量的结果或数据及其他信息进行评价。室间质量评价提供者所提供的"室间质量评价质控品"，是判断参加者是否有能力对相关特征做出解释性的一个测量结果（如描述性说明）、一套数据（如确定校准曲线）及其他一组信息。

3. 临床实验室室间质量评价计划的特点　医学领域实验室室间质量评价计划与物理学或化学领域相比具有显著差异。医学实验室多、工作性质相同、检测工作量大，所以医学领域室间质量评价组织者的职能除了提供室间质量评价质控品、回收测量结果和反馈室间质量评价报告外，还包括长期监测实验室能力、向参加者提供培训及咨询服务等。我国医学领域室间质量评价组织者还承担着部分技术指导和行政管理职能。因此，ISO/IEC 17043：2010 将医学领域的室间质量评价计划单独列为一类。

医学领域的某些室间质量评价计划在评价分析阶段能力的同时，也评定测量分析前阶段和分析后阶段的能力。在这类室间质量评价计划中，室间质量评价物品的性质可能与传统室间质量评价计划中所用的有很大差异，这些"室间质量评价质控品"可能是一个调查表或案例分析，由室间质量评价提供者发放给每个参加者并要求其反馈特定的答案。另一种情况是，室间质量评价控制物可能带有一些分析前信息，要求参加者选择适当的方法进行检测或结果解释，而不仅是实施检测。在"样品复查"计划中，可能要求参加者给室间质量评价提供者提交"室间质量评价质控品"，该类室间质量评价控制物可以是处理过的标本或样品（如染色玻片或固定的组织）、实验室数据（如测试结果、实验室报告或质量保证/质量控制记录）或文件（如程序或方法确认准则）。

（1）工作流程：室间质量评价的工作流程由两部分组成，即组织者内部的工作流程和参加实验室的工作流程。随着信息技术的普及，电子数据交换远程系统的进一步发展，传统工作流程也悄然发生变化。

1）室间质量评价组织者内部的工作流程：①室间质量评价计划的策划和组织；②网络平台发布公告；③室间质量评价质控品的选择和准备；④室间质量评价质控品的包装和运输；⑤测量结果的统计分析；⑥靶值的确定；⑦在线平台反馈结果；⑧与参加者的沟通。

2）室间质量评价参加实验室的工作流程：①在线申请，室间质量评价组织者每年年度会发布下一年度的计划，参加者应按要求在线申请；②接受室间质量评价质控品；③按规定日期进行检测；④在线回报测量结果；⑤收到评价报告；⑥分析评价报告；⑦决定是否采取纠正措施；⑧评估采取措施效果；⑨结束。

（2）室间质量评价样本的检测：实验室必须与其测试检测对象样本一样的方式来检测室间质评（EQA）样本。

1）EQA 样本必须按实验室常规工作流程，由进行日常操作的工作人员检测，工作人员必须使用实验室的常规检测方法。实验室主任和样本检测人员必须在由 EQA 组织者提供的质量评价表上签字，表明 EQA 的标本是按常规检测标本处理的。

2）实验室在检测 EQA 样本的次数上必须与常规检测样本的次数一样。

3）在规定的 EQA 组织者截止日期回报结果之前，实验室一定不能进行关于 EQA 样本结果之间的交流。

4）实验室一定不能将 EQA 样本（或样品）一部分送到其他实验室进行分析，任何实验室如从其他实验室收到 EQA 样本必须通知 EQA 组织机构。当 EQA 组织机构确认某一实验室准备将 EQA 样本送给其他实验室检查时，应将此次 EQA 定为不满意 EQA 成绩。

5）实验室进行 EQA 样品检测时，必须将处理、准备、方法、审核、检验的每一步骤和结果的报告文件化。实验室必须保存所有记录的复印件至少 2 年，这包括 EQA 结果的记录表格（包括 EQA 计划的说明、实验室主任和分析人员的签字、EQA 样本与常规检测样本一样处理的文件）。

6）EQA 要求只用做常规检测样本的主要检测方法进行 EQA 样本的检测。

（3）室间质量评价计划的成绩要求

1）每次活动每一分析项目未能达到至少 80% 可接受成绩，则判定本次活动该分析项目为不满意的 EQA 成绩。

2）每次 EQA 所有评价项目未达到至少 80% 得分，称为 EQA 成绩不满意。

3）未参加 EQA 活动判定为 EQA 成绩不满意，该次得分为 0。

4）在规定的回报时间内实验室未能将能 EQA 的结果回报给 EQA 组织者，将判定为 EQA 成绩不满意，该次活动的得分为 0。

5）对于不是由于未参加而造成的不满意的 EQA 成绩，实验室必须进行适当的培训及采取纠正措施，并有文件化的记录。实验室对文件记录必须保存 2 年以上。

6）对同一分析项目，连续 2 次活动或连续 3 次中的 2 次活动未能达到满意的成绩，则判定为不成功的 EQA 成绩。

7）所有评价的项目连续 2 次活动或连续 3 次中的 2 次活动未能达到满意的成绩，则称为不成功的 EQA 成绩。

四、室间质量评价成绩的评价方式

1. 室间质量评价活动内容和样本检测频率　每次质量评价活动必须提供至少 5 份室间质量评价质控品。质控品数量每年大概在相同的时间间隔内，最好组织 3 次室间质量评价活动。每年质量评价活动必须提供的质控品其浓度应包括临床上患者标本的浓度范围。标本可通过邮寄方式提供或经授权的指定人员进行现场考核。

2. 每次测试的样本数和检测项目　每次测试 5 个样本，检测项目为苯丙氨酸（Phe）和促甲状腺素（TSH）。

3. 实验室的分析项目的评价　根据下列（1）～（5）评价实验室结果的准确度。

（1）为了确定定量试验或分析项目实验室结果的准确度，质量评价活动必须将每一分析项目实验室结果与大多数参加实验室得出的结果进行比较，所谓"大多数"为预先确定的比例，如 80% 或更高，我国卫生计生委临床检验中心设定为 90%。定量测定项目每一样本的得分由下列（2）到（5）来确定得分。

（2）定量的分析项目，质量评价活动必须通过结果偏离靶值的距离来确定每一分析项目的正确结果。对每一结果确定了靶值后，通过使用基于偏离靶值的百分偏差的固定准则或标准差的个数来确定结果的适当性。

差值（%）=（测量结果 − 靶值）/ 靶值 ×100%

百分差值评价准则可参照 GB/T20470—2006 临床实验室室间质量评价要求中的评价限，通常百分差值在评价限范围内认为结果可接受，不在评价限范围内认为结果不可接受。

（3）定性的实验项目的可接受的性能准则是有反应性（阳性）或没有反应性（阴性）。

（4）对每一次 EQA 调查，针对某一项目的得分其计算公式为

$$\frac{该项目的可接受结果数}{该项目的总检测样本数} \times 100\%$$

（5）面对评价的所有项目，其得分计算公式为

$$\frac{全部项目可接受结果总数}{全部项目总的检测样本数} \times 100\%$$

（蒋　翔）

第四节　实验室安全管理

遗传代谢病筛查实验室作为医学实验室之一，必须按照"四防"（防火、防盗、防破坏、防生物危害）要求，建立健全以实验室主要责任人为主的各级安全责任人的安全责任制度，加强安全管理。

一、原则与要求

1. 实验室安全设计原则

（1）实验室选址或者改造时，应遵守国家和地方

的建筑规划和法规，包括对医学实验室的专用建筑安全标准。

（2）实验室的设计应保证对技术工作区域中生物、物理、化学危害的防护控制与经过评估的风险程度相适应，并符合辖区内的安全管理和环境保护的规定和要求。

（3）实验室的防火和安全通道设置应参照国家的消防规定和要求。实验室的门锁应便于内部快速打开，走廊和通道应保持通畅；应设计紧急撤离路线，紧急出口应有明显的标识等。

（4）实验室通风系统的设计应考虑污染区彼此之间的有效隔离。每个区域应有各自独立的灭菌消毒措施和通风系统。

（5）实验室区域内安装专用洗手池，水龙头应为自动控制，或用肘部、膝部或足部操作。洗手池下水系统应无阻碍地排水（即池内不设存水塞）。

2. **实验室安全设计要求**

（1）空间：实验室应有足够的空间保证将采血区、样本接收区、分析区、样本保存区、试剂保存区和管理区明确分开。每个区域都应有适合于开展工作的设施、家具、工作面和地面。应有足够的无障碍空间保证安全工作，包括大型设备的维护空间。实验室工作区邻近应配置足够且适宜的空间，用于样本、化学品及实验室特定废物（处置前）的安全存放。

（2）照明：实验室的采光或人工照明应适合安全地工作，尽可能减少阳光直射，减少强光或反射光。

（3）温度：实验室应有相应的温度调节装置以保证标本的保存和实验的正常进行。应将产生过多热量和冷气的设备与普通工作区域隔离。

（4）通风：将影响标本保存、实验结果、人员健康的烟雾、蒸气、气味或有害物质与普通工作区进行隔离，或者采用专用通风装置。通风装置应具备防止潜在感染因子传播和有害气体扩散的功能。对可能产生不良气味的操作过程可采用局部的自然通风或人工通风。

（5）消毒：实验室应配备适当的消毒设备。实验室台柜及其摆放应便于清洁、消毒和操作，实验台面应防水、耐腐蚀、耐热和坚固。

（6）标识：实验室的每个出口、入口，以及样本接收区、检测区、分析区和管理区应有分辨标识，紧急出口应有特殊标识。标识应包括国际或国家通用的危险标识（如生物危害标识、火灾标识和放射性标识）及其他有关的规定标识。

（7）安防：实验室应有可视窗并有可闭锁的门，门锁及门的开启方向应不妨碍室内人员紧急疏散。进入实验室仅限于获得授权的人员。高风险样本、保密样本、化学试剂或供应品还需要采取其他的安全防范措施，如可闭锁的门、可闭锁的冷冻箱、特殊人员的进入限制等，应评估样本、药品和机密资料被偷盗和被不正当使用的危险。

（8）通信：实验室应配备适用的通信设备。常用通信设备包括电话、传真、计算机网络等，实验室应根据实际情况选配通信设备，以便与外界保持联络及传输实验数据等资料。

二、基本要求

1. 组织管理

（1）实验室或其母体组织应有明确的法律地位和从事相关活动的资格。

（2）实验室所在的医疗机构应设立生物安全委员会，

负责咨询、指导、评估监督实验室的生物安全相关事宜，实验室负责人应至少是所在机构生物安全委员会有职权的成员。

（3）实验室管理层应负责安全管理体系的设计、实施、维持和改进，并负责如下事项。

1）为实验室所有人要提供履行其职责所需的适当权力和资源。

2）建立机制以避免管理层和员工受任何不利于其工作质量的压力或影响（如财务人事或其他方面的），或卷入任何可能降低其公正性判断力和能力的活动。

3）制定保护机密信息的政策和程序。

4）明确实验室的组织和管理结构，包括与其他相关机构的关系。

5）规定所有人员的职责权力和相互关系。

6）安排有能力的人员，根据实验室员工的经验和职责对其进行适当的培训和监督。

7）指定一名安全主管，赋予其监督所有活动的职责和权力，包括制订维持监督实验室安全计划的责任，阻止不安全行为或活动的权力，直接向决定实验室政策和资源的管理层报告的权力。

8）指定负责技术运作的技术管理层，并提供可以确保满足实验室规定的安全要求和技术。

2. 管理责任

（1）实验室管理层应对所有员工、来访者和环境的安全负责。

（2）应主动告知所有员工、来访者可能面临的风险。

（3）尊重员工的个人权利和隐私。

（4）应为员工提供持续培训及继续教育的机会，保证员工可以胜任所分配的工作。

（5）应为员工提供必要的免疫计划、定期的健康检查和医疗保障。

（6）应保证实验室设施、设备、个体防护设备、材料等符合国家有关的安全要求，并定期检查、维护、更新，确保不降低其设计性能。

（7）应为员工提供符合要求的适用防护用品和器材。

（8）应为员工提供符合要求的适用实验物品和器材。

（9）应保证员工不疲劳工作和不从事风险不可控制的或国家禁止的工作。

3. 个人责任

（1）应充分认识和理解所从事工作的风险。

（2）应自觉遵守实验室的管理规定和要求。

（3）在身体状态许可的情况下，应接受实验室的免疫计划和其他的健康管理规定。

（4）应按规定正确使用设施、设备和个体防护装备。

（5）应主动报告可能不适于从事特定任务的个人状态。

（6）不应因人事、经济等任何压力而违反管理规定。

（7）有责任和义务避免因个人原因造成生物安全事件或事故。

（8）如果怀疑个人受到感染，应立即报告。

（9）应主动识别任何危险和不符合规定的工作，并立即报告。

三、工作流程

（一）实验室生物安全防护工作流程

1. **实验室消毒**　定期（含每天、每周等固定时间）对实验室的空气、物体表面（贵重仪器、实验室器材等）进行消毒。消毒的方式有含氯消毒剂、紫外线等。

2. 医疗废物与垃圾的管理

（1）明确生活垃圾和医疗废物的处理方式不同，需要分开收集。医疗废物主要分为"感染性废物""损伤性废物"和"化学性废物"，必须分类收集处理。

（2）包装要求与标识：生活垃圾包装袋的颜色采用黑色，医疗垃圾采用黄色。要保证医疗废物包装袋防渗漏、防破裂、防穿孔。盛装针头、破碎玻璃等锐利器具，必须采用专用锐器盒，要保证不会出现破裂、被穿刺等情况。

（3）收集和运送医疗废物要清点交接、记录、签收（类别、数量、包装是否合格），保障其得到妥善处理。记录保存至少两年。

3. 职业暴露的管理　职业暴露是指工作人员在工作过程中意外被艾滋病病毒、肝炎病毒等病原体感染者或患者的血液污染了皮肤或黏膜，或者被含有病原体的血液污染的针头及其他锐器刺破皮肤，有可能被病原体感染的情况。

（1）工作人员应把所有患者的血液及被血液污染的物品均视为具有传染性的病原物质，工作人员接触这些物质时，必须采取防护措施。

（2）应建立工作人员发生职业暴露后的处理流程和指导书，并对其暴露级别和暴露源的病毒载量水平进行评估和确定。进行职业暴露后的监测，必要时可采用预防性用药。

（3）对职业暴露进行登记管理，上报医院感染办公室。

（二）实验室生物安全操作工作流程

（1）禁止在实验室工作区域进食、饮水及吸烟；禁止把食品和饮料储存于实验室的冰箱内。

（2）进入实验室区域前应按照"口罩→防护帽（工作帽）→防护服（工作服）→手套"的顺序佩戴个人防护用品；在完成实验操作后，工作人员应脱掉手套后及时洗手，再按照"防护服→口罩→防护帽"的顺序脱卸个人防护用品。防护服以及脱卸的其他个人防护用品必须脱下留在实验室区域内，禁止在实验室内穿露脚趾的鞋。

（3）采集新生儿足跟血样本时，先用75%乙醇棉球由里至外旋转擦拭新生儿足跟，一人一针，采集并晾干后的血滤纸片标本放在塑料袋内密封，用过的采血针要放在采血针专用锐器盒里，用过的消毒棉球要带回实验室倒入黄色垃圾袋内，不能随意丢弃。

（4）实验操作过程中，要戴好口罩、手套进行操作；当手套破损或被污染时，脱掉手套，消毒、洗手，戴上新的手套。不得用戴手套的手触摸自己的眼、鼻或其他暴露的黏膜或皮肤。不得戴手套离开实验室。

（5）实验过程中有污染物泼溅到试验台或地面时，立即用吸水纸擦干，再用2000mg/L次氯酸钠消毒液作用30min以后，用抹布擦干，用过的吸水纸按废弃物处理。

（6）每日工作完毕，所有操作台面、采血盘、加样器、打孔仪、镊子等必须擦拭消毒。

（7）离开实验室前，要关闭仪器电源，关好门窗，洗手，锁门后才能离开。

（三）实验室运行应急工作流程

（1）各级采血单位递送的标本，如核对数量不相符，应立即与相应的采血单位联系，标本若确实丢失，应联系相应的采血单位及时重新采集标本。

（2）当技术人员在实验过程中发生操作失误，影响检测结果的准确性时，应对相应的标本重新进行检测。

（3）实验室发生仪器故障时，可采用备用仪器进行样本测定，并报告实验室主任。由设备管理部门通知仪器售后服务工程师及时维修仪器。

（4）技术人员采集血片时，如果不小心扎伤自己的手，应立即脱掉手套，在伤口旁端轻轻挤压，尽可能挤出损伤处的血液，再用肥皂液和流动清水冲洗，禁止进行伤口的局部挤压。伤口冲洗后，用 75% 乙醇或 0.5% 碘伏进行消毒，并包扎伤口。同时要报告科室负责人，并写书面报告及填写"职业暴露登记表"后送交院感染科。

（5）对于突发的停电，如实验室检测仪器配有不间断电源，此时应尽快完成其相关检测；没有不间断电源的仪器，停电后应关闭电源，以防突然来电的冲击损坏仪器。

（6）对于突然停水，科室备用的纯水可以使用，此时要尽量降低用水量。已预知的停水停电要提前做好准备。

（四）实验室常见安全事故的应急处置工作流程

1. 实验室火灾应急处置工作流程　实验室应定期检查消防设备，保持消防通道畅通和应急照明、疏散指示的正常完好。各室的灭火器，严格按规定存放，由专人负责检查有效期，注意防潮、防暴晒、防腐蚀，保证灭火器能正常使用。严禁损坏消防栓。定期开展消防安全教育活动，每年至少举行一次消防扑救和疏散演习。发生火情时，现场人员须立即采取处理措施，防止火势蔓延并迅速向上级报告。

（1）首先确定火灾位置，并判明起火原因，何种物品着火。

（2）迅速查看周围环境，判断是否有重大危险源分布，是否会诱发次生灾难。

（3）对于初起火灾，在保证安全的前提下选用正确的消防器材进行灭火。如果火势过大无法扑灭，则设法隔离火源，防止火势蔓延，等待专业消防人员来灭火。

1）木材、纸张、橡胶及塑料等固体可燃材料着火，可采用水冷却法灭火；新筛检测原始记录或档案，应使用二氧化碳、卤代烷、干粉灭火器灭火。

2）易燃液体、易燃气体和油脂类等化学药品着火，应使用大剂量泡沫灭火剂、干粉灭火器灭火。

3）带电电气设备火灾，应切断电源后再灭火。如因现场情况不能断电，应使用沙子或干粉灭火器，不能使用水或泡沫灭火器。

4）固体废物着火，应使用干粉灭火器进行扑救。

（4）视火情拨打"119"电话报警求救，并到明显位置引导消防车，积极协助消防人员灭火。

（5）做好人员疏散工作，火灾时现场指挥人员应保持镇静，稳定好人员情绪，维护好现场秩序，组织有序疏散，防止惊慌造成挤伤、踩伤等事故。

（6）做好物资疏散工作，在保证人身安全的前提下，首先疏散可能扩大火灾和有爆炸危险的物资，如起火点附近的油桶、压缩气罐、实验室易爆及有毒物品，同时对事故现场周边区域进行隔离和疏导。

（7）出现伤员时，应及时组织急救或送伤员去医院救治。

（8）配合消防部门调查事故原因，维持现场秩序。

2. 实验室爆炸应急处置工作流程

（1）实验室如发生爆炸事故，现场人员在保证安全的前提下必须及时切断电源和管道阀门。

（2）所有人员应听从现场临时负责人指挥，按秩序通过安全出口或用其他方法迅速撤离现场。

（3）爆炸引发的火灾，按照实验室火灾应急处理工作流程处置。

（4）爆炸如引发人员受伤，应第一时间送往医院救治。

（5）实验室应急处置小组负责安排抢救和人员转移安置工作。

3. 实验室危险化学品事故应急处置工作流程　使用危险化学品的实验室应当采取安全防护措施和配备安全防护用具，并根据危险化学品的种类、性能等设置相应的通风、防火、防毒、防潮、隔离等措施。实验室危险化学品事故一般分为以下 3 种：化学品伤害皮肤、眼等外部器官；毒气由呼吸系统进入体内引起中毒；化学品入口中毒。

（1）实验过程中若不慎将酸、碱或其他腐蚀性药品溅洒到皮肤上，应立即用大量清水进行冲洗，冲洗后用苏打（针对酸性物质）或硼酸（针对碱性物质）进行中和。若眼睛受伤，切勿用手揉搓，应立即睁大眼睛用洗眼器冲洗，边冲洗边转动眼球，时间不少于 15min，切不可因疼痛而紧闭眼睛。经以上处理后再送医院进一步诊治。

（2）如果发生气体中毒，应立即打开窗户通风，并疏导实验室人员撤离现场。将中毒者转移至安全地带，解开领口，让中毒者呼吸到新鲜空气。情况较重者尽快安排吸氧，出现昏迷等严重情况者，应立即进行人工呼吸，并送医诊治。

（3）如发生入口中毒，酸碱类物品应首先大量饮水，再服用牛奶或蛋清，送医救治；重金属盐中毒，首先饮一杯含有硫酸镁的水溶液，立即送医救治，不要服用任何催吐药，以免发生危险；其他毒物中毒，原则上应首先催吐，然后送医救治。

4. 实验室触电、烧烫伤应急处置工作流程

（1）触电事故：为防止发生触电事故，实验室在日常用电中要严格执行有关用电的安全要求，做到"装得安全，拆得彻底，用得正确，修得及时"。非电工人员严禁接拆电气线路、插头、插座、电气设备、电灯等。如发生人员触电事故，应按以下流程处置。

1）应首先切断电源或拔下电源插头，切不可在未切断电源的情况下直接接触触电者，应使用干木棍使导线与触电者分开。如果漏电严重，立即通知电工处置，并指挥实验室人员撤离。

2）触电者急救的原则是在现场采取积极措施保护伤员生命。如果触电者伤势不重，全身无力或触电者曾一度昏迷，但已清醒过来，应使触电者安静休息，不要走动，严密观察后送至医院；如果触电者伤势较重，已失去知觉，但心脏跳动和呼吸还存在，应将触电者抬至空气畅通处，解开衣服，让触电者平直仰卧，并用软衣服垫在身下，使其头部比肩稍低，以免妨碍呼吸，并迅速联系送往医院；如果触电者伤势较重，且呼吸停止或心脏跳动停止或二者都已停止，应立即应用口对口人工呼吸法及胸外心脏按压法进行抢救，并送往医院。在送往医院的途中，不应停止抢救。

（2）烧烫伤事故：烧烫伤是由灼热的液体、固体、气体、化学物质或电热等引起的损伤。为了预防烧烫伤，实验时严防过热的物体与身体接触。烧烫伤按深度不同分为三级，急救方法应根据伤势分别处理。

1）一度烧伤：只损伤表皮，皮肤呈红斑、微痛，无水疱，感觉敏感。如被化学药品烧伤，应立即用大量清水冲洗，除去创面残留的化学物质，并用冷水浸泡伤处。疼痛减轻后用 1 ：1000 新洁尔灭消毒创面，保护其不受感染。

2）二度烧伤：损伤表皮和真皮层，皮肤痛、起水疱，水肿明显。创伤如污染严重，先用大量清水或生理盐水冲洗，再以 1 ：1000 新洁尔灭消毒，不要挑破水疱，用消毒纱布轻轻包扎好，送医院治疗。

3）三度烧伤：损伤皮肤全层、皮下组织、肌肉、骨骼，创伤呈灰白色或焦黄色，无水疱、不痛，感觉消失。在送医院前主要防止感染和休克，可用消毒纱布轻轻包扎好，立即联系送医院救治。

（黄慈丹　刘秀莲）

第5章

常见遗传代谢病的筛查及诊治

第一节 氨基酸代谢病的筛查及诊治

一、苯丙氨酸羟化酶缺乏症

高苯丙氨酸血症（hyperphenylalaninemia, HPA）广义上指血苯丙氨酸（phenylalanine, Phe）超过 $120\mu mol/L$（2mg/dl），临床通常指由于苯丙氨酸羟化酶（phenylalanine hydroxylase, PAH）缺乏或其辅酶四氢生物蝶呤（tetrahydrobiopterin, BH_4）缺乏所导致的血 Phe 升高，以区别于蝶呤代谢缺陷、高蛋白饮食或肝脏疾病等继发因素导致的血 Phe 增高。临床上将由 PAH 所导致的 HPA 称为苯丙氨酸羟化酶缺乏症（phenylalanine hydroxylase deficiency, PAHD）。我国 PAHD 的平均发病率为 8.5/100 000。该病系常染色体隐性遗传性疾病，编码 PAH 基因发生突变导致 PAH 活性降低或丧失，从而导致 Phe 代谢异常。未经治疗的 PAHD 患者会出现不可逆的智能受损、运动障碍等严重神经系统症状。随着新生儿疾病筛查的发展，PAHD 已成为可治疗、可预防的疾病。

1. 发病机制　Phe 正常情况下在体内的代谢主要是在肝中通过 PAH 转化成酪氨酸（tyrosine, Tyr）。PAH

缺乏可导致 HPA 旁路代谢增强，大量苯丙酮酸、苯乙酸和苯乳酸从尿中排出。血液和大脑中的 Phe 持续增高会导致不可逆转的智力损害、小头畸形、运动障碍、湿疹、自闭症症状、癫痫发作、发育障碍及异常的行为和精神症状。目前 PAHD 出现神经系统损害的具体病理机制仍未完全明确。可能的发病机制是高浓度的 Phe 会抑制酪氨酸及色氨酸羟化酶的活性，减少谷氨酸突触传递，降低丙酮酸激酶及甲基戊二酸单酰辅酶 A 的活性，直接造成神经脱髓鞘损害。另外，由于其他中性氨基酸在颅内含量下降，亦会导致神经递质及其他蛋白质的合成下降。血及颅内 Phe 水平与 HPA 的临床有直接的相关性。因此，PAH 缺乏症的治疗目标是通过限制苯丙氨酸的摄入、增强 PAH 的活性以及加速 Phe 的排泄来降低 Phe 的浓度。

PAH 是一种胞浆型四聚体酶，依赖内环境 pH 不同存在功能性四聚体和非功能性二聚体两种形态。与其他芳香族氨基酸羟化酶类似，哺乳动物 PAH 由 3 个结构域组成：蛋白质 N 端的调节结构域（残基 1 ~ 110）、催化结构域（残基 111 ~ 410）和低聚反应结构域（残基 411 ~ 452）。为了维持 Phe 在体内的稳态，PAH 对底物浓度的变化非常敏感，其活性调控方式有底物活化、可逆性磷酸化和辅助因子抑制。与 Phe 相反，辅酶 BH_4 作为其变构抑制剂，使 PAH 保持低活性和稳定状态，并阻止底物激活构象变化。超过 61% 的 PAH 基因突变为错义突变，这些突变导致 PAH 蛋白的调节和催化结构域不同程度的错误折叠。BH_4 可以一定程度上稳定突变基因产生的 PAH 构象异常蛋白，增加 PAH 活性，阻止其错误折叠以减少其被泛素蛋白酶系统降解。因此，部分 PAHD 对高浓度 BH_4 治疗有效，称之为 BH_4 反应型 PAHD。

2. 临床表现 PAHD 是一种随着有毒物质积累而进行性加重的疾病，多数未经治疗的患儿在生后 3 ～ 4 个月逐渐出现临床症状。典型的 PAH 缺乏症临床症状包括头发枯黄，肤色变浅，尿液及汗液鼠臭味，智力发育落后、小头畸形、癫痫发作（多表现为痉挛发作）。除此之外，多动、自残、攻击、自闭症状、自卑、忧郁等发育行为症状也较为常见。

3. 筛查与阳性召回 采集出生 72h 后（哺乳 6 ～ 8 次以上）的新生儿足跟血，制成专用干血滤纸片，采用荧光法或串联质谱法（MS/MS）测定血 Phe 浓度进行 HPA 筛查。早产儿因肝功能不成熟可导致暂时性 HPA，发热、感染、肠道外营养或输血等也可导致血 Phe 浓度增高，采集时间过早或蛋白摄入不足可导致假阴性，有上述情况时判断需谨慎，有必要进行复查。筛查原标本血 Phe 浓度 > 120 μmol/L（部分地区召回标准为 120 μmol/L），或同时伴有 Phe/Tyr > 2.0 为阳性（比值可以单独作为召回指标），需召回复查。

4. 诊断与鉴别诊断 所有复查阳性的患儿均需进入诊断流程。需要重点关注的是，对于新筛发现的可疑 PAHD 一定要做到症状前诊断，否则一旦产生临床症状将是不可逆的，此时再进行诊断也失去了新筛的意义。在临床上，符合治疗指征的患儿在生后 10 天内即应该接受治疗。

（1）血 Phe 浓度测定：在排除其他原因所致的继发性血 Phe 增高后，经过 2 ～ 3 次复查血 Phe 浓度 > 120 μmol/L 及 Phe/Tyr > 2.0 即可确诊为 HPA，Phe/Tyr > 2.0 可作为单独诊断标准。在临床上经常遇到由于高蛋白饮食、肝脏疾病及早产儿肝功能不成熟所导致的一过性 Phe 升高。此情况下通常 Phe 升高不明显，且多数 Phe/Tyr < 2.0。此时应当仔细鉴别，经过合理复查，结合临床表现及实验室检查明确诊断，不可盲目给予饮食治疗。

由于 PAH 缺乏程度的不同，PAH 活性 < 1% 的患者表现为经典型苯丙酮尿症（phenylketonuria，PKU），患者血 Phe 浓度常高于 1200 μmol/L；PAH 活性介于 1% ～ 34% 的患者血 Phe 浓度可波动于 120 ～ 1200 μmol/L，其中轻度 PKU 血 Phe 为 360 ～ 1200 μmol/L；轻度 HPA 血 Phe 为 120 ～ 360 μmol/L。通常而言，血 Phe 浓度指的是治疗前血 Phe 浓度或天然蛋白摄入足够情况下血 Phe 浓度。国外也有根据 2 ～ 5 岁时对饮食 Phe 耐受性进行的分类。如前文所述，多数患儿并不会等待 Phe 峰值的出现已开始治疗，而 Phe 耐受性难以监测，饮食内容也无法标准化。因此，上述两种分类方法均未能获得一致认可，目前较为公认的分类方法为 Blau 提出的分类法：不需要治疗型和需要治疗型（包括饮食治疗及 BH₄ 治疗中任一治疗方法）。

（2）尿蝶呤谱分析及红细胞二氢蝶啶还原酶活性测定：此项检查用于排除 BH₄ 缺乏症，具体参见 BH₄ 缺乏症相关内容。

（3）BH₄ 负荷试验：该试验可用于鉴别 PAH 缺乏症和 BH₄ 缺乏症，还可明确 BH₄ 反应型 PAHD。BH₄ 负荷试验阳性，即可认为是 BH₄ 反应型 PAHD。BH₄ 反应型 PAHD 通过 BH₄ 或沙丙蝶呤的治疗可以极大地提高 Phe 的耐受量。其原因可能与 PAH 残留部分酶活性有关。因此，不论是否已排除了 BH₄ 缺乏症，都应该进行 BH₄ 负荷试验。BH₄ 负荷试验的具体操作方法及判断标准详见 BH₄ 缺乏症相关内容。

（4）基因诊断：PAHD 是常染色体隐性遗传病，符合孟德尔遗传规律。PAH 基因定位于染色体 12q22～q24.1，含 13 个外显子，12 个内含子，全长约 100kb。截至 2019 年 2 月 19 日已报道了 1101 种与 PAH 缺乏症相关的变异类型，具体的变异位点可以登录 http：//www.biopku.org 进行查询。

常规对 HPA 患者进行基因诊断，除了帮助鉴别 PAH 缺乏症及 BH$_4$ 缺乏症、明确病因学诊断，还可以依据 PAH 基因型提示 PAH 的残余活性，在一定程度上预测其对 BH$_4$ 的反应。在 BIOPKU 数据库可以直接查询到 BH$_4$ 反应性 PKU/HPA 的基因型，无反应性基因型患者可以直接跳过 BH$_4$ 负荷试验，而具有 2 个以上的 BH$_4$ 反应性基因型患者可以直接接受 BH$_4$ 治疗。

PAH 基因突变热点具有明显的地域及种族差异。有研究显示，汉族总体最常见的突变位点依次为 R243Q、RQEX6-96 A ＞ G、R111X、R413P、Y356X、V399V 和 IVS4-1G ＞ A。但不同省市报道的突变热点却不尽相同，各地均应依据当地数据库筛选高频突变位点。

DNAJC12 缺乏症是近年新发现的 HPA 谱系疾病，呈常染色体隐性遗传，DNAJC12 是一种 PAH 的伴侣蛋白（热休克蛋白），能帮助 PAH 正确折叠从而起到稳定 PAH 蛋白发挥正常功能的作用。DNAJC12 缺乏症的临床症状与 BH$_4$ 缺乏症相似，但神经症状更为广泛，轻症仅表现为注意力缺陷等轻微行为异常，重症表现为肌张力不全、智力障碍及帕金森症状。血 Phe 水平一般轻度升高，BH$_4$ 负荷试验阳性，但无法检测酶活性。有学者提出对 PAH 进行常规 DNAJC12 基因排查，至少在 PAH 及 BH$_4$ 基因测序阴性的情况下应当进行 DNAJC12 缺乏症基因排查。

5. 随访管理　表 5-1 列举了 2017 年欧洲 HPA 指南的部分随访建议,可依据实际情况调整随访内容及时间。重点随访内容包括以下方面。

表 5-1　HPA 患者随访内容及频率

随访内容	随访频率			
	0～1 岁	1～12 岁	>12 岁	孕期
Ⅰ.门诊随访				
营养评估、体格发育 (体重、身高、BMI、3 岁内的头围)评估、基于血 Phe 浓度的饮食调整建议	2 个月	6 个月	6 个月,>18 岁每年 1 次	3 个月
Ⅱ.神经心理测试、运动功能及发育行为测试和生活质量评估				
	每次门诊	每次门诊	每年	酌情选择
Ⅲ.常规生化指标				
Phe	每周	2 周	每月	2 周
TYR	每周	2 周	每月	2 周
氨基酸,血浆	1～3 个月	每次门诊	每次门诊	每次门诊
甲状腺素	6～12 个月	6～12 个月	6～12 个月	6～12 个月
白蛋白/总蛋白	6～12 个月	6～12 个月	6～12 个月	6～12 个月
全血细胞计数	每年	每年	每年	每年
铁蛋白	每年	每年	每年	每年
25-OH-VD	每年	每年	每年	每年
Ⅳ.有临床指征时选择检查的生化指标				
全面代谢指标,维生素 B_{12}、维生素 B_6、红细胞叶酸、钙、铁、锌、铜、硒、必需脂肪酸				

(1) 血 Phe 浓度:建议在喂奶 2～3h(婴儿期)

或空腹（婴儿期后）后采血测定 Phe 浓度，根据血 Phe 浓度水平及时调整饮食，添加天然食物，每次添加、更换食谱后 3 天监测血 Phe 浓度。需要注意的是一天当中早晨的血 Phe 浓度最高，随后逐渐下降。

（2）预防 Phe 缺乏症：Phe 是一种必需氨基酸，尽管仍然有争议，目前仍建议血 Phe 的浓度不应低于 120 μmol/L。治疗过度或未定期检测血 Phe 浓度易导致 Phe 缺乏症，表现为严重皮肤损害、嗜睡、厌食、营养不良、腹泻、贫血、低蛋白血症等，甚至死亡。

（3）营养、体格发育、智能发育评估：治疗后每 3～6 个月测量身高、体重及进行营养评价等，预防发育迟缓及营养不良。1 岁、2 岁、3 岁、6 岁时进行智能发育评估，学龄儿童参照学习成绩安排随访计划。

6. 治疗　HPA 为可治疗疾病，提倡多学科综合管理，其治疗流程及方法参见图 5-1，PAHD 诊治流程亦包含在内。

（1）治疗指征及目标

1）治疗时机：依据 2014 年中华医学会儿科学分会内分泌遗传代谢学组发表的专家共识，正常蛋白质摄入下血 Phe 浓度 > 360 μmol/L 的 PAHD 患者均应在完成鉴别诊断试验后立即治疗，最迟介入时间不应该迟于出生后 10 天。12 岁后的治疗指征可放宽至 Phe 浓度 > 600 μmol/L，孕期妇女 Phe 水平 > 360 μmol/L 开始接受治疗。

2）持续治疗时间：一旦开始治疗，严格禁止在儿童及青少年时期中断治疗，儿童期的治疗不规范亦会影响患者的最终发育结局。虽然关于成人 HPA 的治疗时间仍在持续讨论，但是目前已有证据表明成人期中断治疗或血 Phe 控制不理想会导致精神、行为等异常，多数

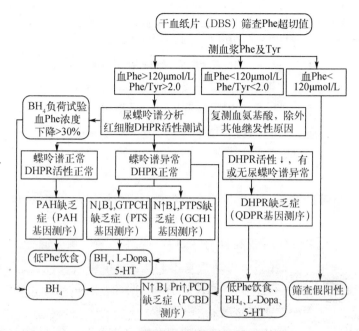

图 5-1　高苯丙氨酸血症诊治流程

学者仍建议在条件允许的情况推荐对所有患者维持终身治疗。

3）治疗目标：血 Phe 浓度理想控制范围低限不应低于 120 µmol/L，高限在＜ 1 岁建议小于 240 µmol/L；1 ～ 12 岁＜ 360 µmol/L；＞ 12 岁＜ 600 µmol/L。

（2）治疗方法

1）饮食治疗

①新生儿及婴儿期饮食治疗：天然蛋白质首选母乳喂养。血 Phe 浓度＞ 1200 µmol/L，建议暂停普奶 3 天，以无 Phe 特殊奶粉（以下简称特奶）按需喂养，或按 15 ～ 20g/kg 计算，再根据 Phe 水平调整。血 Phe 浓度 600 ～ 1200 µmol/L，人工喂养者特奶与普奶 1 ∶ 1，母乳喂养者特奶每日 30g，母乳补足。血 Phe 浓度＜

600 μmol/L，人工喂养者特奶与普奶 1 ： 2，母乳喂养者特奶每日 15 ～ 20g，母乳补足。

② 根据血 Phe 浓度调整特奶比例：血 Phe ＜ 120 μmol/L 提示天然蛋白质限制过多，日摄入特奶总量减少 5 ～ 10g；血 Phe ＞ 360 μmol/L 提示天然蛋白质摄入过多，日摄入特奶增加 5 ～ 10g，并相应增减母乳或普奶；Phe 水平在 120 ～ 240 μmol/L 提示控制良好。

③幼儿及青少年饮食治疗：参考"中国食物成分表"，可选择不同 Phe 含量的天然食物，也可选用无 Phe 蛋白粉和（或）奶粉，减少天然蛋白质摄入。日常饮食中应避免 Phe 含量较高食物（如肉、乳酪、鱼、蛋、面粉、坚果、豆制品）；可适当食用 Phe 含量中等的食物（包括大米、牛奶、早餐麦片、土豆、奶油）或 Phe 含量较低的淀粉类食物、水果、蔬菜等。

④水果及零食：进食水果及零食是儿童成长过程中重要的生活乐趣，在选择此类食品时需要注意的是，常规剂量的水果蔬菜（＜ 75mg/100g）摄入不会对血 Phe 浓度造成影响，由于食品添加剂多数含 Phe，应该避免食用含阿斯巴甜代糖等食品添加剂的零食，例如饮料、口香糖、包装甜点及果冻等。

2）药物治疗：如前文所述，对于 BH_4 反应型 PAHD 可适用 BH_4 类似物（沙丙蝶呤）。多数 BH_4 反应型 PAHD 经过药物治疗后饮食摄入无须严格选择或限制血 Phe 浓度亦能保持在安全范围内。沙丙蝶呤为近期上市的 BH_4 类似物，美国推荐使用沙丙蝶呤的年龄为 4 周岁以上，欧洲则没有年龄限制。BH_4 临床使用已较为成熟，具体服用剂量及注意事项可参考 BH_4 缺乏症相关内容。

3）治疗方案的选择：PAHD 患者达到治疗指征后

应该立即开始饮食治疗，根据 BH_4 负荷试验的结果选择 BH_4 治疗。国外有研究报道对于饮食治疗依从性差的患者联合 BH_4 治疗可提高其对 Phe 的耐受量，对于改善生活质量有一定帮助。除了饮食治疗面临的依从性差的问题，临床医生还需注意营养不均衡的问题，在帮助患者选择食物品种时力求多样性、照顾患者的饮食习惯，与患者家庭进行充分的沟通选择适宜的治疗方案，并注意对患者的心理辅导及健康教育以提高其治疗依从性。

7. PAHD 预防及再生育指导　PAHD 已明确为常染色体隐性遗传病，除患者本身外，应同时对患者父母进行基因位点验证。PAHD 的预防与常染色隐性遗传病的常规预防方法一致。主要措施包括：

（1）避免近亲结婚，避免双方有相同疾病家族史的家庭婚育。对先证者父母下一胎妊娠在孕 10 ～ 13 周取胎盘绒毛或孕 16 ～ 22 周取羊水进行产前诊断，并接受正规遗传咨询。

（2）通过对群体的筛查早期发现阳性病例，早诊断、早治疗，减少后遗症的发生。

8. 特殊情况　HPA 女性患者妊娠期间血苯丙氨酸浓度较高，可引起胎儿流产、智力障碍、先天性心脏病、低出生体重、小头畸形及面部畸形等综合征，即母源性苯丙酮尿症（MPKU）。而孕妇承担了胎儿及母体的双重营养摄入需求，营养摄入不足会影响胎儿宫内生长发育，引起低出生体重、畸形、器官发育不良、生命力低下。因此，HPA 孕妇的饮食监测并不是单纯地将 Phe 控制在 360 μmol/L 以下，还需要注意蛋白质、碳水化合物、维生素和微量元素等营养的综合摄入，避免营养摄入不足，尤其要重视孕中晚期热量及蛋白质的摄入。所有女性 HPA 患者应在育龄期由遗传代谢科、产前保健科、产科、营养师组建多学科团队管理，制订个体的孕期食谱及药物剂量。

(张 峰)

二、四氢生物蝶呤缺乏症

四氢生物蝶呤（BH_4）是苯丙氨酸羟化酶（PAH）、一氧化氮合酶（NOS）、酪氨酸羟化酶（TH）和色氨酸羟化酶（TPH）的辅因子，后两种酶是芳香族氨基酸合成的关键酶。由 BH_4 缺乏所导致的高苯丙氨酸血症（HPA）无法通过单纯低苯丙氨酸饮食治疗得到改善，未及时治疗的患者会出现进行性神经系统症状。因此，早期对 HPA 患儿进行 BH_4 缺乏症的鉴别诊断非常重要。据统计，BH_4 缺乏症占总体 HPA 患者的比例为 1%～2%，但在不同地区存在着较大差异，高加索人中 1.5%～2% 的 HPA 为 BH_4 缺乏症；在沙特阿拉伯为 66%。在我国南方的发病率为 12%，而北方的发病率约为 3.6%。虽然临床上将 BH_4 缺乏症视为一种与 HPA 有关的疾病，但需要注意的是，BH_4 缺乏症并非是一种单纯影响 Phe 稳态的疾病，还是一种涉及儿茶酚胺、5- 羟色胺和一氧化氮脑神经递质合成障碍的疾病。其临床症状表现个体差异较大，轻症者不需要治疗，重症者即使在治疗后也难以改善。新生儿筛查通过血 Phe 的升高可以检测到部分 BH_4 缺乏症，但无法完全将这一疾病筛查出来。临床上发现四氢叶酸还原酶缺乏症、白癜风和多巴反应性肌张力不全（DRD）中存在着无 Phe 升高的 BH_4 缺乏症。临床上也观察到了帕金森病、自闭症、抑郁症和老年痴呆症患者脑脊液 BH_4 水平降低的情况。

1. 发病机制　BH_4 缺乏症的发病机制远远要比 PAHD 更为复杂。PAH 要发挥正常的功能需要其辅酶 BH_4、铁离子及氧分子的共同参与。BH_4 在体内的代谢通路较为复杂，三磷酸鸟苷（GTP）在鸟苷三磷酸环化水解酶（GTPCH）、6-丙酮酰四氢生物蝶呤合成酶（PTPS）和墨蝶呤还原酶（SR）三种合成酶作用下合成无活性的 BH_4，后者与芳香族氨基酸羟化过程中释放的氧分子结合生成 4α-羟化四氢生物蝶呤（蝶呤-4α-二甲醇胺），然后经蝶呤-4α-二甲醇胺脱水酶（PCD）作用后生成二氢生物蝶呤（BH_2）。BH_2 在二氢生物蝶呤还原酶（DHPR）作用下生成具有生物活性的 BH_4。BH_4 的具体代谢通路见图 5-2。

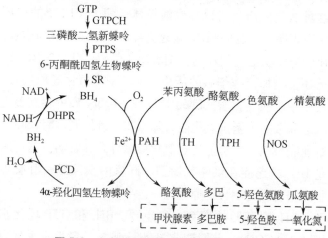

图 5-2　四氢生物蝶呤及苯丙氨酸代谢通路

注：PAH，苯丙氨酸羟化酶；TH，酪氨酸羟化酶；TPH，色氨酸羟化酶；NOS，一氧化氮合成酶

BH_4 是芳香氨基酸羟化酶的辅酶。BH_4 合成及还原中任何步骤的酶缺陷均可导致 PAH 功能障碍，最终影响 Phe 的代谢。同时，BH_4 也是酪氨酸和色氨酸羟化酶

的辅酶，BH_4 缺乏会导致多巴胺及 5- 羟色胺合成障碍。由于其相对于 PAH 缺乏症治疗更为复杂，单纯的饮食控制难以奏效，有文献亦称之为难治性 HPA。根据脑脊液神经递质代谢产物或临床神经系统症状，BH_4 缺乏症分为严重型与轻型两类。严重型患儿脑脊液神经递质代谢产物降低，临床出现神经系统症状；轻型者脑脊液神经递质代谢产物正常，无神经系统症状。

在芳香族氨基酸的羟基化过程中，BH_4 与氧分子结合，随后在烟酰胺腺嘌呤二核苷酸（NADH）和其他酶的作用下被还原。在 BH_4 的氧化还原过程中，BH_4 具有结合氧自由基的功能。因此，BH_4 缺乏不但会影响芳香族氨基酸的羟基化过程，还影响细胞过度氧化应激，这种氧化应激也可以导致线粒体疾病。2018 年的一项研究表明，内皮细胞 BH_4 缺乏会导致小鼠血管收缩增强、血管舒张功能受损和内皮细胞功能障碍。此外，BH_4 缺乏还会增加巨噬细胞的活化，改变细胞氧化还原信号，加剧细胞功能损害。Shen 等发现，Fabry 病中存在 BH_4 缺乏导致的细胞抗氧化能力降低和一氧化氮合酶（NOS）解偶联机制，并可能通过氧化应激导致其发病。这可能是 BH_4 缺乏症在供能代谢需求旺盛的脑神经及肝脏中临床损害最为明显的原因之一。

BH_4 对胚胎的发育也很重要。BH_4 和 GTP 环化水解酶 1（GCH1）共同调节 β 肾上腺素的激素水平从而控制胎儿心率，胎儿脑 BH_4 缺乏会降低神经系统功能。提示部分 BH_4 缺乏症患儿神经系统功能在胎儿期可能已受到损害。

2. 临床表现　BH_4 缺乏症患儿相较于典型的 PAH 缺乏症的患者症状相似，但更容易早期出现神经系统症状，主要表现为躯干肌张力低下、肢体松软、角弓反张、吞咽困难、抽搐、激惹、小头畸形、运动及智力障碍等，容易被误诊为脑性瘫痪。由于我国新筛还没有全覆盖，即使在 HPA 筛查阴性的情况下，临床上遇到癫痫、脑性瘫痪或自闭症患儿疗效不佳或症状持续加剧，仍应注意是否存在代谢病线索，以免贻误病情。

BH_4 的代谢涉及前文所述的五种酶，但至今尚未发现 SR 缺乏导致的 BH_4 缺乏，故现在常将 BH_4 缺乏症分成以下 4 种类型：PTPS 缺乏症、DHPR 缺乏症、GTPCH 型缺乏症和 PCD 缺乏症。其中 PTPS 缺乏症发病率最高，约占 BH_4 缺乏症患者的 60%，DHPR 缺乏症约占 30%，GTPCH 缺乏症和 PCD 缺乏症不足 10%。以发率较高的 PTPS 缺乏症为例，根据临床表现的异质性不同又分为 3 种类型。①中枢型：脑脊液生物蝶呤、多巴胺、5- 羟色胺低下，神经系统损害严重，未经治疗者，多于 2 岁内死亡；②周围型（温和型）：脑脊液中神经递质代谢产物的水平正常，临床表现较轻，智力发育正常，可仅有周围神经损害、肌张力异常；③短暂型：表现为一过性的新生儿 HPA，随着酶的成熟，HPA 症状逐渐消失。

3. 筛查与阳性召回　其筛查与阳性召回与 PAHD 相同。采集出生 72h（哺乳 6～8 次以上）的新生儿足跟血，制成专用干血滤纸片，采用荧光法或串联质谱法（MS/MS）测定血 Phe 浓度进行 HPA 筛查。具体可参考苯丙氨酸羟化酶缺乏症章节。需要注意的是，BH_4 缺乏症初筛 Phe 浓度不高甚至正常，50% 的 BH_4 缺乏症患儿血苯丙氨酸水平低于 600 μmol/L，漏筛概率高于 PAHD。在临床上最好能对初筛阳性的 HPA 患儿进行神经系统评估，如发现阳性线索，即使复筛阴性仍有必要排除 BH_4 缺乏症。自 1980 年以来，已有数千例高苯丙氨酸血症患儿进行了 BH_4 代谢筛查，多数采用尿蝶呤的测定来鉴别 BH_4 合成缺陷（GTPCH 和 PTPS 缺陷）和直接测定干血片测定 DHPR 活性以识别 DHPR 缺乏症。

4. 诊断与鉴别诊断

（1）血 Phe 测定：BH_4 缺乏症患者血 Phe 浓度一般不会超过 $1200\,\mu mol/L$，常波动于 $120\sim 1200\,\mu mol/L$，空腹或低蛋白饮食的状态下可低于 $120\,\mu mol/L$，因此易造成漏筛。在临床上发现 Phe 轻度升高，尤其是 Phe/Tyr > 2.0 的病例应及时召回并进行 BH_4 缺乏症鉴别诊断。

（2）尿蝶呤谱分析：主要用于 BH_4 合成酶（GTPCH、PTPS）缺乏症的诊断，各种酶缺乏患儿呈现不同的尿蝶呤谱（表 5-2）。正常情况下 Phe 升高会增加 GTPCH 的活性使新蝶呤（neopterin, N）和生物蝶呤（biopterin, B）的产生增加，故 PAH 缺乏时二者均可能升高；GTPCH 缺乏时，新蝶呤和生物蝶呤的合成均受阻，二者均出现下降；PTPS 缺乏时，新蝶呤无法进一步代谢造成堆积，而生物蝶呤下降。尿蝶呤谱分析对于 BH_4 还原酶的鉴别存在不确定性，应加以注意。PCD 缺乏时，生物蝶呤还原受阻，反馈抑制新蝶呤的进一步代谢，尿蝶呤谱结果与 PTPS 相似，难以鉴别，可以进一步通过尿 7-生物蝶呤（primapterin, pri）加以鉴别。

进行尿蝶呤谱分析标本收集时，要注意将新鲜尿液低温、避光及抗氧化处理。一般在每 1ml 尿液中加 $10\sim 20mg$ 晶体抗坏血酸，用锡箔纸包裹于 $-20\,^{\circ}\!C$ 冰箱保存。或将经抗坏血酸处理后的尿液渗透干滤纸片（$5cm\times 5cm$），避光自然干燥，低温保存。

表 5-2 不同病因导致的 HPA 生化特点

检测项目	血 Phe（μmol/L）	尿新蝶呤	尿生物蝶呤	7- 生物蝶呤	DHPR 活性	脑脊液 5HIAA 和 HVA
PAH 缺乏症	>120	正常 — ↑	正常 — ↑	正常	正常	正常
GTPCH 缺乏症	90 ~ 1200	↓	↓	正常	正常	↓
PTPS 缺乏症	240 ~ 2500	↑	↓	正常	正常	↓
PCD 缺乏症	180 ~ 2500	↑	↓ — 正常	↑	正常	
DHPR 缺乏症	180 ~ 2500	正常	正常 — ↑	正常	↓	↓

（3）红细胞 DHPR 活性测定：DHPR 对新蝶呤的形成无影响，尿生物蝶呤视病情出现结果差异，激活免疫系统的疾病以及使用甲氨蝶呤（DHPR 抑制剂）均会影响蝶呤谱结果。因此，采用尿蝶呤谱判断 DHPR 缺乏症较为困难，需采用双光束分光光度计测定干滤纸血片中红细胞 DHPR 活性。DHPR 缺乏症患儿 DHPR 活性显著降低。

（4）BH$_4$ 负荷试验：适用于判断是否为 BH$_4$ 反应性 PKU/HPA；早期可辅助鉴别 PAH 缺乏症和 BH$_4$ 缺乏症。BH$_4$ 负荷试验非常重要，反应阳性的患者可以通过 BH$_4$ 药治疗使 Phe 降低甚至可完全正常。BH$_4$ 负荷试验需在留取尿蝶呤标本后进行。文献报道的 BH$_4$ 负荷试验差异较大，观察时间从 24h 至数周不等，Phe 监测次数多至每 2 小时 1 次，少至每周 1 次，但阳性判断标准均设定为 Phe 浓度下降 30% 以上。国内一般采用 6R- 四氢生物蝶呤（盐酸沙丙蝶呤片，科望，Lyne Laboratories，美国）或四氢生物蝶呤片（sapropterin，瑞士），剂量为每次 20mg/kg，在一次服用后第 2 小时、第 4 小时、第 6 小时、第 8 小时、第 24 小时分别采血测定 Phe 浓度，测试阴性可适当延长 2～3 天。阳性患者再调整 BH_4 用量至治疗量 [5～20mg/（kg·d）] 长期服用。

PAH 残余活性较高的 PAH 缺乏症患者（前文所述轻度 PKU 及轻度 HPA 患者）及 BH_4 缺乏症患者 BH_4 负荷试验阳性率最高。PTPS 缺乏症患者的 Phe 浓度可在 2～6h 下降至正常，而 DHPR 缺乏症患者 Phe 下降缓慢。需要注意的是药物剂量、观察时长、热量摄入、年龄、饮食结构以及胃肠道对于 BH_4 的吸收功能均会影响 BH_4 负荷试验的结果。

（5）基因诊断：BH_4 缺乏症系常染色体隐性遗传病，目前已经发现超过 200 个与 BH_4 缺乏症相关的突变等位基因及损伤分子。由于 BH_4 缺乏症发病率较低，致病突变类型较多，根据现有资料尚不足以得出基因型与表现型关系的确切结论。

GTPCH 的编码基因是 GCH1，位于 14q22.1～q22.2。值得注意的是，GCH1 基因同时具有常显和常隐两种致病突变形式。当 GCH1 基因的一个等位基因发生杂合突变，另一个等位基因为野生型时，GTPCH 的活性下降 2%～20%，BH_4 的合成轻度下降，但不会使体内 Phe 浓度升高，仅表现为多巴胺能神经元功能受损，临床表现为多巴反应性肌张力障碍（dopa-responsive dystonia，DRD，一种对多巴胺治疗反应良好的遗传性疾病）。当 GCH1 基因的两个等位基因均发生突变时，其产生的酶活性完全缺失，以致体内苯丙氨酸羟化酶、酪氨酸羟化酶和色氨酸羟化酶活性明显下降，此时表现为 GTPCH 缺乏症症状，出现更为严重的中枢神经系统症状及高苯丙氨酸血症。简言之，这是同一基因不同突变形式导致的严重程度不同的两种疾病。

编码 PTPS 的 PTS 基因定位于 11q22.3～q 23.3，含 6 个外显子。目前全球共发现 20 余种 PTS 基因突变，是 BH_4 缺乏症是最常见的类型。在我国 PTPS 缺乏症患者中共检测到 13 种突变类型，常见基因突变为 155 A＞G 和 259 C＞T。

编码 DHPR 的 QHPR 基因位于 4p15.3，含 7 个外显子。现已发现 6 种突变，分别为 G23D、H158Y、IVS5G +1A、R221X、Y150C 和 G218ins9bp。DHPR 缺乏症常导致罕见的非典型 HPA 和 PKU。

位于 2p14～p12 上的 SPR 基因编码墨蝶呤还原酶（SR），其本身是一种烟酰胺腺嘌呤二核苷酸磷酸酶（NADP），SPR 基因缺陷可导致单纯的神经递质缺乏而不伴有高苯丙氨酸血症（HPA）。位于 10q22 上的 PCBD 基因编码 PCD。

（6）其他实验室检查：必要时可以监测脑脊液（CSF）中神经递质代谢物，如 5- 羟基吲哚乙酸（5HIAA）、高香草醛酸（HVA）和蝶呤的含量百分比。另外，脑脊液中的叶酸水平，如 5- 甲基四氢叶酸（5MTHF）也可以用于 BH_4 缺乏症的辅助诊断。在临床无法将 GTPCH 缺乏症与 DRD 鉴别时可以考虑进行苯丙氨酸负荷试验，具体做法是口服苯丙氨酸 100mg/kg 体重后第 1 小时、第 2 小时、第 4 小时监测血浓度，GTPCH 缺乏症患儿 Phe 升高明显且下降缓慢。

5. 随访管理　在生后 3 个月内开始治疗、血 Phe 浓度控制良好的 BH_4 缺乏症患儿能健康成长，不会对成年后的就业、结婚、生育造成影响。随着人们对 BH_4 缺乏症认识的提高，诊断时期逐步提前，可进一步改善患者的远期预后。在进入治疗流程的患儿随访内容与

PKU 患者基本相似，但需注意以下内容：

（1）营养、体格发育、智能发育随访评估：治疗后每 3～6 个月测量身高、体重及进行营养评价等，预防发育迟缓及营养不良。1 岁、2 岁、3 岁、6 岁时进行智能发育评估，学龄儿童参照学习成绩安排随访计划。

（2）药物不良反应：有些患者服用左旋多巴及 5-羟色氨酸后出现胃肠道反应或药物不耐受，如多巴不良反应包括运动障碍、不自主或抽动症样动作、兴奋失眠等，尤其是儿童患者初始治疗时易发生，减少多巴剂量或总量分多次服用可改善上述症状；5-羟色氨酸不良反应主要为腹泻，减量或暂停药后可改善；BH_4 无明显不良反应，少数患者出现头痛、咽痛、腹泻等不适。

（3）神经递质水平监测：当监测多巴胺水平以评估治疗和疾病时，建议测量血清催乳素水平，而不是脑脊液高香草醛酸（HVA）水平。这是因为多巴胺抑制催乳素的分泌，血清催乳素浓度反映了大脑中多巴胺的产生，是下丘脑多巴胺产生和含量的有用指标。在许多 BH_4 缺乏症患者中都可以观察到高泌乳素血症的发生。5-羟色胺和叶酸代谢可以通过脑脊液 5HIAA 和 5MTHF 加以监测。

6. 治疗

（1）药物治疗：BH_4 缺乏症患者需长期补充 BH_4 及神经递质前体，在使用药物治疗的过程中应注意根据病情及药物耐受性对药物剂量进行调整。左旋多巴在使用过程中如出现痉挛、发抖、焦躁不安提示药物过量或加量过快，出现开关现象（症状缓解后复现），提示药物代谢原因，增加给药频率，改成每日 6～8 次。5-羟色氨酸的不良反应主要是血压不稳定，胃肠道症状如恶心、呕吐或腹泻，可减量观察或暂停用。BH_4 缺乏症的诊疗程序及治疗方法参见苯丙氨酸羟化酶缺乏症（图 5-1），以下列举相关疾病的药物选择：① GTPCH 缺乏症：左旋多巴，5-HT，BH_4；②中枢型 PTPS 缺乏症：左旋多巴，5-HT，BH_4；③周围型 PTPS 缺乏症：BH_4；④新生儿短暂型 PTPS：BH_4；⑤ DHPR 缺乏症：左旋多巴，5-HT，低苯丙氨酸饮食，叶酸，BH_4；⑥ PCD 缺乏症：BH_4。

　　具体药物使用方法可参考中华医学会儿科学分会内分泌遗传代谢学组及中华预防医学会出生缺陷预防与控制专业委员会发布的《高苯丙氨酸血症的诊治共识》推荐的药物剂量（表 5-3）。DHPR 缺乏症患者需要更大剂量的 BH_4 2 ～ 10mg/（kg·d），并补充叶酸 5 ～ 20mg/d，同时建议低苯丙氨酸饮食。但需要注意的是低苯丙氨酸饮食治疗对于多数 BH_4 缺乏症无效，虽然可以降低患者血苯丙氨酸浓度，但是临床症状多无改善，并且限制母乳等天然食品使得患儿 BH_4 摄入量进一步减少，可能加重病情。

表 5-3　BH_4 缺乏症常用药物的使用方法

药品名	剂量	服用方法	目标剂量 [mg/（kg·d）]	备注
BH_4	1 ～ 5mg/（kg·d）	分 2 次口服	依据 Phe 浓度调节	餐前 30min 口服
左旋多巴	1mg/（kg·d）起步，每周递增 1mg	分 3 ～ 4 次口服	新生儿，1 ～ 3；＜ 1 ～ 2 岁,4 ～ 7；＞ 1 ～ 2 岁，8 ～ 15；或依血清泌乳素调节	餐后服用
5- 羟色氨酸	1mg/（kg·d）起步，每周递增 1mg	分 3 ～ 4 次口服	新生儿，1 ～ 3；＜ 1 ～ 2 岁，4 ～ 7；＞ 1 ～ 2 岁，8 ～ 15	餐后服用
四氢叶酸	5 ～ 20mg/kg	每日 1 次		适用于 DHPR 缺乏症患儿

(2) 康复治疗及心理行为干预：BH_4 缺乏症儿童如治疗不及时可能遗留较为明显的神经系统后遗症，即使早期治疗仍有部分患者出现轻度智力障碍及行为异常。在 BH_4 缺乏症的常规随访过程中如若发现发育轨迹偏离，即应在药物治疗的同时开始运动、心理行为及智能发育干预治疗，不能等待至已经致残后再开始康复治疗。

(3) 饮食及药物干扰：避免含有阿斯巴甜的食物。避免使用影响叶酸代谢的药物，如甲氨蝶呤和甲氧苄啶磺胺甲噁唑。

7. 预防及再生育指导　通过分析羊水蝶呤谱和胎儿及胎外组织的特异酶活性可进行 BH_4 缺乏症的产前诊断。羊水蝶呤谱与尿液蝶呤谱相似。DHPR 缺乏症的产前诊断应建立在 DHPR 活性检测的基础上。在培养的羊水细胞中检测不到 GTPCH 的活性，需要通过检测胎儿的单核血细胞中 GTPCH 活性明确产前诊断。

三、枫糖尿症

枫糖尿症（maple syrup urine disease，MSUD）是一种常染色体隐性遗传的支链氨基酸代谢病，由于支链酮酸脱氢酶复合体（BCKAD）缺乏导致亮氨酸、异亮氨酸、缬氨酸等支链氨基酸的酮酸衍生物氧化脱羧作用受阻，大量支链氨基酸及其酮酸衍生物（主要是 2- 酮异己酸）在体内蓄积，对脑组织产生神经毒性作用，因患儿尿液中含有大量的支链酮酸衍生物，具有香甜的枫糖气味而得名。

1. 发病机制　因代谢障碍蓄积在体内的亮氨酸及 α- 酮异己酸干扰脑的氨基酸转运，使谷氨酸、谷氨酰胺、γ- 氨基丁酸降低，使得脑苷脂合成缺乏，髓鞘形成障碍，可出现脑萎缩、脑发育障碍等一系列的神经系统毒性损害。

BCKAD 复合体由 4 种蛋白组成,由基因编码合成。当任何一个基因发生致病变异,使得其编码的蛋白缺陷均可导致 BCKAD 复合体的功能障碍,引起 MSUD。根据蛋白质缺陷的类型不同,临床分型见表 5-4。多数情况下,机体残留 9%～13% 的 BCKAD 活性即可满足支链氨基酸的正常代谢。

表 5-4 BCKAD 复合体、编码蛋白及临床分型

基因分型	比例(%)	基因定位	编码蛋白	临床分型
BCKDHA	45	19p13.2,含 9 个外显子	支链 α- 酮酸脱羧酶 E1α	ⅠA 型
BCKDHB	35	6q14.1,含 11 个外显子	支链 α- 酮酸脱羧酶 E1β	ⅠB 型
DBT	20	1p21.1,含 11 个外显子	双氢脂酰转移酶 E2	Ⅱ 型
DLD	很少		硫辛酰胺脱氢酶 E3	Ⅲ 型

2. 临床表现 根据临床症状出现时间、疾病严重程度、BCKAD 残留酶活性、生化及对维生素 B_1 治疗的反应性分为以下五种类型。

(1) 经典型:占 75%,最常见,酶活性仅为正常人的 0～2%。发病早,多于生后一周内出现哺乳困难、呕吐、嗜睡、抽搐、意识障碍、肌张力异常、酮症酸中毒、低血糖等,尿液及汗液有枫糖浆气味,如未及时诊治,可于发病数天后死亡。

(2) 轻型(中间型):酶活性为正常人的 3%～30%。可在任何年龄段发病,表现为生长发育落后,应激情况下可出现酸中毒等代谢紊乱和脑病,甚至死亡。

（3）间歇型：酶活性为正常人的 5%～20%，间歇发作，间歇期正常，早期生长发育正常，在感染、手术等应激情况下表现出代谢紊乱、酸中毒等，严重时可死亡，少数出现智能低下。

（4）硫胺有效型：与轻型类似，酶活性为正常的 2%～40%，智能发育轻度落后，维生素 B_1 治疗可以明显改善临床表现和生化指标。

（5）脂酰胺脱氢酶缺陷型：罕见，类似轻型，酶活性为正常人的 0～25%，但往往伴有严重的乳酸血症、神经系统受损，如生长发育延迟、肌张力低下等。

3. 实验室检测

（1）生化检测：低血糖、高氨血症，血气分析显示代谢性酸中毒、阴离子间隙增加。尿酮体阳性。

（2）血浆氨基酸分析：亮氨酸、异亮氨酸、别异亮氨酸和缬氨酸浓度增高，异亮氨酸和别异亮氨酸是诊断金指标。亮氨酸/苯丙氨酸比值增高。

（3）尿支链 α- 酮酸测定：气相色谱质谱测定尿中支链氨基酸的代谢产物 α- 酮酸和羧基酸，如 2- 酮异己酸、2- 羧基异戊酸等增高。

（4）BCKAD 复合体酶活性测定：可采用外周血白细胞、皮肤成纤维细胞、肝细胞、羊水细胞及绒毛细胞等进行酶活性测定，但方法烦琐，临床上很少开展。

（5）基因分析：外周血白细胞中提取基因组 DNA，采用二代测序和 Sanger 基因分析。

（6）头颅 MRI：可出现髓鞘发育异常、脑水肿等。

（7）维生素 B_1 负荷试验：所有患者均应判断维生素 B_1 有效性，大剂量维生素 B_1 200～300mg/d[或 10mg/（kg·d）]，同时低蛋白饮食治疗至少 3 周，血亮氨酸及缬氨酸水平下降 30% 以上，临床症状改善，

判断为维生素 B_1 有效型，需终身大剂量维生素 B_1 口服治疗。

4. 诊断及鉴别诊断 根据出生后 2～3 天，出现喂养困难、代谢性酸中毒、酮尿，很快出现严重的脑病症状如昏睡、呼吸暂停、肌张力异常、角弓反张、刻板运动、昏迷等，轻症者在感染、饥饿等应激情况下出现代谢紊乱症状、神经症状、尿枫糖气味等，尿有机酸分析提示支链氨基酸及其酮酸衍生物增多，血亮氨酸、异亮氨酸、缬氨酸等支链氨基酸增高，尤其血浆氨基酸分析提示异亮氨酸明显增高，即可临床诊断为 MSUD。BCKAD 复合体酶活性测定及 4 种基因（*BCKDHA*、*BCKDHB*、*DBT* 和 *DLD*）的变异分析，有助于明确诊断。

需要与其他脑病，如新生儿窒息、低血糖、癫痫状态、胆红素脑病、脑膜炎和脑炎等相鉴别。还需与其他引起新生儿脑病的一些先天性代谢疾病相鉴别，如 β-酮硫解酶缺乏症、尿素循环障碍、甘氨酸脑病、丙酸血症和甲基丙二酸尿症等。血氨基酸分析、尿代谢物分析、酶活性测定及基因分析可鉴别。

5. 治疗

（1）急性期：纠正水电解质紊乱及酸中毒、去除诱因，保证能量供给，静脉注射葡萄糖＋胰岛素；增加蛋白质合成代谢；采用透析或血液滤过等方法降低血亮氨酸浓度。

（2）慢性期：饮食补充无支链氨基酸的特殊营养粉，足够的热量和营养；监测血亮氨酸、异亮氨酸和缬氨酸，维生素 B_1 10mg/（kg·d）治疗；肝移植治疗。

6. 预防及新生儿筛查 先证者父母为携带者，计划生育下一胎时，孕期通过绒毛或羊水基因分析进行产前诊断。应用串联质谱技术对干血斑进行氨基酸和酰基肉碱分析，新生儿出生后通过对亮氨酸、缬氨酸筛查可以早期发现 MSUD。筛查阳性者进一步进行尿有机酸、血浆氨基酸及基因分析确诊。

四、酪氨酸血症

1. 发病机制　酪氨酸血症是因酪氨酸代谢酶的缺乏导致酪氨酸代谢障碍的氨基酸代谢病。酪氨酸为半必需氨基酸，来源为苯丙氨酸羟化酶或蛋白质分解，是合成儿茶酚胺、肾上腺素及黑色素的前体。酪氨酸血症按酶缺乏的种类分为 3 型：酪氨酸血症 I 型（tyrosinemia type I，HT-I），为延胡索酰乙酰乙酸水解酶（FAH）缺陷，导致延胡索酰乙酰乙酸不能分解为延胡索酸和乙酰乙酸，从而引起肝、肾和周围神经病变等病理改变，又称为肝-肾型酪氨酸血症，是临床最常见的类型。酪氨酸血症 II 型，是酪氨酸氨基转移酶（TAT）缺陷，导致角膜增厚、掌跖角化、发育落后等，又称为眼-皮肤型酪氨酸血症。酪氨酸血症 III 型，是由 4-羟基苯丙酮酸加氧酶（4-HPPD）缺陷导致的，以精神神经症状为主。临床上酪氨酸血症 I 型较其他两型常见。

当缺乏 FAH 时，延胡索酰乙酰乙酸分解为延胡索酸和乙酰乙酸代谢路径发生障碍，导致底物延胡索酰乙酰乙酸和马来酰乙酰乙酸堆积，产生琥珀酰丙酮增多，造成细胞损伤，引起肝、肾和神经系统症状，抑制胆色素合成，使 δ-氨基乙酰丙酸（δ-aminolevulinic acid，δ-ALA）堆积，引起卟啉症样改变。

本病为常染色体隐性遗传，FAH 基因位于染色体 15q25.1，含 14 个外显子，长度约 35kb，已发现 50 余种突变类型，各个地区的热点突变不同，已经发现的致病突变包括错义突变、无义突变、剪切位点突变等多种形式。根据临床需要可进一步进行 FAH 基因的缺失/重复分析。

2. **临床表现**　酪氨酸血症 I 型 (FAH 缺陷) 依发病年龄可分为急性型、慢性型和亚急性型，以肝脏、肾脏及神经系统受累为主要表现。约 80% 的 FAH 缺陷的婴儿起病急，多在生后几天至几周发病，以肝功能衰竭为主要表现，临床上可见肝大、黄疸、贫血、出血倾向、厌食、呕吐等消化道症状及生长发育迟缓，未经治疗多在 1 岁内死亡。亚急性及慢性起病者 6 个月至 2 岁起病，除肝功能损害外，还有肾功能损害及神经系统功能损害。临床可见肝硬化、肾脏功能损害，甚至肝细胞癌变。未被发现或未治疗的慢性型儿童大多在 10 岁以前死亡。

3. **实验室检测**

(1) 肝功能损害：谷丙转氨酶及谷草转氨酶明显增高，提示急性肝损害、凝血功能障碍、血清甲胎蛋白 (AFP) 增高、贫血、血小板减少等。

(2) 血串联质谱分析：酪氨酸及琥珀酰丙酮增高，也可出现苯丙氨酸、脯氨酸、苏氨酸、鸟氨酸、精氨酸、赖氨酸和丙氨酸等增高。

(3) 尿有机酸分析：琥珀酰丙酮增高，4- 羟苯乳酸、4- 羟苯乙酸、4- 羟苯丙酮酸等增高。

(4) 酶学分析：淋巴细胞、红细胞、成纤维细胞及肝、肾组织中 FAH 酶活性检测明显降低。

(5) 基因分析：血液基因分析发现致病的复合杂合或纯合突变可以确诊。

4. **诊断及鉴别诊断**　生后早期出现急性肝功能损害甚至肝功能衰竭为主要表现，可伴有出血倾向、黄疸及喂养困难。生化检测转氨酶增高，凝血功能异常，AFP 明显增高。亚急性及慢性起病者尿液分析可见糖尿、蛋白尿等肾小管损害症状。慢性者肝硬化、生长迟缓，早期出现肝细胞癌表现。氨基酸分析酪氨酸及琥珀酰丙酮增高，酶缺乏及基因分析等可明确诊断。其他代谢性疾病如半乳糖血症、希特林蛋白缺乏症、脂肪酸氧化代谢障碍、肝豆状核变性等也可出现肝脏功能异常，宫内感染等肝脏功能受累表现，范科尼综合征及肾小管性酸中毒等鉴别。在餐后采血或早产儿等情况下，可出现一过性血酪氨酸浓度增高。

5. 治疗

（1）治疗原则：减少酪氨酸摄入，减少毒性代谢产物堆积，对症治疗。

（2）饮食治疗：低苯丙氨酸和低酪氨酸饮食，降低酪氨酸水平，减少异常中间代谢产物。

（3）药物治疗：尼替西农（NTBC）是一种 HPPD 抑制剂，通过阻止 4- 羟基苯丙酮酸向尿黑酸转化，减少异常中间代谢产物如琥珀酰丙酮 A、琥珀酰丙酮的产生而发挥治疗作用。

（4）肝移植：对肝功能衰竭者、饮食治疗及 NTBC 治疗无效者、年龄 2 岁以上者需考虑肝移植治疗。

6. 预防及新生儿筛查　　先证者基因诊断明确，父母再生育时，可采用羊膜腔穿刺进行羊水琥珀酰丙酮测定，或基因分析进行产前诊断。采用串联质谱技术，对新生儿干血斑标本进行氨基酸、琥珀酰丙酮及酰基肉碱谱分析，可以同时测定包括酪氨酸在内的多种氨基酸及琥珀酰丙酮，在新生儿出生后尽早诊断酪氨酸血症。

五、同型半胱氨酸血症

1. 发病机制　　同型半胱氨酸血症是因遗传因素导致甲硫氨酸（蛋氨酸）代谢过程中的酶缺乏，引起血浆同型半胱氨酸增高，属常染色体隐性遗传病。甲硫氨酸分解产生同型半胱氨酸，血中同型半胱氨酸以游离型及与蛋白结合（占 70% ～ 80%）两种形式存在。同型半胱氨酸通过以下两种途径代谢①甲基化作用：在甲硫氨酸合成酶（MS）及辅酶维生素 B_{12} 作用下，同型半胱氨酸甲基化形成四氢叶酸。②转硫化过程：同型半胱氨酸及丝氨酸在维生素 B_6 依赖的胱硫醚 β 合成酶（CBS）作用下生成胱硫醚。遗传缺陷导致 MS 缺陷、CBS 缺陷及钴胺素（维生素 B_{12}）合成障碍，导致同型半胱氨酸代谢障碍，血同型半胱氨酸增高。

CBS 基因：定位于 21q22.3，含 23 个外显子，主要表达在肝脏和胰腺，脑、肾、心、肺中有少量表达。目前已知 150 余种突变，部分突变对维生素 B_6 有效，部分突变无效。

MS 基因 MTR：定位于 1q34，含 33 个外显子，有多个突变类型。

钴胺素 cblC、cblD、cblE、cblF 及 cblG 缺陷：cblC、cblD 及 cblF 基因缺陷与同型半胱氨酸血症合并甲基丙二酸血症有关。

2. 临床表现　该病患儿出生时多无异常，婴儿期临床表现并无特异性，可表现为生长和发育迟缓。常于 3 岁有眼部症状和体征后得以诊断。眼部出现视力受损及晶状体异位所致的近视和虹膜震颤等症状，晚期可合并散光、青光眼、葡萄肿、白内障、视网膜剥离及视神经萎缩；表现为进展性智力障碍，精神或行为异常，少数合并惊厥；骨骼受累出现脊柱侧凸，漏斗胸，鸡胸，膝外翻及弓形足；血栓性疾病发生于各个年龄段，可累及各类血管，尤其是脑血管，改变血管壁及增加血小板黏附性，出现视神经萎缩、瘫痪、肺心病及肾性高血压等。

3. 实验室检查

(1) 血常规：MS 或维生素 B_{12} 缺乏者可出现巨幼红细胞贫血。

(2) 血浆同型半胱氨酸、甲硫氨酸测定：CBS 缺陷血同型半胱氨酸及甲硫氨酸增高；维生素 B_{12} 及 MS 缺乏者，血同型半胱氨酸增高，甲硫氨酸减低或正常。

(3) 尿液：尿液含硫氨基酸，与硝普钠反应呈红色或紫红色，为阳性反应。

(4) 脑 CT：MS 缺陷者有脑萎缩的表现。

(5) 酶活性测定及基因分析：酶活性降低可诊断，基因分析检测致病突变，发现复合杂合突变或纯合突变可确诊。

4. 诊断及鉴别诊断　根据智力发育落后，眼部、骨骼及心血管异常表现，进行生化分析、氨基酸测定及酶学和基因分析可确诊。钴胺素 cblC、cblD 及 cblF 缺陷导致同型半胱氨酸血症合并甲基丙二酸血症。由于生活方式、饮食习惯、基础疾病（糖尿病、脑卒中、慢性肾脏病、肿瘤等）及药物等因素导致获得性血同型半胱氨酸增高，基因分析无异常，需进行鉴别。

5. 治疗　降低血同型半胱氨酸水平，促进患儿的神经系统发育，延缓并发症进展。

(1) 维生素 B_6 治疗：大剂量维生素 B_6（100 ～ 1200mg/24h）试验治疗，对维生素 B_6 治疗有反应型的患者，可明显著改善病情，将维生素 B_6 减至最小剂量长期维持。

(2) 饮食疗法：对大剂量维生素 B_6 无反应患者，应严格限制蛋氨酸摄入并补充胱氨酸。

(3) 甜菜碱：使同型半胱氨酸甲基化为甲硫氨酸，降低同型半胱氨酸水平。

（4）对伴有甲基丙二酸血症者，通常维生素B_{12}有效，维生素 C 能改善内皮细胞功能。

6. 预防及新生儿筛查　出生后采集新生儿干血斑进行串联质谱筛查，检测甲硫氨酸浓度，筛查 GBS 缺陷。测定同型半胱氨酸浓度为可靠的筛查方法，一些国家已经开展同型半胱氨酸血症筛查。

（张　峰　文　伟）

第二节　尿素循环障碍的筛查及诊治

一、鸟氨酸氨甲酰转移酶缺乏症

鸟氨酸氨甲酰转移酶缺乏症（ornithine transcarba-mylase deficiency，OTCD）因基因突变导致鸟氨酸氨甲酰转移酶缺乏，产生高氨血症，又称高氨血症 2 型。该病可致智力低下，是尿素循环障碍中最常见的类型。

1. 发病机制　鸟氨酸氨甲酰转移酶（OTC）是一种线粒体酶，仅在肝脏和小肠黏膜中表达，在细胞质中合成后转入线粒体，催化鸟氨酸与氨甲酰磷酸生成瓜氨酸，参与尿素循环。因基因突变可导致 OTC 缺乏，瓜氨酸合成障碍，尿素循环中断，出现高氨血症、低瓜氨酸血症。线粒体内蓄积的氨甲酰磷酸进入细胞质，增加了嘧啶的合成，消耗磷酸核糖焦磷酸，抑制乳清酸磷酸核糖焦磷酸转移酶活性及其催化的反应，导致乳清酸蓄积并从尿中排泄增加，尿中乳清酸增高。高血氨有神经毒性作用，可干扰脑细胞能量代谢，引起脑内兴奋性神经递质减少，抑制性神经递质增多，造成神经系统损伤。OTCD 属 X 连锁不完全显性遗传，基因定位于 Xp2.1，全长 73kb，含 10 个外显子和 9 个内含子，编码 354 个氨基酸。该基因绝大部分在肝脏表达，少部分在小肠表达。目前发现 OTCD 有 400 余种突变和 29 个多态位点。

2. 临床表现　可于任何年龄发病，主要表现为高氨血症的症状，急性起病者生后数天内出现代谢性脑病，出现易激惹、喂养困难、呼吸急促、昏睡等，并快速进展为抽搐、昏迷及呼吸衰竭甚至死亡，存活者多遗留严重的智力损害。迟发病者发病稍晚，婴幼儿期发病者症状较轻，表现为肝大、癫痫、发育障碍及行为异常等。儿童及成人发病者表现为慢性神经系统损伤。感染、应激及药物等可诱发间歇性高氨血症发作。

3. 实验室检查

（1）生化检测：血氨升高，新生儿期急性起病者血氨多高于 300 μmol/L。

（2）尿有机酸分析：气相色谱质谱分析尿乳清酸增高。

（3）血氨基酸分析或串联质谱分析：瓜氨酸减低，谷氨酸增高。

（4）酶活性分析及基因突变分析：肝活检发现 OTC 酶活性减低，基因突变分析发现致病突变。

4. 诊断　依据临床症状，血氨增高、血氨基酸分析瓜氨酸减低及尿有机酸分析乳清酸增高等可考虑本病；酶活性减少及基因分析发现致病突变，可确定本病。需与引发高氨血症的其他尿素循环障碍、有机酸尿症及脂肪酸氧化代谢障碍进行鉴别。该病为 X 连锁不完全显性遗传代谢病，男性患者多于女性。

5. 治疗　治疗原则：控制饮食减少蛋白质摄入，降低血氨产生，促进血氨代谢。

（1）急性期治疗：改善脑病症状及对高氨血症紧急

治疗。静脉输入苯甲酸钠、苯丁酸钠及精氨酸、左旋肉碱等尽快降血氨，纠正高氨血症，严重血氨增高者需要血液透析或腹膜透析治疗。停止蛋白质摄入，减少氨生成，保障能量供给，保持大便通畅，口服抗生素抑制肠道细菌繁殖减少肠道产氨。纠正电解质紊乱，维持酸碱平衡。丙戊酸钠、阿司匹林等药物可诱发或加重高氨血症，应避免使用。

（2）长期治疗：采用低蛋白、高热量饮食的目的是减少氨的生成，口服降氨药物，如药物降氨无效则透析治疗。肝移植可增加酶合成而纠正尿素循环障碍。

6. 预防及新生儿筛查 明确致病突变及患者父母基因携带情况，进行遗传咨询和下一胎产前诊断。串联质谱新生儿筛查可见精氨酸及瓜氨酸减低，谷氨酸增高，生化分析发现血氨增高，尿气相色谱质谱分析结果可见乳清酸增高，经基因分析及肝酶活性测定可确诊。部分类型新生儿早期无氨基酸代谢异常，易导致漏诊。

二、氨甲酰磷酸合成酶 1 缺乏症

1. 发病机制 氨甲酰磷酸合成酶 1（CPS1）是尿素循环过程中将血氨转化为氨甲酰磷酸的关键酶，如基因突变导致 CPS1 合成障碍，会使人体内血氨代谢受阻出现高氨血症，因此，氨甲酰磷酸合成酶 1 缺乏症（CPS1D）又称为"高氨血症 1 型"。CPS1D 为常染色体隐性遗传病，致病基因 CPS1 定位于 2q35，全长 120kb，含 38 个外显子，有 200 多种致病基因突变，多为错义突变、无义突变。

2. 临床表现 可于任何年龄发病，临床表现多为高氨血症的相关症状，其严重程度与血氨水平、发病年龄及 CPS 的缺陷程度相关。新生儿期发病凶险，表现为喂养困难、嗜睡昏迷、呼吸急促、肌张力异常、抽搐甚至昏迷、死亡，存活者多有严重智力残疾；婴儿期发病症状相对轻，表现为生长发育障碍、行为异常、肝大和胃肠道症状等；儿童和成人发病者都有慢性神经系统损伤、行为异常、精神错乱，常因高蛋白饮食和感染等因素诱发。

3. 实验室检查

（1）生化分析：血氨水平检测，高氨血症，肝功能异常，肝酶增高；尿乳清酸减低或正常。

（2）串联质谱分析：谷氨酸增高，瓜氨酸及精氨酸减低。

（3）肝细胞活检：CPS1 酶活性减低。

（4）基因分析：发现 CPS1 基因致病突变可确诊。

4. 诊断　临床表现高氨血症神经异常症状，结合实验室检测血氨增高，串联质谱瓜氨酸降低等氨基酸改变，尿乳清酸正常或减低，肝 CPS1 酶活检活性降低，CPS1 基因突变等可确诊。

5. 治疗　低蛋白饮食，保证能量供应，减少血氨生成。高氨血症急性期使用苯甲酸钠等药物降血氨，必要时进行血液透析或腹膜透析。活体肝移植治疗可提高酶合成能力，纠正尿素循环障碍。

6. 预防及新生儿筛查　本病患者及其父母进行基因分析，明确致病突变及父母杂合携带情况，进行遗传咨询和下一胎产前诊断。新生儿串联质谱筛查发现低瓜氨酸等氨基酸代谢异常，召回复查，经血氨测定、酶活性测定和基因突变分析早期确诊，早期干预治疗，可避免神经系统严重损伤和发育落后。

三、瓜氨酸血症 I 型

1. 发病机制　瓜氨酸血症 I 型（CTLN1）即精氨酸琥珀酸合成酶缺乏症（ASSD），是以高氨血症为主要表现的尿素循环障碍类遗传病，为常染色体隐性遗传。精氨酸琥珀酸合成酶（argininosuccinate synthetase，ASS）基因突变导致酶的功能缺陷，使瓜氨酸及天冬氨酸合成精氨酸琥珀酸受阻，导致尿素循环障碍血氨增高，产生病理损害，出现相应的临床症状。ASS1 基因定位于 9q34.11，含 16 个外显子。已发现致病突变达 80 余种，以错义突变为主。ASS1 基因主要在肝脏表达，在肾脏、成纤维细胞也有表达。

2. 临床表现

（1）急性新生儿型（经典型）：出生时正常，生后 1 周内出现反应差、喂养困难、呕吐等非特异表现，严重者脑水肿、颅压增高，出现抽搐、角弓反张、昏迷、中枢性呼吸衰竭等甚至死亡。存活者常有神经系统后遗症如认知障碍、肝功能异常等。

（2）迟发型：发病较晚，症状轻，表现慢性高氨血症或急性发作症状，周期性呕吐、嗜睡、惊厥，部分有肝大及肝酶增高，肝脏纤维化和肝衰竭。智力及运动发育落后，轻者表现为口齿不清、共济失调等。个别神经系统表现不明显，主要表现为肝脏功能异常。

（3）妊娠相关型：女性患者在妊娠期或产后出现严重的高氨血症发作，甚至昏迷、死亡。

（4）无症状型：无明显临床症状，可以有血瓜氨酸增高，基因分析可证实。

3. 实验室检测

（1）生化分析：肝酶增高，凝血时间延长，直接胆红素增高，尿素氮及肌酐增高。高氨血症，急性期血氨可高达 $1000 \sim 3000\ \mu mol/L$。

（2）串联质谱分析：瓜氨酸显著增高，同时可伴赖氨酸、丙氨酸及谷氨酰胺增高，精氨酸和鸟氨酸降低。

（3）尿气相色谱质谱分析：尿乳清酸及嘧啶等增高。

（4）酶学检测及基因分析：皮肤成纤维细胞内 ASS 酶活性减低，基因分析致病突变可明确诊断。

4. 诊断　根据神经系统临床症状及血氨增高、瓜氨酸增高、尿乳清酸及尿嘧啶升高等可以确诊。ASS 活性测定不作为常规检测，基因突变分析有助于迟发型和无症状型等临床症状不典型者明确诊断。

5. 治疗

（1）急性期：停止蛋白质摄入，给予充足的葡萄糖等能量补充，纠正分解代谢状态。

（2）降低血氨治疗：精氨酸、苯甲酸钠、苯乙酸钠等药物治疗降低血氨，药物降血氨不理想可考虑血液透析等治疗。

（3）缓解期：治疗目标是控制血氨低于 $100\ \mu mol/L$，血浆谷氨酰胺接近正常。

（4）口服苯甲酸钠、精氨酸及左旋肉碱等降血氨药物，可预防继发肉碱缺乏，饮食治疗预防高氨血症发作。肝移植可治疗酶代谢障碍，但成本高昂。

6. 预防及新生儿筛查　先证者基因分析确诊，父母为杂合携带者，进行遗传咨询，下一胎进行产前诊断。出生后新生儿足底血干血斑进行串联质谱分析瓜氨酸、鸟氨酸和精氨酸等，早期发现，尽早诊断及干预治疗，可避免严重高氨血症及严重神经系统后遗症。

四、希特林蛋白缺乏症

1. 发病机制　希特林（Citrin）蛋白缺乏症是由肝内线粒体内膜钙调节蛋白希特林蛋白缺乏所致的遗传病。希特林蛋白是天冬氨酸 / 谷氨酸的跨膜载体，对肝细胞发挥生理功能起到重要作用，希特林蛋白缺乏导致肝脏物质代谢障碍，出现尿素循环、蛋白质合成、糖酵解、糖异生等代谢紊乱。本病为常染色体隐性遗传。致病基因 SLC25A13 定位于 7q21.3，含 18 个外显子，目前报道的致病突变 60 余种，突变类型为错义突变、无义突变及小片段插入与缺失等。

2. 临床表现　临床上分新生儿肝内胆汁淤积症（NICCD）、生长发育落后和血脂异常（FTTDCD）、成年发作的瓜氨酸血症 II 型（CTLN2）3 种类型。

（1）NICCD：多发生在 1 岁内，表现为迟发、复发或迁延的黄疸及肝大。

（2）FTTDCD：临床表现为疲乏，生长发育迟缓，低血糖和胰腺炎。

（3）CTLN2：反复发作高血氨及相关神经症状，类似肝性脑病，有行为异常、定向力障碍、记忆障碍和意识障碍。喜好高蛋白、高脂食物，厌食碳水化合物食物。头部 CT 正常，脑电图有弥漫性慢波改变。

3. 实验室检测

（1）生化分析：轻度高氨血症、高乳酸血症，乳酸 / 丙酮酸比值增高；肝功能检测胆红素增高，以直接胆红素增高为主，总胆汁酸高，γ-GT 增高，总蛋白、白蛋白降低，AFP 增高，部分有凝血功能障碍；血脂异常主要为甘油三酯和总胆固醇增高，高密度脂蛋白胆固醇降低，低密度胆固醇轻度增高。

（2）血串联质谱分析：瓜氨酸、苏氨酸、甲硫氨酸、酪氨酸和精氨酸增高。

（3）尿气相色谱质谱分析：半乳糖、半乳糖醇和半乳糖酸、4-羟基苯乳酸、4-羟基苯丙酮酸增高，数月后可恢复正常。

（4）基因分析：检测到两个 SLC25A13 等位基因均有致病性变异即可确诊本病。

4. 诊断　新生儿或婴儿期发病，有肝大、黄疸等婴儿肝炎综合征表现，血生化有肝功能异常、高氨血症、高乳酸血症、伴有 AFP 明显增高，结合氨基酸分析、尿液气相色谱质谱分析及基因分析可明确诊断。注意与有肝功能异常表现的先天性遗传性疾病鉴别。

5. 治疗　NICCD 患儿需改用无乳糖配方奶和（或）强化中链甘油三酯（MCT）的治疗奶粉，同时补充脂溶性维生素（包括维生素 A、维生素 D、维生素 E、维生素 K）。熊去氧胆酸可用于利胆。大部分患者预后良好，症状可在 1 岁内缓解，个别患者预后不良。

6. 预防及新生儿筛查　先证者基因诊断及明确其父母杂合携带情况，进行遗传咨询，下一胎进行羊水细胞基因分析产前诊断。出生后新生儿足底血干血斑进行串联质谱筛查瓜氨酸增高等多种氨基酸异常，尽早明确诊断及干预治疗。

五、精氨酸琥珀酸尿症

精氨酸琥珀酸尿症（ASA）是因精氨酸琥珀酸裂解酶（ASL）基因变异导致的一种以高氨血症为主要表现的常染色体隐性遗传病。

1. 发病机制　尿素循环代谢中，在 ASL 的作用下，精氨酸琥珀酸裂解为精氨酸和延胡索酸，ASL 基因变异导致 ASL 活性降低或失活，精氨酸琥珀酸蓄积，氨不能转化为尿素，细胞中大量的精氨酸琥珀酸及氨蓄积，对神经系统和肝脏均有很强的毒性。ASL 缺乏会导致精氨酸合成减少，精氨酸是合成尿素循环的前体物质及一些化学物的底物，以满足细胞代谢需要。

ASL 基因位于染色体 7q11.21，基因全长约 17kb，有 17 个外显子，编码 464 个氨基酸，合成一个酶单体，4 个酶单体组成一个 ASL 酶。ASL 基因的假基因定位于染色体 22q11.2，存在 10 多个与 ASL 基因同源序列片段，同源性 88%，涉及多个外显子、内含子及 5′UTR 和 3′ UTR 区域，对 ASL 基因分析形成干扰。已报道的 ASL 基因变异有 60 多种，外显子 4、5、7 突变较高发，突变遍布于整个基因。

2. **临床表现** 因酶缺陷程度不同，可在新生儿期发病或延迟发病。

(1) 新生儿期发病：病情较重，生后出现高氨血症的症状，如喂养困难、呕吐、反应差、嗜睡、抽搐、昏迷、中枢性呼吸衰竭等。

(2) 延迟发病：可表现为发育迟缓，因感染等诱发高氨血症出现认知障碍、行为异常等。

3. **实验室检测**

(1) 生化分析：高氨血症，肝功能检测肝酶升高、胆红素增高等。

(2) 血液氨基酸分析：瓜氨酸增高，丙氨酸、谷氨酸及甘氨酸等增高，精氨酸琥珀酸增高。

(3) 尿液分析：精氨酸琥珀酸增高、尿嘧啶及乳清酸增高。

(4) 酶学分析及基因分析：肝组织、皮肤成纤维细胞及红细胞内 ASL 酶活性降低；外周血基因组 DNA 分析发现 ASL 基因致病突变。

4. 诊断　临床表现高氨血症、尿气相色谱质谱分析尿嘧啶和乳清酸增高，血液精氨酸琥珀酸增高，酶活性降低及基因分析可明确诊断。

5. 治疗　高氨血症的急症处理，严重者透析治疗；维持期限制蛋白质摄入、补充充足的葡萄糖，补充精氨酸及苯甲酸钠等降低血氨；肝脏移植治疗。

6. 预防及新生儿筛查　本病先证者及其父母基因分析，进行遗传咨询，下一胎羊水细胞基因分析进行产前诊断。出生后新生儿足底血干血斑进行串联质谱筛查，检测瓜氨酸等氨基酸浓度，尽早发现并干预治疗。

（文　伟）

第三节　有机酸代谢病的筛查及诊治

一、有机酸代谢病概述

有机酸（organic acids，OAs/OA）是某些氨基酸、糖酵解、脂肪酸氧化分解代谢产生的中间产物。正常情况下，这些中间产物在体内迅速转化，故在人体内含量极低，维生素或辅酶在 OA 降解和代谢途径中起重要作用，由这些途径中的酶缺陷引起的有机酸在人体血液内蓄积称为有机酸血症（organic acid disorders，OADs），通过尿液排出则称为有机酸尿症。由于有机酸血症发生在特定氨基酸分解代谢途径的末端，因此不具有氨基酸累积的特征，主要表现为严重的酸碱失衡，影响氮平衡及其循环利用，典型的生化表现为高阴离子间歇性代谢性酸中毒伴高氨血症。因此，相对其他先天性代谢疾病

(inborn error of metabolic disease，IEM）而言，有机酸血症的病情进展相对更加凶猛，但可通过气相色谱 - 质谱串联技术（GC-MS）进行早期识别。OADs 最为重要的治疗是特殊医疗配方食品治疗，其次还包括辅助因子及维生素的使用等其他治疗策略。对有机酸血症进行长期及规律的监测是降低致残率和死亡率的关键。另外，急性期急救方案的正确实施，家庭成员及相关人员对病情的正确判断，谨慎处理 OADs 患者的其他常见疾病均有助于降低其急性期发病率、致残率和死亡率。

1. 发病机制　所谓有机酸是指脂族或芳香族羧酸，但不包括氨基酸。有机酸可兼有其他功能基团如羟基、羧基、酮或醛基、酰胺、酯或不饱和脂肪酸、芳香基及硫基等。超过 65 种有机酸代谢异常与先天性遗传代谢病（IEM）有关，临床上经典有机酸血症包括枫糖尿病（MSUD）、异戊酸血症（IVA）、戊二酸血症 I 型（GA-1）、丙酸血症（PA）及甲基丙二酸血（尿）症（MMA）、3-甲基巴豆酰辅酶 A 羧化酶缺乏症（MCCD）、生物素酶缺乏症（BTDD）。由于有机酸代谢多数存在于线粒体基质中，故有机酸血症的临床表现与线粒体功能障碍的临床表现存在较多重叠。由于有机酸代谢直接涉及线粒体能量代谢，易合并顽固性酸中毒及高氨血症，导致不可逆性神经损伤，各种应激状况都可能导致症状加剧，因此即使早期发现，在儿童期也容易出现严重的代谢失代偿和持续的基底神经节变性，使 OADs 的管理更加困难，多学科管理尤为重要。OADs 的具体代谢路径及疾病发生机制见图 5-3。

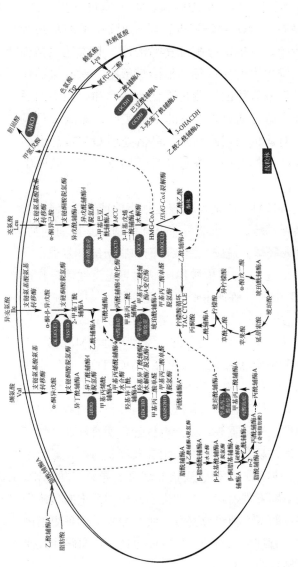

图 5-3　有机酸简略代谢图

注：MSUD，枫糖尿病；IBDD，异丁酰辅酶 A 脱氢酶缺乏症；HIBCHD，β - 羟丁酸辅酶 A 脱氢酶缺乏症；MMSDHD，甲基丙二酸半醛脱氢酶缺乏症；DLDD，二氢硫辛酰胺脱氢酶缺乏症；MCCD，3- 甲基巴豆酰辅酶 A 羧化酶缺乏症；MGCA，甲基戊烯二酸尿症；HMGCLD，HMG-CoA 裂解酶缺乏症；GCDH，戊二酸辅酶 A 脱氢酶缺乏症 [译自 Ramsay J，Morton J，Norris M，et al. Organic acid disorders. Ann Transl Med，2018，6（24）：472.]

2. 筛查与阳性召回　临床常见的有机酸血症新生儿串联质谱筛查与阳性召回指标可参考表 5-5。

表 5-5　部分有机酸血症新生儿串联质谱筛查指标

疾病	标记物	比值	参考值	备注
MMA，PA	C3 ↑	C3/C2 ↑ C3/C0 ↑	C3 ≥ 5 ~ 5.25、 C3/C2 ≥ 0.22 ~ 0.25，或依据当地数据制定	需行尿 GC-MS 鉴别
IVA	C5 ↑ C0 ↓	C5/C0 ↑	C5 ≥ 1.0 ~ 1.2，或依据当地数据制定	串联质谱法检测的血液 C5 包含一些异构体
GA-1	C5DC ↑	—	依据当地数据制定	游离肉碱下降时，C5DC 可以正常
BTDD	C5OH ↑	—	C5OH ≥ 0.8，或依据当地数据制定	

3. 分型及临床表现　OADs 的首发症状表现为呕吐，典型的生化指标表现多为缬氨酸（valine）、奇链脂肪酸（odd chain fatty acids）、甲硫氨酸（methionine）、苏氨酸（threonine）升高，Georgianne Arnold 教授发现将这些临床症状的首字母组合起来恰好组成了呕吐的英文单词 VOMIT，非常便于临床记忆。OADs 的临床症状及严重程度相差甚远，多数表现为严重的新生儿代谢危象，后期的慢性过程表现为无法解释的发育迟缓及间断反复出现的失代偿期。OADs 的典型症状包括喂养困难、呕吐、营养不良、发育迟缓、肝脏疾病、粒细胞减少症、血小板减少、骨软化、骨质疏松、嗜睡、肌张力不全、癫痫发作、共济失调、昏迷。虽然各种 OADs 之

间的差异很大,但是难以纠正的持续严重代谢性酸中毒,合并有神经系统损害(如脑病及癫痫发作)则强烈提示OADs。表5-6列举了部分OADs相对特异性的临床症状,供临床医生参考。

表5-6　有机酸血症的特征性临床表现

疾病名称	分型	特征性临床表现
MMA	单纯型	新生儿筛查可无临床表现,后期临床表现缺乏特异性
	合并同型半胱氨酸血症型	
PA	新生儿起病型	生后迅速进展为神经系统表现,如嗜睡、无力、惊厥等
	慢性进展型	运动障碍,蛋白不耐受,进行性的运动障碍,肌张力障碍等
	间断发作型	稳定期表现为除发育落后外合并心肌病、癫痫发作、视听受损、肾衰竭和卵巢病变
IVA	经典型(早发型)	生时无明显异常,约50%在新生儿期发病,汗脚样体臭
	非经典型(晚发型)	多于婴幼儿期开始出现症状,缺乏特异性症状
GA-1	—	65%~75%在出生时或出生后不久出现巨颅
BTDD	早发型	多为新生儿至婴儿早期发病,临床上皮疹、脱发较其他OADs多见,临床上无法解释的中枢性呼吸障碍应注意本病的可能
	晚发型	可在幼儿至成人各年龄段发病,痉挛性瘫痪、共济失调、发育迟缓、神经性耳聋和视神经萎缩,易误诊为脑性瘫痪

4.诊断　所有OADs均可通过气相色谱-质谱

（GC-MS）或串联质谱（MS-MS）对尿液、血清或脑脊液（CSF）的 OA 谱进行诊断，尽管它们在尿液中浓度最高。GC-MS 和 MS-MS 也可用于临床评估功能状态，包括线粒体能量生产效率，神经递质代谢，功能维生素、矿物质和氨基酸缺乏、代谢失衡和毒性，特别是在代谢失代偿期间。其他检查如毛细管电泳和高分辨率质子磁共振等可用于辅助诊断，但更大的意义在于判断疾病的状态、判断预后及制订诊疗方案。

　　所有 IEM 的诊断金标准都是遗传学诊断及酶活性测试。这类疾病几乎所有遗传方式都是常染色体隐性遗传，因此，遗传学检查对于再生育一胎的指导意义也非常大。值得注意的是，并非所有 OADs 都能通过遗传学检测得到确诊，遗传学检测结果的解释及方法选择还有许多值得商榷的地方，故临床对待遗传学检测阴性报告应持谨慎的态度。部分 OADs 遗传学变异位点见表 5-7。

表 5-7　部分有机酸血症遗传学变异位点

疾病名称	致病基因	基因位点	备注
MMA	MUT	6p21.1	编码甲基丙二酰辅酶 A 变位酶，多数为 MUT^0
	MMAA	4q31.1 ～ q31.2	编码 cblA
	MMAB	12q24	编码 cblB
	MMACHC	1p34.1	编码 cblC
	MMADHC	2q23.2	编码 cblD
	LMRD1	6q13	编码 cblF
	HCFC1	Xq28	编码 cblX
	SUCL 家族	mt-DNA	编码琥珀酰辅酶 A 合成酶复合物
PA	PCCA	13q32.3	编码丙酰辅酶 A 羧化酶
	PCCB	3q22.3	

疾病名称	致病基因	基因位点	备注
IVA	IVD	15q15.1	存在至少一个以上良性突变位点（p.A282V），罕见由15号染色体UPD导致的AS患者也可出现IVA
GA-1	GCDH	19p13.13	编码戊二酰辅酶A脱氢酶
BTDD	BTD	3q25	编码生物素酶（BTD），基因型与临床表型无明确相关性

5. 随访管理　OADs的治疗原则是减少有机酸及其旁路代谢产物的生成和加速其清除，长期管理的主要方法是饮食替代治疗，目前国内已基本能自主生产相关特殊食品并在多数省份纳入慢性病救助项目。特殊饮食食谱的制作不应完全依赖特殊食品制品，更多的是要谨记日常饮食的搭配及管理。在日常的随访管理中应注意综合管理，在制定个体化食谱的基础上注意孩子的神经心理发育、体格发育及营养状况，部分有机酸血症即使在早期得到治疗仍然无法有效地阻断病情进展（如IVA），对合并有功能障碍的儿童应及时进行康复干预。

为提高多学科合作的效率，应为每一位患者建立个人档案，嘱咐家长将病历资料随身携带，以便紧急情况下外地就诊或至其他学科就诊。

在随访过程中最常遇到的问题是家长对于急性症状及处置方法缺乏准确的判断。在随访过程中除向家长进行宣教外，可让家长尝试随身携带急诊处置表以便于参照，并有利于就近医疗机构急诊处置，以期最大程度减少损害。

6. 治疗与再生育指导　有机酸血症的治疗包括对症

治疗、饮食治疗、维生素治疗及酶补充治疗。

(1) 对症治疗：主要针对急性期的急诊治疗，包括快速的纠正酸中毒、补液、纠正低血糖及必要的辅助呼吸、血液透析等治疗。临床上血液透析在新生儿操作难度较大时可给予腹膜透析替代。控制症状的根本是去除诱因，积极去除感染、寻找潜在诱因也是非常重要的治疗。

(2) 饮食治疗：与氨基酸代谢障碍有关的有机酸血症应限制蛋白质摄入，一天不超过 $1.0 \sim 1.5g$，完全禁食不建议超过 48h，24h 后逐渐过渡到平常饮食。

(3) 维生素治疗：大剂量维生素治疗有机酸血症可提高残余酶的活性，根据不同疾病的类型可选用不同的大剂量维生素辅酶治疗。左旋肉碱作为线粒体有机酸的转运载体对多数 OADs 均有疗效。

(4) 酶补充治疗：临床应用尚不广泛。

有机酸血症者多数于新生儿期死亡，存活者多遗留功能障碍，为社会及家庭造成沉重负担。目前最佳的处置方式是在产前明确诊断，避免这类患儿的出生。有机酸血症进行产前诊断的方法有培养羊水细胞测酶活性及羊水中有机酸测定，前者较后者更为可靠。与大多数 IEM 疾病相同，OADs 系染色体隐性遗传性疾病，对有同胞早年夭折或相关疾病家族史的儿童均应进行遗传学咨询。在先证者及家系基因型明确的情况，经生殖医学干预是完全可以避免同种疾病再次出生的。

二、甲基丙二酸血症

1. 发病机制　甲基丙二酸血症（methylmalonic acidemia，MMA）为常染色体隐性遗传病，甲基丙二酸辅酶 A 变位酶缺陷或其辅酶钴胺素代谢障碍，导致甲基丙二酸、3- 羟基丙酸及甲基枸橼酸等代谢物蓄积而致病。生理情况下，异亮氨酸、缬氨酸、甲硫氨酸、苏氨酸、胆固醇和奇数链脂肪酸等分解代谢途径中产生的甲基丙二酸辅酶 A 在变位酶的作用下生成琥珀酰辅酶 A 参与三羧酸循环，当基因变异导致甲基丙二酸辅酶 A 变位酶或钴胺素活性下降时，甲基丙二酸辅酶 A 代谢障碍，体内蓄积增高导致旁路代谢异常，生成大量的甲基丙二酸、3- 羟基丙酸及甲基枸橼酸等代谢物，产生脑、肝、肾、骨髓及心脏等多脏器损伤。病例损害以脑损伤为主，神经元凋亡及髓鞘形成障碍导致脑结构损伤，神经节苷脂和突触可塑性异常导致脑发育损伤，临床表现为认知障碍和行为异常（图 5-4）。

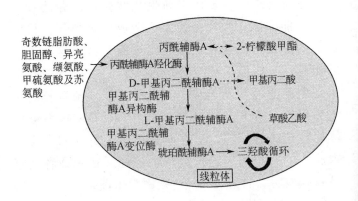

图 5-4　甲基丙二酸血症代谢障碍

MMA 各基因类型概况见表 5-8。

表 5-8　MMA 各基因类型

基因类型	OMIM	酶缺陷	基因定位	外显子数量	编码氨基酸	临床分型	维生素 B_{12} 负荷试验
MUT	251000	甲基丙二酰辅酶 A 变位酶 (MCM) 缺陷	6p21.1	13	750	单纯型	无效
MMAA	251100	腺苷钴氨素还原酶缺乏 (cblA 型)	4q31.1-q31.2	7	418	单纯型	大部分有效
MMAB	251110	腺苷钴氨素转移酶缺乏 (cblB 型)	12q24	9	250	单纯型	50% 有效
MMACHC	277400	腺苷钴氨素合成酶缺乏 (cblC 型)	1p34.1	5	282	合并型	有效
MMADHC	277410	腺苷钴氨素合成酶缺乏 (cblD-1 型)	2q23.2	8	296	合并型	有效
		腺苷钴氨素合成酶缺乏 (cblD-2 型)				单纯型	无效
LMBRD1	277380	腺苷钴氨素合成酶缺乏 (cblF 型)	6q13	16	467	合并型	有效
MCEE	251120	甲基丙二酰辅酶 A 异构酶	2p13.3	4	176	单纯型	无效

其中：MUT 基因突变可导致 MCM 功能完全缺失 (MUT⁰ 型) 或部分缺乏 (MUT⁻ 型) 两种类型。

注释：OMIM：Online Mendelian Inheritance in Man，在线《人类孟德尔遗传》；单纯型：单纯型甲基丙二酸血症；合并型：合并型甲基丙二酸合并同型半胱氨酸血症

2. 临床表现　MMA 发病率各地报道很大差异。美国、德国及我国台湾、浙江、上海等地报道发病率在 $(1.3 \sim 3)$ /10 万，其中合并型 70%，单纯型 30%。甲基丙二酸是有机酸血症中最常见类型。

常见临床表现为反复呕吐、喂养困难、意识障碍、体格发育落后、智力发育落后、惊厥及肌张力低下等。从新生儿到成年期均可发病，可呈急性、间歇性、慢性病程。重症新生儿期发病，多为 MUT^0 型，典型症状为嗜睡、呕吐、低体温、呼吸衰竭、严重酮症酸中毒和高氨血症。生后数小时至一周出现症状，临床表现复杂多样，缺乏特异性。严重者有代谢性酸中毒、高氨血症、贫血、昏迷等，死亡率高。晚发型可因感染、饥饿、疲劳、预防接种、应激及高蛋白饮食等诱发代谢危象，如未及时诊治，可导致脑损伤、多器官衰竭，存活者多遗留不同程度的神经系统异常。

有报道发生代谢危象应用血液透析或血液滤过治疗症状缓解后，可能发生横纹肌溶解症，因线粒体能量代谢障碍导致，线粒体功能异常，需密切注意。

3. 辅助检查

(1) 常规检查：血常规显示贫血、全血细胞减少，血气分析代谢性酸中毒，高氨血症，乳酸增高等，血糖、肝肾功能异常等。

(2) 串联质谱分析：丙酰肉碱（C3）及丙酰肉碱/乙酰肉碱比值（C3/C2）、丙酰肉碱/游离肉碱比值（C3/C0）增高，游离肉碱（C0）正常或降低。部分合并同型半胱氨酸血症者甲硫氨酸（Met）降低、C3/Met 升高。

(3) 尿有机酸分析：尿甲基丙二酸、甲基枸橼酸增高，严重者尿乳酸、丙酮酸、3-羟基丙酸、3-羟基丁酸增高。

(4) 分型试验：维生素 B_{12} 负荷试验，生命体征稳定，无代谢危象者，维生素 B_{12} 1.0mg/ 次，肌内注射，每日 1 次，连续 1 ～ 2 周，临床症状好转、血酰基肉碱 C3、C3/C2 及尿甲基丙二酸下降 50% 以上为维生素 B_{12} 有效型。血 C3、C3/C2 及尿甲基丙二酸下降小于 50% 为部分有效。cblC、cblD、cblF 型对维生素 B_{12} 有效，cblA 型大部分有效，cblB 型约 50% 有效，MUT 型多无效。同型半胱氨酸检测 MMA 合并同型半胱氨酸血症者血、尿同型半胱氨酸增高。

（5）基因分析：采用高通量测序及 Sanger 测序进行患儿及其父母 DNA 分析，检出 2 个等位基因致病突变或复合杂合突变具有诊断及分型价值。

（6）其他检查：MRI 了解脑损伤及程度。

4. 诊断与鉴别诊断　发现婴儿不明原因呕吐、喂养困难、酸中毒、惊厥、肌张力异常、发育落后等，应尽快进行相关检查，血常规显示贫血、血细胞减少、高氨血症、低血糖、血气分析酸中毒等有助于诊断，串联质谱酰基肉碱谱分析及尿有机酸分析等可临床诊断。通过血同型半胱氨酸测定、维生素 B_{12} 负荷试验及基因分析确诊分型。有些患者症状出现延迟，或在诱因等情况下发病，呈隐匿型，症状不典型，容易误诊。通过出生后串联质谱新生儿筛查有助于早期发现确诊，尤其在典型症状出现前或症状出现前确诊，有助于预防严重损伤。

继发性甲基丙二酸血症是由于母亲慢性胃肠或肝胆疾病、恶性贫血、营养障碍及长期素食，继发胎儿宫内维生素 B_{12} 及叶酸缺乏，婴儿出生后临床表现出甲基丙二酸血症症状。经详细询问母亲病史，患儿血液维生素 B_{12}、叶酸、同型半胱氨酸测定可确诊。维生素 B_{12} 短期治疗可明显改善代谢异常，基因分析无致病突变等改变。

丙酸血症是由于丙酰辅酶 A 羧化酶缺乏，丙酸及其代谢产物蓄积所致。临床表现与甲基丙二酸血症相同，串联质谱分析酰基肉碱谱改变与 MMA 相同，常伴有甘氨酸增高，难以区别。尿有机酸分析丙酸血症患者 3-羟基丙酸及甲基枸橼酸增高，据此及基因分析可与甲基丙二酸血症鉴别。

5. 治疗与随访

（1）急性期治疗：在患者出现代谢性酸中毒、水电解质平衡紊乱等情况下，应停止蛋白质摄入、静脉补液葡萄糖，静脉或口服左卡尼丁，肌内注射维生素 B_{12}，高氨血症者降血氨治疗，采用静脉输注精氨酸等。

（2）长期治疗及随访管理

1）饮食治疗：维生素 B_{12} 无效或部分有效的单纯型 MMA 患者以饮食治疗为主，蛋白质总摄入量婴幼儿期应保持在 2.5～3.0g/（kg·d），儿童每日 30～40g，成人每日 50～65g。异亮氨酸、缬氨酸、苏氨酸和甲硫氨酸为必需氨基酸，所以必须要摄入天然蛋白质补充生理需要量的上述氨基酸，其余用特殊配方氨基酸粉补充，需定期检测血异亮氨酸、缬氨酸及甲硫氨酸浓度。

2）药物治疗：服用维生素 B_{12} 用于维生素 B_{12} 有效型的长期维持治疗，每周肌内注射羟钴胺或氰钴胺 1.0～2.0mg，1～2 次；左卡尼丁 50～200mg/（kg·d），静脉滴注或口服；MMA 合并同型半胱氨酸血症，口服甜菜碱 100～500mg/（kg·d）；合并贫血者，口服叶酸 5～10mg/d；维生素 B_6 10～30mg/d，口服；苯甲酸钠降血氨治疗；抗氧化剂辅酶 Q10，胰岛素、生长激素等改善代谢，辅助治疗。

3）肝移植治疗：维生素 B_{12} 无效型且饮食控制效果较差的患者可尝试肝移植治疗，能纠正部分代谢紊乱，但对肾脏及神经退行性病变无效。

4）基因治疗：在基因治疗方面如以腺病毒为载体的基因治疗、基因编辑和 mRNA 治疗等，在疾病动物模型上进行研究后发现，鼠肝脏合成了具有酶活性的蛋白质，而且重症患者的存活率、生长发育、生化异常改善等都有好转。目前基因治疗多集中在动物实验和体外实验研究中，基因治疗可能产生的不良影响都在评估中。

6. 预防及产前筛查　有高危因素的家庭应进行产前遗传咨询，以决定是否需要进行产前诊断。对先证者应进行基因分析确诊，先证者父母为致病基因携带者，再生育时需进行胎盘绒毛或羊水细胞基因分析产前诊断。

7. 新生儿筛查　出生后采集足底血制成干血斑标本，进行串联质谱氨基酸及酰基肉碱谱筛查检测，如发现丙酰肉碱（C3、C3/C2）等增高，或有甲硫氨酸（Met）减低，需立即进行召回，结合实验室检测如血气分析、血氨、乳酸，血同型半胱氨酸、尿有机酸分析等可确诊，DNA 分析明确基因突变。

三、丙酸血症

1. 发病机制　丙酸血症为常染色体隐性遗传病。由于遗传性丙酰辅酶 A 羧化酶缺乏，支链氨基酸和奇数链脂肪酸代谢异常，体内丙酰辅酶 A、丙酰肉碱、丙酸、3-羟基丙酸、甲基枸橼酸和丙酰甘氨酸等代谢物异常增高，导致酮症酸中毒、高甘氨酸血症、高氨血症及继发肉碱缺乏等生化异常，使神经系统和其他脏器受到损害，引起机体损伤。丙酰辅酶 A 羧化酶是线粒体中生物素依赖酶，催化丙酰辅酶 A 转化为琥珀酰辅酶 A 进入三羧酸循环。

丙酰辅酶 A 羧化酶由 α、β 两个亚单位组成，编码两个亚单位的基因分别为 PCCA、PCCB，PCCA、PCCB 基因突变均可导致丙酰辅酶 A 羧化酶缺乏，发生丙酸血症。

2. 临床表现

（1）新生儿起病型：生后多无症状，数小时到数周后出现无诱因拒食、呕吐、吸吮无力、腹胀、嗜睡、肌张力异常、惊厥等。如未及时治疗，出现昏迷、脑水肿、死亡，存活者遗留脑损伤后遗症等，高氨血症明显。

（2）迟发型

1）慢性进展型：发育迟缓、慢性呕吐、蛋白质不耐受，以及运动障碍、肌张力障碍等。

2）间断发作型：常由应激、外伤、感染、手术等诱发，出现急性或反复间歇性发作的脑病、昏迷或惊厥，发作时有代谢性酸中毒、高氨血症、酮尿等。稳定期可见生长发育落后、智力低下等神经系统症状。

3. 实验室检查

（1）常规检查：贫血，全血细胞减少，酸中毒，高氨血症，乳酸增高等。

（2）串联质谱检测：丙酰肉碱 C3、C3/C2 增高，部分患者甘氨酸增高。

（3）尿有机酸分析：3-羟基丙酸、丙酰甘氨酸、甲基枸橼酸增高，可伴有甲基巴豆酰甘氨酸增高。

（4）基因突变分析：有助于明确突变类型，区分基因型，必要时进行产前诊断。

4. 诊断与鉴别诊断　新生儿串联质谱筛查丙酰肉碱 C3、C3/C2 增高，部分患者甘氨酸增高，立即召回进行体格检查，可有或无呕吐、喂养困难等临床表现，生化分析高氨血症等，必要时进行基因分析确诊。根据临床表现、实验室检查及串联质谱分析丙酰肉碱 C3、C3/C2

增高，尿 3- 羟基丙酸、丙酰甘氨酸、甲基枸橼酸增高可确诊。PCCA、PCCB 基因分析有助于确定基因型及产前诊断。

鉴别诊断：因临床表现缺乏特异性，主要需与串联质谱检测丙酰肉碱增高，尿有机酸分析 3- 羟基丙酸及甲基枸橼酸增高者鉴别。

甲基丙二酸血症血串联质谱分析丙酰肉碱 C3、C3/C2 增高，尿 3- 羟基丙酸、丙酰甘氨酸、甲基枸橼酸增高，同时有甲基丙二酸增高。丙酸血症尿甲基丙二酸正常。

5. 治疗

（1）急性期治疗：补液、纠正酸中毒及电解质紊乱，控制高氨血症，限制天然蛋白质摄入，补充热量，静脉输入葡萄糖，抑制分解代谢，促进合成代谢。

（2）长期治疗：以控制蛋白质饮食为主，喂养不含异亮氨酸、苏氨酸、甲硫氨酸及缬氨酸的特殊配方蛋白粉。补充左卡尼丁利于丙酰辅酶 A 的代谢和排出。饮食管理、药物治疗，定期随访生长发育体格检查及智力发育评价，促进发育。

6. 预防与新生儿筛查　患者父母为携带者，与患者进行家系分析，明确携带情况，再生育时可进行植入前诊断或妊娠后进行绒毛或羊水基因分析产前诊断。出生后足底血干血斑串联质谱筛查，丙酰肉碱 C3、C3/C2 增高阳性召回复查，血氨、血气分析、酮体等生化检测，基因分析等尽早确诊及治疗。

四、异戊酸血症

1. 发病机制　异戊酸血症（isovaleric acidemia，IVA）是因亮氨酸代谢中异戊酰辅酶 A 脱氢酶（IVD）缺陷导致亮氨酸代谢异常，异戊酰辅酶 A 转化为 3- 甲基巴豆酰辅酶 A 障碍，因而旁路代谢生成大量的异戊酸、3-羟基异戊酸、异戊酰甘氨酸和异戊酰肉碱，该类化合物在体内蓄积引起严重的脑损伤等多脏器损害。异戊酰辅酶 A 脱氢酶是一种线粒体黄素蛋白酶。本病为常染色体隐性遗传病，IVD 基因定位于染色体 15q14～q15，基因长 15kb，含 12 个外显子，编码 394 个氨基酸。该基因在细胞核中转录，转运至细胞质，通过末端信号肽转入线粒体，经过剪切、折叠组成四聚体，产生活性。基因发生致病突变有 45 种以上，错义突变或无义突变多见。

2. 临床表现

（1）急性新生儿型：多在新生儿出生后 2 周内发病，表现为喂养困难、呕吐、嗜睡和惊厥等。急性发作期有特殊的汗脚味，由未结合异戊酸所致。代谢性酸中毒、高氨血症、低血糖或高血糖，由于骨髓抑制可有全血细胞减少，严重可死亡。

（2）慢性间歇型：新生儿期后发病，间歇慢性发病，仅表现为非特异性生长发育落后，常因感染、高蛋白饮食诱发，反复出现呕吐、嗜睡、昏迷、代谢性酸中毒等。

（3）无症状型：通过新生儿串联质谱筛查，发现串联质谱异常，有生化指标异常，但患儿无临床症状。

3. 实验室检查

（1）急性发作期生化检测：代谢性酸中毒、高氨血症、低血糖或高血糖。

（2）血串联质谱及尿气相色谱质谱检测：血及尿中异戊酰肉碱（C5）增高，尿中异戊酰甘氨酸增高。

（3）基因分析：IVD 基因检出两个等位基因致病突变有确诊意义。

4. 诊断与鉴别诊断　临床表现为喂养困难、呕吐、嗜睡、昏迷、抽搐等，生化检测有代谢性酸中毒、高氨血症、低或高血糖、全血细胞减少等，汗液、尿液有"汗脚"味，血串联质谱及尿气相色谱质谱检测 C5 增高，尿中异戊酰甘氨酸增高等支持 IVA 诊断，基因分析发现 IVD 基因致病突变。

5. *治疗与随访管理*

（1）左卡尼丁 50 ～ 100mg/（kg·d）及甘氨酸 50 ～ 250mg/（kg·d）口服。

（2）限制天然蛋白质摄入，补充不含亮氨酸的氨基酸粉，减少亮氨酸分解产生的异戊酰辅酶 A 代谢物，总蛋白及热量摄入需满足正常生长发育。

（3）定期监测体重、身高、头围等体格发育指标，规范营养摄入，避免热量和天然蛋白质摄入不足影响生长发育。

6. *预防及新生儿筛查* 确诊患儿进行基因分析，明确父母杂合携带情况。患者父母再生育时采集绒毛、羊水细胞基因分析进行产前诊断。串联质谱筛查检测 C5 增高，召回复查进行尿气相色谱质谱分析，阳性者进行血氨、血气分析等生化检测，基因分析发现致病突变可明确诊断。

五、戊二酸血症Ⅰ型

1. *发病机制* 戊二酸血症Ⅰ型（glutaric acidemia type 1，GA-1）是因戊二酰辅酶 A 脱氢酶（glutaryl-CoA dehydrogenase，GCDH）缺陷导致赖氨酸、羟赖氨酸及色氨酸代谢异常的常染色体隐性遗传病。戊二酰辅酶 A 脱氢酶位于线粒体基质中，催化戊二酰辅酶 A 氧化脱羧生成 3-甲基巴豆酰辅酶 A。基因变异导致戊二酰辅酶 A 脱氢酶缺陷或活性降低，赖氨酸、羟赖氨酸及色氨酸分解代谢障碍，形成大量异常代谢物如戊二酸、3-羟戊二酸等，与肉碱结合形成戊二酸肉碱。戊二酸、3-羟戊二酸等对神经元造成兴奋毒性损伤，使脑细胞能量供应发生障碍，线粒体功能障碍和氧化应激，损伤神经系统。GCDH 基因定位于染色体 19p13.2，全长约 7kb，含 12 个外显子，编码 438 个氨基酸。已报道有 200 余种突变，以错义突变为主。

2. **临床表现** 多数患儿出生后即有巨颅，或出生后不久头围迅速增大，多在 3～6 个月达到峰值，可伴轻微的非特异性神经系统损伤症状，如喂养困难、呕吐、易激惹等。易发生脑病危象。在感染、发热、腹泻、免疫接种或外伤、手术等诱因下出现急性肌张力减退、意识丧失和类似癫痫症状。随后有进行性肌张力障碍、明显的发育倒退现象，如运动能力、语言能力等急性丧失，随病情进展，脑病危象可反复发生，最终出现认知功能障碍。部分患儿在出生后数年逐渐出现运动延缓、肌张力异常和运动障碍。

3. **实验室检查**

(1) 一般生化检查：可出现高氨血症、高乳酸血症、代谢性酸中毒、低血糖、肝功能异常及肌酶增高等。

(2) 串联质谱及气相色谱质谱检测：血串联质谱检测可出现戊二酰肉碱（C5DC）及 C5DC/C2 值等增高。尿气相色谱质谱分析戊二酸、3-羟基戊二酸增高。

(3) 基因分析：基因分析有助于轻型病例诊断及产前诊断。

(4) 头颅 MR：可出现基底神经节损伤、脑萎缩或脑积水等。

4. **诊断** 根据临床症状，尤其头围增大、巨颅，发育倒退，进行性运动功能障碍，尿气相色谱质谱分析戊二酸、3-羟基戊二酸增高,血串联质谱分析戊二酰肉碱增高及神经影像学检查结果确诊。基因分析有助于明确基因突变类型。

5. 治疗 早期诊断、早期治疗,避免脑病危象及神经系统症状发生。

(1)饮食治疗:限制饮食中的赖氨酸摄入,限制天然蛋白质的摄入,补充不含赖氨酸和低色氨酸的氨基酸粉。

(2)药物治疗:左卡尼丁预防继发肉碱缺乏,长期服用。维生素 B_2 口服,少部分患者有效。

当因诱因出现脑病危象等情况时,停止天然蛋白质摄入,给予不含赖氨酸的氨基酸溶液,口服或静脉输注补充葡萄糖,保证能量供给,待分解代谢状态好转后逐渐添加天然蛋白质食物至维持治疗状态的摄入量。纠正代谢性酸中毒,静脉补充左卡尼丁等。

(3)神经系统并发症治疗:药物治疗联合物理治疗,改善肌肉痉挛和肌张力失调,癫痫发作时避免使用丙戊酸,会影响线粒体功能。

6. 预防及新生儿筛查 出现典型的发育倒退、进行性运动功能障碍及脑病危象后确诊的患儿预后较差,因此,早期诊断、早期干预治疗尤为重要。新生儿出生后足底血滤纸干血斑串联质谱筛查,戊二酰肉碱水平增高,即召回进一步复查确诊,在典型症状出现前诊断并干预,可避免严重后遗症出现。患者父母再生育时行绒毛或羊水基因分析进行产前诊断,或采用植入前诊断避免再生育同样的患病婴儿。

六、生物素酶缺乏症

生物素属水溶性 B 族维生素,是线粒体丙酰辅酶

A 羧化酶、丙酮酰羧化酶、乙酰辅酶 A 羧化酶和甲基巴豆酰辅酶 A 羧化酶的辅酶，作为羧化、脱羧和脱氢反应酶系的辅助因子参与碳水化合物、蛋白质和脂肪三大营养物质的代谢。生物素缺乏会导致四种相关羧化酶活性下降，线粒体能量合成障碍，引起代谢性酸中毒、有机酸血症和一系列神经与皮肤损害，可致死致残。生物素酶活性下降会导致生物素减少。

1. 发病机制 生物素以蛋白结合状态广泛存在于天然食物中，经食物摄入通过肠道，经生物素酶的作用生成游离生物素而发挥作用。生物素酶缺乏症(biotinidase deficiency，BTDD)，可导致生物素吸收与利用障碍，出现患者体内生物素水平显著下降，依赖生物素为辅酶的线粒体丙酰辅酶 A 羧化酶、丙酮酰羧化酶、乙酰辅酶 A 羧化酶和甲基巴豆酰辅酶 A 羧化酶活性下降，使支链氨基酸的分解代谢、脂肪酸合成及糖异生障碍，临床上就出现代谢性酸中毒、有机酸血症和一系列神经与皮肤损害症状体征。生物素酶基因（BTD）定位于3p25，全长约 23kb，含 4 个外显子，编码 543 个氨基酸。已报道的 BTD 基因突变有 140 余种。

2. 临床表现 以皮肤、黏膜和神经系统的异常表现为主，如顽固的湿疹、蜕皮、口炎、舌炎、结膜炎、角膜炎、脱发等，甚至食欲减退、喂养困难、肌张力低下、运动障碍、瘫痪、共济失调、抽搐、视神经萎缩、听力下降等神经精神损害。也可引起细胞免疫和体液免疫下降，合并细菌、真菌感染等。

3. 实验室检查

（1）一般生化检查：血气分析呈代谢性酸中毒、血氨增高、高乳酸血症、低血糖等。

（2）生物素酶活性测定：血清、尿液生物素水平降低，血液生物素酶活性降低。

（3）串联质谱分析：血液羟基异戊酰肉碱（C5-OH）轻至中度增高，有少数患者丙酰肉碱（C3）及比值（C3/C2）增高，游离肉碱（C0）降低。

（4）气相色谱质谱分析：尿液中可有乳酸、丙酮酸、3-羟基丙酸、丙酰甘氨酸、甲基枸橼酸、3-羟基异戊酸、3-甲基巴豆酰甘氨酸浓度增高，症状稳定期也可浓度正常。

（5）基因分析：本病为常染色体隐性遗传，基因分析可见 BTD 基因发生复合杂合或纯合突变，常见为错义突变、移码突变、无义突变等。基因型与临床表现无明显相关性。

4. 诊断与鉴别诊断

（1）诊断。新生儿筛查可早期发现本病，出生后采集足底血制成干血斑标本，通过串联质谱技术检测血游离肉碱及酰基肉碱，可早期诊断本病。通过干血斑标本生物素酶活性测定进行生物素酶缺乏症筛查。临床对于顽固性皮疹、伴有代谢性酸中毒及神经系统损害表现为运动落后、抽搐及发育落后者，可进行血串联质谱分析、生物素酶活性测定及基因突变分析明确诊断。

（2）鉴别诊断。①全羧化酶合成酶缺乏症：临床症状及串联质谱分析酰基肉碱谱、尿液有机酸分析等与生物素酶缺乏症类似，需通过生物素酶活性测定、全羧化酶合成酶活性测定及基因分析鉴别。②继发性生物素缺乏：慢性胃肠疾病如短肠综合征、肠道外营养等可导致生物素吸收障碍；不当饮食与生活习惯，如生食鸡蛋清者，生鸡蛋清中的抗生物素蛋白可与生物素结合而导致生物素吸收障碍，生物素利用降低；雌激素、酒精均可抑制肠道生物素吸收，抗癫痫药物降低血液生物素含量；过量使用抗生素、防腐剂等导致肠道细菌合成生物素能力降低；不当加工食物可造成食物中生物素流失等。

5. 治疗 生物素治疗 5 ~ 20mg/d，剂量与酶活性缺乏程度有关，使用游离型生物素剂型。补充生物素后起效快，抽搐和酸中毒等临床症状明显好转。合并代谢性酸中毒、高氨血症者需限制蛋白质摄入，补充葡萄糖供能，纠正酸中毒，补充左旋肉碱。

6. 新生儿筛查与再生育指导 在新生儿出生后采集足底血制成滤纸干血斑标本，集中送到筛查中心实验室进行生物素酶活性测定，进行生物素酶缺乏症筛查。近年来普遍开展滤纸干血斑标本串联质谱新生儿筛查，对血液酰基肉碱谱定量分析，检测 3- 羟基异戊酰肉碱（C5OH）等，C5OH 增高者疑似患有多种羧化酶缺乏如生物素酶缺乏症，需行进一步检查确诊。先证者进行基因分析确诊，患者父母再生育时，自然妊娠者在孕 8 ~ 10 周进行绒毛活检，孕 18 ~ 20 周羊膜腔穿刺行羊水基因分析，进行产前诊断。

七、全羧化酶合成酶缺乏症

1. 发病机制 生物素在全羧化酶合成酶的催化下，与多种羧化酶结合，从而激活羧化酶活性，促进脂肪酸合成、糖原异生和氨基酸分解。当全羧化酶合成酶缺乏时，出现异常代谢物，乳酸、3- 羟基异戊酸、3- 甲基巴豆酰甘氨酸、甲基枸橼酸及 3- 羟基丙酸等在体内蓄积，出现临床症状。本病为常染色体隐性遗传，基因定位于 21q22.1，全长约 250kb，由 14 个外显子组成，共编码 726 个氨基酸。

2. 临床表现 多在新生儿、婴儿期发病，临床表现与生物素酶缺乏症相似，无特异性。表现为喂养困难、呕吐腹泻、呼吸困难、难治性皮疹、蜕皮、脱发、肌张力低下、惊厥、意识障碍等，代谢性酸中毒、酮症、高乳酸血症、高氨血症、低血糖等代谢紊乱，危及生命。年长儿或成人发病者常因发热、疲劳、饮食不当等诱因发病，出现代谢紊乱。

3. **实验室检查**

（1）一般生化检查：血气分析呈代谢性酸中毒、高氨血症、高乳酸血症、低血糖等。

（2）串联质谱分析：血 3- 羟基异戊酰肉碱（C5-OH）增高，可伴有丙酰肉碱（C3）及比值（C3/C2）增高。

（3）气相色谱质谱分析：尿液中 3- 甲基巴豆酰甘氨酸、3- 羟基异戊酸、3- 羟基丙酸、甲基枸橼酸、甲基巴豆酰甘氨酸等可增高。

（4）基因分析：基因分析可见全羧化酶合成酶缺乏症基因发生纯合突变或复合杂合。

4. **诊断与鉴别诊断**

（1）诊断。根据临床症状及实验室检查代谢性酸中毒，串联质谱 C5-OH 增高，尿气相色谱质谱中 3- 甲基巴豆酰甘氨酸等增高，诊断为多种羧化酶缺乏症，再进行生物素酶活性测定，生物素酶活性正常排除生物素酶缺乏症，则可确诊为全羧化酶缺乏症，基因分析可在分子水平上明确诊断。

（2）鉴别诊断。①生物素酶缺乏症：临床症状及生化、串联质谱、气相色谱质谱分析结果与本病相似，生物素酶活性测定及基因分析可与本病鉴别诊断。②继发性生物素缺乏鉴别诊断同生物素酶缺乏症。

5. **治疗**　诊断后立即补充生物素，10 ～ 40mg/d。高氨血症及代谢性酸中毒者限制蛋白质摄入，补充大量葡萄糖供能，补充左卡尼丁，纠正酸中毒。补充生物素后皮肤、黏膜损伤症状缓解明显，生化指标改善。补充生物素需长期维持、终身治疗。

6. 新生儿筛查与再生育指导 滤纸干血斑标本进行串联质谱新生儿筛查，对血液酰基肉碱谱定量分析，分析 C5-OH 等，C5-OH 增高者为疑似多种羧化酶缺乏如全羧化酶缺乏症，需进行进一步检查确诊。先证者进行基因分析确诊，患者父母再生育时，自然妊娠者在孕 8 ～ 10 周进行绒毛活检，孕 18 ～ 20 周羊膜腔穿刺行羊水基因分析，进行产前诊断。

（文 伟 张 峰）

第四节 脂肪酸氧化障碍的筛查及诊治

脂肪酸氧化代谢类疾病（fatty acid oxidation disorders，FAOD）是脂肪酸进入线粒体或脂肪酸 β 氧化所需酶的功能障碍造成脂肪酸氧化受阻和供能障碍及中间代谢物蓄积的一组疾病。

1. 流行病学 FAOD 是常染色体隐性遗传病，不同国家和地区 FAOD 的患病率和疾病谱存在差异，如在美国新生儿中发病率为 1 ∶ 10 000 ～ 1 ∶ 5 000，我国台湾地区的患病率为 1 ∶ 54 407，日本的患病率为 1 ∶ 31 915，浙江省新生儿筛查中心报道总患病率为 1 ∶ 15 382。

2. 临床表现 FAOD 发病时可累及肝脏、心肌和骨骼肌，部分患儿可影响脑和肾脏，主要表现为运动发育落后、肌无力、肝大、低血糖、酸中毒甚至猝死等。新生儿期发病大多数表现为严重的心肌病，婴儿及儿童期发病主要表现为肝脏功能异常或低酮低血糖，青春期后发病者早期表现为发作性横纹肌溶解症。不过上述症状在 FAOD 患者的任何年龄段都可能发生。

3. **筛查及诊断** 大多数 FAOD 能够通过新生儿疾病筛查技术中的串联质谱技术检测出来。国际上 10 多年前已运用串联质谱技术检测血酰基肉碱水平，用于新生儿疾病筛查和临床高危患儿的诊断，浙江省新生儿疾病筛查中心自 2009 年 1 月起利用串联质谱技术筛查 FAOD。广东省自 2006 年开始，逐步开展应用串联质谱技术筛查 FAOD，目前广东省约有 10 多家筛查中心已经开展串联质谱技术。目前能通过串联质谱技术筛查的常见 FAOD 及其串联质谱检测的血液异常标记物见表 5-9。

4. **治疗原则** 避免饥饿；急性发病期间的积极治疗；补充肉碱。

5. **预后** 大多数 FAOD 患者通过新生儿疾病筛查（NBS）可以早期诊断和得到及时治疗，可明显改善预后。

表5-9 常见FAOD及其串联质谱检测的血液异常标记物

疾病名称	异常血液标记物
原发性肉碱缺乏症	C0↓，C2～C18↓
肉碱棕榈酰转移酶 - I 缺乏症	C0、C16、C18、C18:1 均↓
肉碱棕榈酰转移酶 - II 缺乏症	C12、C14、C16、C18、(C16+C18:1/C2) 均↑
肉碱 - 酰基肉碱移位酶缺乏症	C0↓，C16、C18、C18:1 均↑
短链酰基辅酶A脱氢酶缺乏症	C4↑，C4/C3↑
短链 -3- 羟基辅酶 A脱氢酶缺乏症	C4-OH↑，C4-OH/C3↑
中链酰基辅酶A脱氢酶缺乏症	C8、C8/C3、C8/C10均↑
极长链酰基辅酶A脱氢酶缺乏症	C14:1、C16、C18、C14、C12 均↑
长链 -3- 羟基辅酶 A脱氢酶缺乏症	C14-OH、C16-OH、C18-OH 均↑
三功能蛋白酶缺乏症	C12、C14、C14-OH、C16、C16-OH、C18、C18-OH 均↑
多种酰基辅酶 A脱氢酶缺乏症	C4-C18↑，C5DC↑

一、原发性肉碱缺乏症

原发性肉碱缺乏症（primary carnitine deficiency, PCD），是一种肉碱转运障碍或摄取障碍疾病，可导致脂肪酸氧化缺陷。肉碱是将中、长链脂肪酸从细胞质转移到线粒体基质以进行 β 氧化所必需的。肉碱缺乏时，脂肪酸的 β 氧化受阻，不能利用脂肪产能，通过糖异生产能的过程中不再生成葡萄糖，导致低血糖症。PCD 被认为是一种潜在的致死性疾病。

1. 发病机制　人体内的肉碱 75% 来自食物，25% 由赖氨酸和甲硫氨酸在肝脏和肾脏中合成。肉碱的主要功能是在细胞质内与活化的中、长链酰基辅酶 A 在线粒体外膜的肉碱棕榈酰转移酶 I 的催化下结合生成酰基肉碱，后者在线粒体内膜的肉碱酰基肉碱移位酶的作用下进入线粒体基质，随后在线粒体内膜内侧面的肉碱棕榈酰转移酶 II 的作用下分解为长链酰基辅酶 A 和游离肉碱，长链酰基辅酶 A 可在线粒体基质酶体系作用下进行 β 氧化，释出的肉碱在肉碱酰基肉碱移位酶的作用下被转运出来循环利用。肉碱转运蛋白广泛分布于心肌、骨骼肌、小肠、肾小管、皮肤成纤维细胞、胎盘等组织细胞膜上，肉碱转运蛋白基因缺陷可导致肉碱由肠道转入血液、由血液转入细胞的量减少，血液及细胞内肉碱减少，脂肪酸 β 氧化代谢受阻。

2. 筛查与阳性召回　游离肉碱（free carnitine, C0）是筛查 PCD 的主要指标。使用串联质谱的新生儿筛查可检测到游离肉碱（C0）水平低，常伴有 C2 ～ C18 多肉碱水平减低。需要注意一个特殊情况，就是母源性 PCD，因为在妊娠期间肉碱从胎盘转移到胎儿，新生儿期间婴儿的肉碱水平可以反映母亲的肉碱水平。因此，

PCD 母亲所生的正常婴儿出生后不久可能会出现肉碱水平降低。故新生儿筛查，质谱显示 C0 低于正常水平者，婴儿和母亲均需要召回复查肉碱水平，避免漏诊患病的母亲。

3. 临床表现　原发性肉碱缺乏症（PCD）的临床表现在发病年龄、器官受累和症状严重程度方面可有很大差异。PCD 表型具有广泛的临床谱，包括婴幼儿期急性代谢紊乱，儿童期的肌病，成年期的易疲劳或无症状。

（1）婴幼儿期急性代谢紊乱：一般发生于 3 个月至 2 岁之间的儿童，由空腹或常见疾病（如上呼吸道感染或肠胃炎）引发代谢失代偿发作。临床表现是喂养不良、易怒、嗜睡和肝大。实验室检查通常显示低酮症低血糖症、高氨血症和肝转氨酶升高。如果此时期患儿未接受静脉葡萄糖输注等治疗，可能会出现昏迷和死亡。

（2）儿童期肌病（心脏）：发病的平均年龄在 2 ～ 4 岁。肌病表现包括扩张型心肌病，肌张力减退，骨骼肌无力和血清肌酸激酶（CK）升高。在诊断确定之前有可能发生心力衰竭死亡，这表明如果 PCD 不进行治疗，可能会致命。患有婴幼儿期急性代谢紊乱的病例随着年龄增大，也可能出现肌病，包括 CK 升高、心肌病和骨骼肌无力。

（3）成年期表现：在新生儿筛查中，被诊断出患有 PCD 的母亲，约 50% 表现为易疲倦，而另 50% 则无症状。

（4）妊娠相关症状：在妊娠期间，能量消耗显著增加。血浆肉碱水平在生理上低于非妊娠对照组。患有 PCD 的女性在妊娠期间可能会耐力降低或心律失常恶化，这表明 PCD 可能在怀孕期间出现或加剧。

（5）无症状患者：随着新生儿疾病筛查工作逐渐完善，越来越多的 PCD 患者被发现及诊断，无症状患者的报道也有增多。

4. 诊断

（1）有以下临床表现者需要考虑 PCD

1）新生儿筛查 C0 低水平的婴儿。

2）具有低酮性低血糖发作的婴儿，伴有肝大、转氨酶升高、高氨血症。

3）骨骼肌病变和（或）血清肌酸激酶（CK）浓度升高的儿童。

4）患有心肌病的儿童。

5）不明原因疲劳的成人。

（2）MS-MS 检测：C0 水平低，常伴有 C2 ～ C18 多肉碱水平降低。

（3）分子遗传学检测：鉴定 SLC22A5 中的双等位基因致病变体，确诊 PCD。

5. 鉴别诊断

（1）母源性肉碱缺乏症：母亲为 PCD 患者，母亲通过脐带血供应胎儿肉碱不足。

（2）继发性肉碱缺乏：常见的引起继发性肉碱缺乏症的疾病有丙酸血症、甲基丙二酸血症、极长链酰基辅酶 A 脱氢酶缺乏症、中链酰基辅酶 A 脱氢酶缺乏症、短链酰基辅酶 A 脱氢酶缺乏症、肉碱 - 酰基肉碱移位酶缺乏症、肉碱棕榈酰基转移酶 II 缺乏症等。

（3）肉碱摄入不足：母亲营养不良或为素食者，导致母亲肉碱水平低，若全母乳喂养，可以导致婴儿肉碱水平低下。

（4）早产：早产儿血浆肉碱浓度可能因妊娠晚期肉碱胎盘转移不足，组织储备减少。此外，不成熟早产儿肾小管功能可导致肾肉碱排除率升高。

（5）药物影响：如丙戊酸钠、环孢素 A、匹氨西林等。

6. 治疗

(1) 补充左旋肉碱补充剂是 PCD 的主要治疗方法，目前主要口服左卡尼汀（左旋肉碱），剂量为每日 100 ～ 400mg/kg，分 2 ～ 3 次使用。如果在发生不可逆的器官损害之前开始口服左旋肉碱，效果良好。已经存在代谢紊乱，骨骼肌或心肌病患者，补充左旋肉碱可改善功能。通过新生儿筛查确定的 PCD 婴儿口服左旋肉碱补充剂可维持血浆肉毒碱浓度正常化。肉碱剂量需要根据血浆肉毒碱浓度进行调整。

左旋肉碱补充剂的副作用相对较少，主要包括：①高剂量的口服左旋肉碱可导致胃肠蠕动增加，腹泻和肠道不适。②口服左旋肉碱可被肠道细菌代谢产生三甲胺，其具有鱼腥味。以每日 10mg/kg 的剂量口服甲硝唑 7 ～ 10 天，可改善症状。

(2) 叮嘱患者避免长时间饥饿，避免剧烈运动，特别是极限运动。在严重感染或手术时期，需要及时补充葡萄糖及能量。

注意：① PCD 母亲所生婴儿在新生儿筛查中检测到 C0 较低，给予口服左旋肉碱后，几天到几周内血浆 C0 浓度可升至正常水平。②无症状 PCD 患者，建议小剂量补充左旋肉碱，定期随访 C0 水平，保持 C0 在正常水平，避免 C0 过高水平。

7. 随访管理

(1) 定期监测 C0 水平，保持 C0 在正常水平。

(2) 定期评估心电图、超声心动图、CK 浓度、肝转氨酶、空腹血糖等指标。

有症状 PCD 患者每年至少两次随访，无症状者可延长随访时间。

8. 再生育指导 PCD 属于常染色体隐性遗传性疾

病。先证者父母计划再生育时，可先进行遗传咨询，产前诊断可避免再生产患病婴儿。家庭中有先证者，建议家庭成员均完善 *SLC22A5* 致病基因检测，一旦在受影响的家庭成员中发现了 *SLC22A5* 致病变异体，就应该进行产前检测，以免增加风险，必要时可进行植入前遗传学诊断。需要注意：医务人员和先证者家庭成员在是否进行产前检测这个问题上可能存在差异，特别是检测用于终止妊娠时。医务人员需要和先证者父母讨论产前诊断问题，但最终是否做产前诊断须由先证者父母决定。

9. **特殊情况**　需要注意一个特殊情况，就是母源性 PCD，因为在妊娠期间肉碱从胎盘转移到胎儿，新生儿期间婴儿的肉碱水平可以反映母亲的肉碱水平。因此，PCD 母亲所生的正常婴儿出生后不久可能会出现肉碱水平降低。故新生儿筛查，质谱显示 C0 低于正常水平者，婴儿和母亲均需要召回复查肉碱水平，避免漏诊患病的母亲。

二、多种酰基辅酶 A 脱氢酶缺乏症

多种酰基辅酶 A 脱氢酶缺乏症（multiple acyl-CoA dehydrogenase deficiency，MADD），又称为戊二酸血症 II 型（glutaric acidemia type II，GA2），因为患者尿中有大量的戊二酸、异戊酰甘氨酸、乙基丙二酸及己二酸、辛二酸、癸二酸等二羧酸，是由支链氨基酸、脂肪酸和维生素 B 代谢的多个酰基辅酶 A 脱氢酶缺陷而导致的复杂的先天性代谢障碍，为常染色体隐性遗传。MADD 是一种可治疗的脂肪酸氧化障碍疾病，在控制饮食的同时给予补充核黄素、辅酶 Q10 及肉碱可明显改善症状和生化指标。随着串联质谱及气相质谱等技术的不断发展及广泛应用，越来越多的病例被报道。

1. 发病机制　（ETF）及电子转运黄素蛋白脱氢酶（ETFDH）是脂肪酸 β 氧化电子传递过程中关键的转运体，ETF 为至少 12 种线粒体脱氢酶的电子受体，位于线粒体基质内，接受来自脂肪酸 β 氧化过程中多种脱氢酶脱氢产生的电子，再转运至位于线粒体内膜的 ETFDH，并经 ETFDH 所结合的泛醌运至呼吸链复合体 Ⅲ，产生 ATP 为机体供能。ETF 或 ETFDH 缺陷，均可引起线粒体呼吸链多种脱氢酶供能受阻，使其脱氢产生的电子不能下传，导致脂肪酸、支链氨基酸、维生素 B 及能量代谢障碍。

2. 筛查与阳性召回　串联质谱检测可以发现有短链、中链和长链酰基肉碱（C4 ～ C18）同时升高。如在新生儿筛查中发现以上情况，应尽快召回，复查血串联质谱（MS-MS），完善尿气相质谱分析（GC-MS）检测。

3. 临床表现　MADD 表现出高度临床异质性，分为 3 种类型：新生儿起病伴先天性异常型（Ⅰ型）、新生儿起病无先天性异常型（Ⅱ型），晚发型（Ⅲ型）。

（1）新生儿起病伴先天性异常型（Ⅰ型）：新生儿期起病，临床表现较严重，主要表现为肌张力减退、肝大、心肌病、代谢性酸中毒和严重的非酮症性低血糖。大量的异戊酸可导致出现"汗脚"气味。患儿常有明显的面部特征，包括前额突出，鼻梁凹陷和鼻短，耳朵低位；Ⅰ型伴有先天性发育异常：常见多囊肾或肾大。可出现腹壁肌肉缺如及生殖器缺陷，如尿道下裂和阴茎弯曲，以及巨头和足外翻等。

（2）新生儿起病无先天性异常型（Ⅱ型）：临床表现同Ⅰ型患儿，一般不伴有先天性异常。

（3）晚发型（Ⅲ型）：患者可在生后数周至成人期发病，临床表现相对较轻，多隐匿起病，主要表现为间歇性肌无力，可累及躯干及四肢近端骨骼肌，也可有心肌、肝脏受累。部分迟发型患者在疲劳或者腹泻等应激下可急性发作，表现为嗜睡、呕吐、低酮低血糖、代谢性酸中毒、肝大、无力，严重时危及生命。

4. 诊断

（1）MS-MS 检测：有短链、中链和长链酰基肉碱（C4 ～ C18）同时升高。

（2）尿 GC-MS 检测：可见大量戊二酸和乳酸，也可见大量二羧酸和羟基酸（二羧酸是指乙基丙二酸、异戊酸、己二酸、辛二酸、癸二酸等，羟基酸是 2- 羟基丁酸、2- 羟基戊二酸和 5- 羟基己酸等）。迟发型 MADD 患者尿中戊二酸、异戊酸、乙基丙二酸等二羧酸和羟基酸代谢产物水平在疾病间歇期可正常。

（3）皮肤成纤维细胞的脂肪酸流量分析：显示 ETF/ETFQO 活性降低。电镜下可见脂质沉积性肌病的病理改变。

（4）遗传学诊断：可发现 ETFA 或 ETFDH 基因变异。

5. 鉴别诊断　MADD 临床容易与其他有机酸血症和尿素循环障碍相混淆，需要进行血尿质谱分析鉴别诊断。

6. 治疗

（1）急性期发作处理：首先限制脂肪和蛋白质摄入，同时给予高热量饮食或者静脉输注葡萄糖，抑制分解代谢，减少酸性代谢产物产生。补充足量液体，治疗酸中毒、低血糖和脱水。给予左旋肉碱和甘氨酸，促进有毒酸性代谢产物排出。

（2）晚期发作型及早期发作后存活的患者：需要评估维生素 B_2 治疗的敏感性。维生素 B_2 反应性患者使用

大量维生素 B_2 治疗（150～300mg/d）可完全纠正其临床症状及生化紊乱，早期治疗预后好。

（3）饮食治疗：避免空腹，饮食结构应以低脂、低蛋白、高碳水化合物为主。有报道辅酶 Q10（150～300mg/d）治疗后症状有所好转，但部分生化指标仍异常。

7. 随访

（1）定期进行血尿质谱分析。

（2）定期评估心电图、超声心动图、CK 浓度、肝转氨酶、空腹血糖等指标。

8. 再生育指导　MADD 属于常染色体隐性遗传性疾病。先证者父母计划再生育时，可先进行遗传咨询，产前诊断可避免再生产患病婴儿。

9. 特殊情况　迟发型 MADD 患者尿中戊二酸、异戊酸、乙基丙二酸等二羧酸和羟基酸代谢产物水平在疾病间歇期可正常。如果临床表现为间歇发作性肌病，急性起病时常伴有嗜睡、呕吐、低血糖、酸中毒、身体有特殊"汗脚"味道，仍需要考虑该病。

三、短链酰基辅酶 A 脱氢酶缺乏症

短链酰基辅酶 A 脱氢酶缺乏症（short-chain acyl-CoA dehydrogenase deficiency，SCADD）是因为短链酰基辅酶 A 脱氢酶缺乏引起血中丁酰肉碱和尿中乙基丙二酸储蓄的一种脂肪酸氧化代谢障碍疾病。SCADD 以常染色体隐性方式遗传。荷兰估计发病率至少为 1：50 000。根据美国加利福尼亚州的数据，其发病率为 1：35 000～1：34 632。

1. 发病机制　短链酰基辅酶 A 脱氢酶（short-chain acyl-CoA dehydrogenase，SCAD）为线粒体 β 氧化代谢

通路酰基辅酶 A 脱氢酶家族中一个重要的酶，在体内可催化 C4 ～ C6 的短链酰基辅酶 A 脱氢，其活性最强的底物为丁酰（C4）辅酶 A，其辅酶为黄素腺嘌呤二核苷酸（FAD），由 FAD 将电子转移至电子转运黄素蛋白（ETF）和电子转运黄素蛋白脱氢酶（ETFDH），进入线粒体呼吸链进行氧化磷酸化产生 ATP 供能。SCAD 缺陷导致丁酰辅酶 A 蓄积，丁酰辅酶 A 旁路代谢生成丁酰基肉碱、丁酰基甘氨酸、丁酸盐或通过丙酰基辅酶 A 羧化酶作用产生乙基丙二酸（EMA），因此 SCAD 缺陷的化学标志物为血中丁酰肉碱和尿中的乙基丙二酸升高。但目前认为乙基丙二酸是 SCAD 酶缺陷的非特异性的生化指标，与 SCAD 酶活性的缺乏程度不相关。

2. 筛查与阳性召回　血中丁酰基肉碱（C4）是 SCADD 患者的主要生化标志物，故新生儿疾病筛查（NBS）血串联质谱检测发现 C4、C4/C3、C4/C2 升高，则考虑召回复查，同时完善尿 GC-MS 检测。异丁酰辅酶 A 脱氢酶缺乏(IBDD)NBS 同样会检测到 C4 的升高，必须通过额外的实验室测试与 SCADD 区分开来。

3. 临床表现　大多数通过新生儿筛查确定的短链酰基辅酶 A 脱氢酶缺乏症（SCADD）的婴儿表现为无症状，因此，SCADD 现在被视为生化表型而不是疾病。SCADD 患者的临床表现不同于其他脂肪酸氧化代谢疾病（低酮低血糖、脂肪肝及心肌病等），主要表现为神经系统方面异常，发育迟缓是最常见的表现。在发育迟缓儿童中发现的 SCADD 患儿，20% 表现为发育不良、喂养困难和张力低下；22% 有癫痫发作；30% 表现为肌张力低但没有癫痫发作。

4. 诊断

(1) 在非压力条件下 (至少 2 次),血浆中丁酰肉碱 (C4) 浓度增加和 (或) 尿液中乙基丙二酸 (EMA) 浓度增加。

(2) 双等位基因 *ACADS* 存在致病变异。

5. 鉴别诊断　鉴别诊断中需要考虑的其他疾病:

(1) 异丁酰辅酶 A 脱氢酶缺乏症 (IBDD) (OMIM 611283):同样可被 NBS 检测的 IBDD 导致异丁酰基肉碱的升高,异丁酰基肉碱与丁酰基肉碱用串联质谱难以区分,需要另外的分离技术。IBDD 临床表现为相对轻微且非特异性的张力减退,并且在出生时通常是无症状的。因此,这与 SCADD 临床表现相似。IBDD 由 ACAD8 中的双等位基因变体引起。

(2) 多酰基辅酶 A 脱氢酶缺乏症 (MADD) (OMIM 231680):MADD 尿液中可见乙基丙二酸和血液中 C4 升高,其他肉碱也可能会升高,其临床表现与其他脂肪酸 β 氧化障碍相似,主要表现为肌张力减退、肝大、心肌病、代谢性酸中毒和非酮症性低血糖等。这种疾病是由 ETFA、ETFB 或 ETFDH 3 种基因之一的双等位基因变异引起。

(3) 乙基丙二酸脑病 (OMIM 602473):其尿液中的乙基丙二酸含量远高于 SCADD,其他代谢物可能会升高。特征性临床症状如直立性肢端发绀、瘀斑和严重的神经症状,使其区别于 SCADD。这种疾病是由 ETHE1 中的双等位基因变体引起的。

(4) 线粒体呼吸链缺陷:是一组临床表现多样性疾病,可能表现为尿液中的乙基丙二酸和血液中的 C4 轻度升高,在没有乳酸血症的病例中,可能与 SCADD 区分,可能需要进行分子检测以建立诊断。

6. 治疗　由于 SCADD 现在被视为生化表型而非疾病，因此不需要治疗。鉴于缺乏研究，特别是长期研究，可以提供给生化遗传学家进行长期随访研究的入组。既往治疗方法如下。

（1）避免空腹：SCADD 中不推荐饮食脂肪限制或特定补充剂。急性期可静脉给予 10% 葡萄糖溶液，或者口服葡萄糖溶液抑制分解代谢。虽然低血糖不是其常见症状，但可以给予类似的治疗。

（2）左旋肉碱治疗：肉碱治疗脂肪酸 β 氧化障碍疾病一直存在争议。

（3）维生素 B_2（核黄素）治疗：FAD 为 SCAD 蛋白的辅助因子，对 SCAD 蛋白功能发挥重要作用。但只有少量报道核黄素治疗有效。

7. 随访管理　随访患者生长发育情况，包括每年监测其质谱 C4 浓度，尿有机酸分析，生长、发育及营养状况。

8. 再生育指导　SCADD 以常染色体隐性方式遗传。在受孕时，SCADD 患者的每个同胞都有 25% 的机会遗传双等位 ACADS 致病性或易感性变异，并可能发展出与 SCADD 相关的临床发现；有 50% 的可能性成为 ACADS 致病性变异的携带者。如果已经确定了家族中的致病变异体，则可以对有风险的家庭成员进行携带者检测。对妊娠风险增加的成员或家庭，可以进行产前检测和植入前遗传学诊断，但不建议。

9. 特殊情况　异丁酰辅酶 A 脱氢酶缺乏（IBDD）同样会检测到 C4 的升高，必须通过额外的实验室测试与 SCADD 区分开来。

四、中链酰基辅酶 A 脱氢酶缺乏症

中链酰基辅酶 A 脱氢酶缺乏症（medium-chain acyl-CoA dehydrogenase deficiency，MCADD）是一种常见的脂肪酸氧化障碍，可导致能量生成减少和毒性代谢中间产物蓄积引起疾病。临床可累及各个部位，包括肌肉、肝脏、神经系统或心血管系统。在白种人中常见，估计发病率为 1/（10 000 ～ 27 000），在其他人群中较少见。

1. 发病机制　中链酰基辅酶 A 脱氢酶（MCAD）是参与线粒体脂肪酸 β 氧化的酶之一，分布于线粒体基质、肝脏、骨骼肌、心肌和皮肤成纤维细胞中。MCAD 特异作用于含 6 ～ 12 个碳的中链酰基辅酶 A，催化 α、β 碳原子各脱下一个氢原子，参与中链脂肪酸 β 氧化的第一步。脱下的成对电子与 ETF 的辅基黄素腺嘌呤二核苷酸（FAD）结合，再经 ETF 脱氢转运至线粒体呼吸链，进行氧化磷酸化产生 ATP。脱氢产生的烯酰基辅酶 A 在烯酰基辅酶 A 水合酶、羟酰基辅酶 A 脱氢酶、酮酰基辅酶 A 硫解酶这三个酶依次作用下，完成一次 β 氧化过程，产生的乙酰辅酶 A 进入三羧酸循环，产生 ATP。MCAD 活性降低或完全缺失时，导致中链脂肪酸代谢受阻，乙酰辅酶 A 生成减少，继而 ATP 及酮体生成减少；线粒体内中链酰基辅酶 A 蓄积。蓄积的中链酰基辅酶 A 主要通过以下 3 条途径代谢：①与甘氨酸结合，产生己酰甘氨酸、辛酰甘氨酸、癸酰甘氨酸通过肾脏排出，减轻毒性产物的作用；②与肉碱结合，产生己酰肉碱（C6）、辛酰（C8）、癸酰肉碱（C10），进一步代谢，但常导致继发性肉碱缺乏；③转运到微粒体进行 ω 氧化，产生二羧酸（己二酸、辛二酸、癸二酸），

这些二羧酸有很强的肝毒性作用。MCAD缺乏症通过生酮作用损害外周组织的能量供应，并增加葡萄糖依赖性和利用率。这会导致低酮症低血糖、代谢性酸中毒、肝病和嗜睡，当糖原储备耗尽时，这些症状会发展为昏迷和死亡。

2. 筛查与阳性召回　新生儿疾病筛查串联质谱检测发现C8（癸酰基肉碱）、C8/C2、C8/C10升高，伴有C6、C10升高，考虑召回复查串联质谱，同时完成尿GC-MS检测。

3. 临床表现　MCAD缺乏症患者多数在出生后3个月至3岁之间发病，少部分在新生儿期或成人期发病，也有无症状患者。患者可反复发病，一般都有诱发因素，如饥饿、感染等。急性期表现为典型低血糖和呕吐，可发展为昏睡、抽搐发作，甚至昏迷或死亡；血糖降低时尿酮阴性有助于诊断。部分患者出现肝大和急性肝病（有时与Reye综合征相混淆，Reye综合征的特征是急性非炎症性脑病伴高氨血症、肝功能异常和肝脏脂肪浸润）。成人在长期禁食后，包括手术禁食后，或酒精中毒后出现临床症状。那些经历代谢失代偿需要住院治疗的人通常表现出发育和神经残疾。猝死是MCAD患者常见症状之一，发病的患儿中约有25%死亡，成人期急性发病的患者死亡率更高，可达50%。约有1/3急性发病后存活的患者出现后遗症，包括生长发育迟滞、运动发育迟缓、智力障碍、心理行为问题、癫痫、脑瘫、慢性肌无力等。疾病发作间歇期患者往往表现正常。

神经系统风险：有急性发病病史的MCAD缺乏症患者有发育落后、获得性失语症和注意力缺陷障碍的风险，这些疾病被认为是急性代谢障碍引起脑损伤所致。

肌肉问题：有急性发病病史的 MCAD 缺乏症患者可能有慢性肌肉无力的风险。在新生儿疾病筛查诊断患者的一项长期研究中，报道了许多疲劳、肌肉疼痛和运动耐力下降的病例。

生长问题：MCAD 缺乏的儿童在开始治疗后有肥胖的风险，可能是由于喂食的频率。

心律失常：MCAD 缺乏症的心脏症状很少见，但也有零星病例报道。有报道称，MCAD 缺乏症婴儿的 QTc 间隔时间延长。有 MCAD 缺陷的成人也出现室上性心动过速、室性心动过速，并最终导致心室颤动后出现心搏骤停、呕吐和头痛，同时有高氨血症和低血糖。

肾病：一些研究表明，患有 MCAD 缺乏症和其他脂肪酸代谢紊乱的人群随着年龄的增长可能有患慢性肾病的风险。有肾小管间质纤维化的个体也被证明某些脂肪酸氧化酶表达较低，导致 ATP 耗竭、细胞内脂质沉积和凋亡。

4. 诊断

（1）血浆酰基肉碱分析：C8（癸酰基肉碱）、C8/C2、C8/C10 升高，伴有 C6、C10 升高。

（2）尿液有机酸分析和尿酰基甘氨酸分析：可以提供支持性证据，并在广泛可用的分子测试出现之前或分子测试不容易获得时用于诊断。尿液有机酸分析在急性发作期间，亚芳基甘氨酸和二羧酸（己二酸、辛二酸、癸二酸、十二烷二酸和十四烷二酸）可能升高。尿酰基甘氨酸分析将检测尿中的正己酰甘氨酸、3-苯基丙酰甘氨酸和亚芳基甘氨酸。该试验对于无症状个体和那些仅在有机酸分析中可能遗漏的轻度或间歇性生化表型的个体的识别更为敏感和特异。在急性发作期间，存在大量的己酰基甘氨酸和亚芳基甘氨酸（它们也很容易通过尿液有机酸分析检测到），酰基甘氨酸分析对新生儿有益，是临床无症状或具有轻度或间歇性生化表型的患者的首选试验。

（3）测定残留的分析酶活性是可能的，但不是常规必需的，并且在许多地区临床上不可用。

（4）分子基因检测：当实验室结果提示为 MCAD 缺乏症时，针对 ACADM 进行分子遗传学测试的方法可以包括单基因测试或基因 panel。

5. 鉴别诊断

（1）多重酰基辅酶 A 脱氢酶缺乏症：是一种复杂的疾病，表现范围从新生儿到复杂的先天的迟发性表现至低酮症低血糖、心肌病和横纹肌溶解症。酰基肉碱显示出 C4、C5、C5DC、C6、C8、C10:1、C12、C14、C14:1、C16、C16:1、C16-OH、C16:1-OH、C18、C18:1、C18-OH 和 C18:1-OH 酰基肉碱的不同升高。此外，诊断生化标志物的升高可包括戊二酸、3- 羟基异戊酸、乳酸、中链和长链二羧酸以及甘氨酸，如异戊酰甘氨酸、异丁基甘氨酸和 2- 甲基丁酰甘氨酸。

（2）极长链酰基辅酶 A 脱氢酶（VLCAD）缺乏症：也表现为低酮症低血糖、肝功能障碍和肝功能衰竭，与 MCAD 缺乏症相似。VLCAD 血浆酰基肉碱显示 C14、C14:1、C16 和 C16:1 酰基肉碱升高，可区分 VLCAD 缺乏症和 MCAD 缺乏症。

（3）长链 -3- 羟基酰基辅酶 A 脱氢酶缺乏症（LCHAD）和三功能蛋白缺乏症（TFP）：低酮症低血糖、肝功能障碍和肝功能衰竭等症状与 MCAD 缺乏症相似，但在 MCAD 缺乏症中未见周围神经病变和视网膜病变。血浆酰基肉碱显示 C16-OH、C16:1-OH、C18-

OH 和 C18:1-OH 酰基肉碱升高，从而可将 LCHAD 和 TFP 与 MCAD 缺乏区分开。

（4）继发性肉碱缺乏时需要与原发性肉碱缺乏（PCD）鉴别：PCD 临床表现为低酮低血糖、肝脏功能异常、高氨血症和心肌病及肌肉疾病，血中 C0 水平明显降低，伴有 C2 ～ C18 水平低，无 C8、C8/C2、C8/C10、C6、C10 升高，可加以鉴别。

6. 治疗

（1）避免禁食是治疗 MCAD 缺乏症的主要方法。无症状的 MCAD 缺陷个体禁食的最大值：在没有发热或其他应激条件并发感染的情况下，6 ～ 12 个月大的婴儿最多禁食 8h；1 ～ 2 岁最多 10h；2 岁后最多 12h。一般的经验法则：出生到 4 个月大的婴儿禁食不超过 4h，在 12 个月大的婴儿每个月增加 1h 的禁食时间。措施：婴儿需要频繁喂养（每 2 ～ 3 小时 1 次），就像未受影响的新生儿一样。婴幼儿时期睡前给予 2g/kg 生玉米淀粉，以确保夜间有足够的葡萄糖供应；年长患儿可不给予加餐。平时饮食：脂肪摄入不超过总能量的 30%，婴儿期使用母乳或标准婴儿配方奶粉适合于满足这样的营养需求。MCAD 缺乏症患者不需要额外的能量；由于肥胖的风险，应该避免过量喂养，但疾病状态时，需要增加碳水化合物的摄入。有学者推荐及早入院治疗，防止病情恶化。

（2）左旋肉碱补充剂：此治疗方法有争议。MCAD 缺乏症患者可能会发展为继发性肉碱缺乏症，因为有过量的酰基肉碱与游离肉碱结合并经肾脏排泄。一些研究者建议口服补充 100mg/（kg·d）的肉碱，以纠正经常观察到的继发性肉碱缺乏，然而长期补充肉碱的成本较高。此外，尽管左旋肉碱在治疗 MCAD 缺乏症中没有发现严重的不良反应，但当应用 100mg/（kg·d）的左旋肉碱治疗时，一些人抱怨恶心、腹泻、腹痛和有鱼腥味。因此，建议在游离肉碱水平低于正常范围时使用低剂量左旋肉碱补充剂。

（3）急性期治疗：纠正低血糖和补充足量液体及电解质是改善代谢失衡和清除有毒代谢产物的关键。

（4）并发症治疗：有急性发病史并出现神经系统等并发症时，需要定期评估各系统功能，进行相应的治疗。

7. 随访管理　在生命的最初几个月，应考虑每月进行一次复诊，以确保家长对疾病的了解，保证婴儿健康成长。因为经常喂食，青春期前的儿童可能会超重，所以每次门诊就诊时应监测生长参数。随访应包括体重控制措施，如关于适当营养的常规教育和推荐的体育锻炼。无症状患者建议定期随访以下指标：发育指标、血浆酰基肉碱分析、血浆游离肉碱和总肉碱水平、尿酰基甘氨酸分析、尿液有机酸分析。有症状的 MCAD 缺乏症患者，特别是疾病急性期，除外上述监测内容，仍需要监测以下指标：血糖浓度、肝功能、肾功能、血气分析、血浆氨乳酸、电解质等。

8. 再生育指导　中链酰基辅酶 A 脱氢酶（MCAD）缺乏症为常染色体隐性遗传，如果父母双方都携带 ACADM 致病变异，那么每个同胞在受孕时都有 25% 的机会致病而受到影响，有 50% 的机会是无症状的带菌者，25% 的机会为正常个体。遗传咨询是向个人和家庭提供关于遗传疾病的性质、遗传和影响的信息，帮助他们做出明智的医疗和个人决定的过程。

注意事项：患有 MCAD 缺乏症的孕妇必须避免增加分解代谢。

（1）婴儿特殊配方奶粉、椰子油和其他含有中链三酰甘油作为脂肪主要来源的人造食品在 MCAD 缺乏症中是禁忌的。

（2）流行的高脂肪、低碳水化合物饮食不适于 MCAD 缺乏症。

（3）饮酒，尤其是急性酒精中毒（如狂饮），通常会导致 MCAD 缺乏症患者代谢失调。

（4）阿司匹林已被证明可以通过增加线粒体脂肪酸氧化和长链脂肪酸通量，以及抑制过氧化物酶体脂肪酸氧化而加剧 MCAD 缺乏症，过氧化物酶体脂肪酸氧化通常充当脂质毒性缓冲剂。

（5）患有 MCAD 缺乏症的孕妇妊娠期饥饿耐受力会降低。分娩时要给予静脉滴注葡萄糖，并及时监测其代谢水平和肝功能。

9. 特殊情况

（1）应用串联质谱技术对 MCAD 缺乏症筛查中，低游离肉碱水平的新生儿可出现假阴性，包括未确诊的 MCAD 缺乏症的母亲、母亲肉碱转运蛋白缺乏症或营养性肉碱缺乏症。可造成新生儿假阳性。

（2）接受中链三酰甘油（MCT）油补充剂或含 MCT 食品（如补充 MCT 的婴儿配方奶粉、椰子油）的个人可能表现出辛酸和癸酸的浓度升高，不应解释为可能有 MCAD 缺陷。

五、极长链酰基辅酶 A 脱氢酶缺乏症

极长链酰基辅酶 A 脱氢酶（very long chain acyl-CoA dehydrogenase，VLCAD）缺乏症是一种涉及线粒体基质中脂肪酸 β 氧化初始步骤的疾病。VLCAD 缺乏症的流行率估计为 1 ：（30 000 ～ 100 000）。这种疾

病可于新生儿期至成年期的不同年龄段发病，并且在疾病期间或长期禁食后风险最大。症状包括低血糖、横纹肌溶解、骨骼肌无力和心肌病。在 VLCAD 缺乏症患者中描述了多种基因型变异。治疗强调避免禁食，通常包括低长链脂肪和富含中链三酰甘油（MCT）的特殊饮食，肉碱的补充目前是有争议的。通过早期诊断、治疗和监测可以降低与 VLCAD 缺陷相关的发病率和死亡率。

1. 发病机制　VLCAD 作为线粒体脂肪酸 β 氧化过程中第一步的关键酶，可以催化含 14～18 个碳的不同长度碳链的脂酰基辅酶 A 脱氢，生成烯酯酰辅酶 A，后者在烯酯酰辅酶 A 水化酶、羟酯酰辅酶 A 脱氢酶、酮酯酰辅酶 A 硫解酶这三个酶的共同作用下完成长链脂肪酸的 β 氧化过程。辅酶黄素腺嘌呤二核苷酸（FAD）接受脱氢产生的氢离子进入线粒体脂肪链进行氧化磷酸化产生 ATP 供能。VLCAD 在肝脏、心肌、骨骼肌、皮肤成纤维细胞的线粒体中均有表达。VLCAD 缺乏将导致体内长链脂肪酸代谢障碍，影响能量供给，同时储蓄在细胞内对心肌、骨骼肌、肝脏等产生毒性作用。

2. 筛查与阳性召回　VLCAD 通过串联质谱测定干血斑（DBS）筛查中，其主要标记 C14:1、C14:1/C2、C14:1/C16 和 C14:1/C12:1 升高。初筛结果 C14:1 ≥ 1.0 μmol/L 患病可能性大。召回筛查阳性患者，同时完成尿 GC-MS 检测。

3. 临床表现　根据起病年龄和临床表现可分为 3 种类型。

（1）心肌病型：早发病且病情严重，多于新生儿期至婴儿期起病，死亡率高。常出现严重的心脏异常，如肥厚型和扩张型心肌病等。其他表现有低酮低血糖

Reye 综合征、无明显前驱症状的新生儿猝死等。

（2）肝病型：一般儿童期发病，表现为空腹耐力下降和急性期低酮症低血糖，实验室检查肝功能异常，多数在其他急性疾病中被首次发现。

（3）肌病型：多成人期发病，是最常见的临床类型，症状较轻，间歇性发作，表现为独立的骨骼肌受累、横纹肌溶解和运动或禁食后的肌红蛋白尿，一般不伴有心肌病或低血糖。临床中可出现肌无力、肌肉疼痛，实验室检查肌酶异常。

4. 诊断

（1）对于具有以下特征的个体，应怀疑极长链酰基辅酶 A 脱氢酶（VLCAD）缺乏。

1）新生儿筛查试验提示 VLCAD 缺乏症心脏异常。初步新生儿筛查试验 C14:1 水平 > 1mmol/L 强烈提示 VLCAD 缺乏症。C14:1 的水平 > 0.8mmol/L 表明 VLCAD 缺乏，但也可能在携带者和一些没有 *ACADVL* 致病变体的健康个体中发生。

2）严重的早发性肥厚性或扩张性心肌病、心包积液和心律失常，伴有肌张力减退、肝大和间歇性低血糖。

3）严重的早发多器官衰竭。

4）与肝大和低血糖相关的肝功能障碍与禁食持续时间不成比例和(或)尿液中没有大的酮,但没有心肌病。实验室测试可以鉴定升高的转氨酶或改变的肝脏合成功能。

5）与剧烈运动、禁食、冷暴露或发热引起的运动不耐受，肌肉痉挛和（或）疼痛及间歇性横纹肌溶解相关的肌病；肌酸磷酸激酶（CK）间歇性升高，发作之间恢复正常。

（2）酰基肉碱分析：在 VLCAD 缺乏中最常见的关

键代谢物 C14:1、C14:2、C14 和 C12:1 升高。

（3）酶活性检测：成纤维细胞或淋巴细胞蛋白质提取物的直接 VLCAD 酶活性测定。在许多情况下，酶测定对于解释基因发现和决定哪些病例需要治疗及密切的临床和生化监测是至关重要的。

（4）分子遗传学检测：单独的遗传分析在预测未来代谢失代偿的风险方面可能是不确定的，因为临床意义未知的新核苷酸变异经常被发现，可使用单基因测试和多基因组测试。单基因检测：首先进行 *ACADVL* 的序列分析，然后如果仅发现一种或没有致病变体，则进行基因靶向缺失 / 重复分析。多基因组检测需注意：①小组中包含的基因和用于每种基因的测试的诊断灵敏度因实验室而异，并且可能随时间而变化。②一些多基因组可能包括与本病症无关的基因。因此，临床医生需要确定哪个多基因组最有可能以最合理的成本鉴定病症的遗传原因，同时限制对不能解释潜在表型的基因中不确定显著性和致病性变体的鉴定。

5. 鉴别诊断　VLCAD 缺乏症需要和其他能引起低酮低血糖的疾病相鉴别，如 MCAD 缺乏症等，但它们之间根据串联质谱结果可以做出鉴别，VLCAD 以 C14:1 升高为主，而 MCAD 则以 C8 升高为主。间歇性横纹肌溶解症也是 CPT Ⅱ 缺乏症、一些原发性肌病和三功能蛋白缺乏症的特征，但从发病年龄、诱因及串联质谱结果可以鉴别。

6. 治疗　原则是避免空腹、感染、疲劳和运动过度，给予高碳水化合物、低脂肪，补充中链三酰甘油以及对症处理。

（1）避免以下情况：①长时间禁食，推荐 6 个月至 1 岁禁食时间不超过 8h，1 ～ 2 岁不超过 10h，> 2 岁不超过 12h。②心肌刺激（如心导管术）。③脱水（急性肾小管坏死的风险）。④高脂肪饮食（长链脂肪），包括生酮或碳水化合物限制饮食，以减轻体重。⑤挥发性麻醉剂和含有高剂量长链脂肪酸的麻醉剂，如异丙酚和依托咪酯。然而，有研究在显示 VLCAD 缺乏的个体中评估了异丙酚在短期手术中的应用，并未发现其引起不良事件。

（2）急性期处理：纠正低血糖和补充足量液体及电解质是改善代谢失衡和清除有毒代谢物的关键，确保能量供给。急性横纹肌溶解症发病时可以通过用含葡萄糖的液体水合和尿液碱化来进行治疗，以保护肾功能并防止继发于肌红蛋白尿引起急性肾衰竭。

（3）合理饮食和中链三酰甘油（MCT）的使用：饮食结构应该以碳水化合物为主，减少长链脂肪酸的摄入，保证必需脂肪酸的摄入，保证蛋白质供给。有症状的 VLCAD 缺乏症患者脂肪摄入占总能量的 25%～30%，补充 MCT。心肌病型患儿，MCT 比例占总脂肪酸摄入的 90%，长链脂肪酸占 10%。1 岁内患儿宜选用最富含 MCT 的配方奶（80% 的脂肪为MCT），这样的饮食可逆转心肌病型患者心肌的病理改变；1 岁后患儿应控制长链脂肪酸摄入不超过总能量的 10%，MCT 提供总能量的 20%。肝型和肌病型 1 岁内患者可以选用富含 MCT 的配方奶（50% 的脂肪为MCT）或最富含 MCT 的配方奶。1 岁以后推荐选择有利于"心脏健康"的饮食，一般脂肪中 50% 来自长链脂肪酸，50% 来自 MCT。

（4）肉碱治疗：肉碱补充剂的使用是有争议的。合并肉碱缺乏时可以补充，一般给予 50～100mg/（kg•d）。但有学者认为给予左旋肉碱补充的小鼠积累了更高水平的长链酰基肉碱，由于潜在的心肌毒性而受到关注。但在 VLCAD 缺乏的患者中补充肉碱不能避免其在运动时肉碱水平的降低。

（5）其他新型治疗剂：目前正在研究其他新型治疗剂，如三庚酸甘油酯，其在对运动耐量影响的 II 期开放性试验中显示了一些潜在的益处。

7. 随访管理

（1）疾病急性期，需要完善以下检测：

1）血糖浓度、血氨浓度、肌酸激酶（CK）浓度、转氨酶等测定。

2）心脏超声心动图。

3）心电图。

（2）间歇期健康随访，建议的评估包括：

1）年度体检，包括心脏状态。

2）每年或每 2 年一次的超声心动图检查，特别是对于既往有心功能不全的患者或有明显运动不耐受的患者。

3）年度营养状况评估，肥胖症可能成为一个重大问题。

4）评估必需脂肪酸缺乏症，特别是那些严重限制长链膳食脂肪的患者。

8. 再生育指导　VLCAD 缺乏以常染色体隐性方式遗传。如父母再生育，同胞有 25% 的机会受到影响，50% 的机会成为无症状的携带者，25% 的机会不受影响而且不是携带者。杂合子（携带者）是无症状的，并且没有患上这种疾病的风险。可以通过遗传咨询及产前诊断避免患儿出生。同时需要评估先证者同胞以及先证者父母的同胞，以便尽早确定携带者的生育风险。

9. 特殊情况　分娩和产后阶段是分解代谢旺盛状

态，可使母亲患横纹肌溶解和随后的肌红蛋白尿的风险更高。值得注意的是：即使严格限制长链脂肪的摄入，C14:1 等酰基肉碱指标一般不能完全恢复正常，因此控制 C14:1 完全正常不是治疗的目标，而避免发生心脏、肝脏受损，减少横纹肌溶解的发作，保证正常身体发育及适当的运动才是治疗目标。

（黄小玲）

第五节　碳水化合物代谢病的筛查及诊治

一、半乳糖血症

1. 发病机制　半乳糖血症是半乳糖增高的中毒性临床代谢综合征，一种常染色体隐性遗传代谢病。半乳糖在半乳糖酶的作用下进入糖酵解途径，半乳糖酶主要有半乳糖激酶（GALK）、半乳糖 -1- 磷酸尿苷酰转移酶（GALT）及尿苷二磷酸 - 半乳糖 -4- 差向异构酶（GALE），正常代谢过程中先后作用生成 1- 磷酸葡萄糖进而为机体提供能量。酶缺陷引起半乳糖代谢阻滞，半乳糖及其旁路代谢产物在体内堆积，引起半乳糖血症。根据缺乏酶的种类不同，将半乳糖血症分为 GALT 缺乏型、GALK 缺乏型、GALE 缺乏型。其中，GALT 缺乏型又分为经典型半乳糖血症、临床变异半乳糖血症和生化变异半乳糖血症 3 种，经典型半乳糖血症可表现为严重的 GALT 缺乏，本节主要介绍经典型半乳糖血症。

2. 临床表现　经典型半乳糖血症可累及各个组织器官，常见的临床表现如下：

（1）消化道症状：多数患儿在出生后数天，因哺乳或人工喂养牛乳中含有乳糖，出现拒乳、进食后呕吐、体重不增、腹泻等症状，随后出现黄疸及肝大。如未及早诊断和（或）治疗，患儿将出现腹水、肝衰竭、出血，危及生命。

（2）神经系统症状：轻型多无急性症状，随年龄增长，患者逐渐出现发音障碍、白内障、智力障碍、认知障碍、执行功能障碍、运动障碍、记忆障碍和社交障碍等。

（3）对性腺功能的影响：常影响女性生殖系统导致卵巢功能障碍，表现为青春期发育不全或延迟，月经稀少，初潮后数年继发性闭经，部分患者则出现原发性闭经。

3. 辅助检查

（1）常规生化检查：可表现为直接胆红素和（或）间接胆红素升高、血清 ALT 和 AST 升高、血清纤维蛋白原降低、PT 和 APTT 延长、低血糖、低血磷、糖尿等检查异常。

（2）新生儿筛查：目前已有多个国家将半乳糖血症列入了新生儿筛查的范围。在婴儿生命的第 1 周进行血液试验（足跟血或静脉血标本）筛查，采用 Beutler 试验（又称荧光斑点试验）、量热试验、荧光半乳糖氧化酶法、Guthrie 法等方法，以测定半乳糖或半乳糖酶的含量。

（3）分子遗传学检测：基因突变分析可用于确诊，或者用于高危人群的半乳糖血症诊断及半乳糖血症先证家庭的遗传咨询。

4. 诊断及鉴别诊断　典型的 GALT 缺乏的半乳糖血症患儿常在围生期发病，其临床表现无特异性，主要依赖实验室检查来确诊。可通过测定 GALT 酶活性或其相应的代谢产物检测协助诊断。基因诊断可确诊本病。

鉴别诊断：本病需与 NICCD、尼曼 - 匹克病 C 型、肝豆状核变性等 GALT 相关性疾病相鉴别，常用方法为 GALT 活性检测或基因分析。

5. 新生儿筛查与阳性召回　目前欧美国家及日本、韩国和中国台湾省均将半乳糖血症列入了新生儿筛查的范围。但在中国大陆地区尚未形成新生儿常规筛查。新生儿筛查主要通过采集足跟血，滴于专用滤纸片晾干后寄送到筛查中心，应用 Beutler 试验测定 GALT 酶活性，也可采用 Paigen 试验或者串联质谱测定半乳糖及相关代谢产物，从而达到早期诊断、治疗，避免新生儿期死亡，尽量减少远期并发症的发生。

6. 随访管理　新生儿期如出现一系列症状或考虑该病，应进行病因筛查。如高度怀疑本病或一旦确诊需立即停用母乳及普通配方奶粉。如出现并发症应给予相应的对症处理：①低血糖者，持续输注葡萄糖以维持血糖浓度；②新生儿高胆红素血症，可酌情予以光疗；③肝功能异常者予以保肝治疗；④出现出血倾向者可输注新鲜冷冻血浆；⑤如果出现骨密度过低，可适当补钙及补充维生素 D；⑥女性患儿应从 12 岁开始予以小剂量雌激素治疗。

7. 治疗与再生育指导　一旦确诊，需终身限制半乳糖摄入。如怀疑患儿为半乳糖血症，可立即将饮食改为无乳糖饮食。无症状纯合女性生育婴儿可能患半乳糖血症，尤其对以前分娩过半乳糖血症婴儿的母亲，在妊娠期间应限制半乳糖摄入。及早限制半乳糖摄入可以使本病急性期症状得到极大的改善。由于本病 3 种类型均为常染色体隐性遗传病，半乳糖血症的预防要避免近亲结婚，进行遗传咨询。对于已生育半乳糖血症儿的父母，再次生育在性别上无区别，但要进行产前诊断，避免缺陷儿出生。

二、先天性乳糖酶缺乏症

先天性乳糖酶缺乏症是一种罕见且严重的常染色体隐性遗传的非感染性腹泻病,男女均可发病。

1. 发病机制　先天性乳糖酶缺乏症是肠黏膜中乳糖酶缺乏所致。婴幼儿主要进食母乳、奶粉等,乳糖酶缺乏或活性降低导致乳制品中的乳糖不能被水解,被肠道菌群酵解产生大量有机酸和二氧化碳、氢气、甲烷等,未被吸收的乳糖及有机酸等存留在肠腔导致严重的渗透性腹泻、腹胀、腹痛、酸中毒、脱水等一系列症状。我国新生儿的乳糖不耐受多属于此类。

2. 临床表现　出生时正常,开始母乳或牛乳喂养不久后,通常喂奶 2 ～ 3 天后出现腹泻,酸性水样大便,伴有腹胀,肠鸣音亢进,排气增多。不进食含乳糖食物后腹泻好转停止。查体可见体重不增、营养不良、消瘦、腹部膨隆等。

3. 诊断与鉴别诊断　尿、粪便乳糖及粪便 pH 检测;酶活性测定:小肠黏膜活检,测定其酶活力;乳糖氢呼气试验;进行基因诊断可确诊。

本病需与继发性乳糖酶缺乏、牛乳蛋白过敏相鉴别,此外部分早产儿及新生儿由于肠黏膜尚未发育成熟,乳糖酶数量及活性不足,也会产生腹泻症状,一段时间后可恢复正常。

4. 治疗　对于新生儿及婴儿可摄入以牛乳为基础或以大豆为基础的无乳糖配方乳,待腹泻停止后再根据患儿的耐受情况,逐渐增加母乳喂哺次数。对于年龄稍大的患儿,减少乳类制品摄入,及时添加含乳糖酶制品饮食,添加谷类及麦类饮食。急性期伴脱水时则应首先静脉输注或口服补充液体以纠正脱水。

三、遗传性果糖不耐受症

遗传性果糖不耐受症（HFI）是糖代谢过程的果糖二磷酸醛缩酶 B（ALDOB）基因突变引起的以低血糖为主要表现的常染色体隐性遗传性疾病。

1. 发病机制　因果糖二磷酸醛缩酶 B 基因发生突变，导致 ALDOB 缺乏引起的 1- 磷酸果糖在肝、肾、肠中堆积，消耗胞内无机磷酸盐，引起 ATP 缺乏，ATP 依赖的离子通道障碍，造成细胞水肿，器官功能障碍，抑制了糖原分解和糖异生，诱发产生急性低血糖。长期摄食果糖还会造成肝细胞坏死、脂肪浸润、胆小管增生及纤维化，甚至可造成肝功能衰竭。

2. 临床表现　遗传性果糖不耐受症的病情严重程度与基因突变类型无关，而与患者的年龄、饮食习惯、进食情况有关，发病年龄越小，临床表现越重。

（1）出生后人工喂养的新生儿，多在 2 ～ 3 天内发病，出现腹痛、恶心、呕吐、脱水，重者可出现休克并伴有出血倾向等急性肝衰竭症状；母乳喂养的新生儿则在添加辅食（含有蔗糖或果糖）后出现上述消化道症状和低血糖表现，如大汗、震颤、抽搐甚至昏迷。部分婴儿因进食"甜食"后有不适症状而自动拒食。

（2）患者长期摄入果糖食品可造成肝肾功能障碍，如肝大、黄疸、出血、水肿、腹水、肝肾功能衰竭和肾小管酸中毒，营养障碍时可出现体重不增和生长发育迟缓等。由于 1,6- 二磷酸果糖是糖代谢过程中专一性中间代谢产物，限制患者进食含果糖食物尽管减少了 1- 磷酸果糖在肝脏中的堆积，但也不能使食物中的果糖全部消失。因此，仍可有进行性肝损害，进行性肝衰竭。故不明原因肝大也要考虑 HFI 的可能。

3. 诊断与鉴别诊断　患儿出现不明原因低血糖或肝大考虑 HFI 时，ALDOB 基因突变检测是一项可靠的确诊方法，ALDOB 基因存在致病纯合突变或复合杂合突变可以明确诊断；果糖耐受试验可达到诊断目的，但在婴幼儿中可引起致命性低血糖，试验过程中需密切观察患者反应。故仅在临床高度怀疑而基因检测阴性时考虑应用此项检查协助诊断。

鉴别诊断：

(1) 与其他果糖代谢障碍性疾病相鉴别：果糖激酶缺乏症也可有进食含果糖物质后出现低血糖表现，但肝功能无损伤，酶活性检测可明确诊断。

(2) 其他疾病所致低血糖：①其他糖代谢障碍性疾病，如糖原贮积症、半乳糖血症也可有低血糖、肝大等临床表现，但非进食果糖诱发低血糖，特异性酶检测及致病基因分析可协助诊断；②氨基酸代谢障碍性疾病、枫糖尿病、支链氨基酸代谢病可出现低血糖及肝功能损害表现，但氨基酸及有机酸分析可见特征性代谢产物，确诊依赖于酶学检测与基因突变分析；③脂肪酸 β 氧化障碍，以长时间禁食或应激状态下低酮性低血糖为主要表现，鉴别有赖于血浆酰基肉碱谱分析；④内分泌激素分泌异常，高胰岛素血症、垂体功能低下、肾上腺皮质功能低下、Beckwith-Wiedemann 综合征等，可进行相关激素水平的检测。

(3) 以肝功能异常表现为主者要与病毒感染（肝炎病毒、EB 病毒等）、食物中毒、药物性肝损伤引起的肝病相鉴别。

4. 治疗　HFI 尚无根治方法，临床以饮食控制和对症治疗为主，早期诊断及积极治疗可减少肝损伤，改善预后。

（1）一般治疗：及时终止一切含果糖、蔗糖、山梨醇的食物和药物，注意补充多种维生素，特别是水溶性维生素，防止微量元素缺乏。

（2）对症治疗。①低血糖：静脉滴注葡萄糖纠正低血糖症；②及时纠正电解质及酸碱平衡紊乱；③低血糖纠正后，如仍有低血糖发生，可对症给予止惊处理，静脉滴注地西泮、苯巴比妥或苯妥英钠；④对肝肾功能损害的慢性患者，有出血倾向的可静脉输入血浆或全血，同时避免服用损伤肝肾功能的药物；⑤急性肝衰竭者应予以积极对症处理，如补充白蛋白、凝血因子，治疗腹水、肝性脑病等；⑥应用肝移植方法治疗肝衰竭者。

四、糖原贮积症

（一）糖原贮积症 I 型

糖原贮积症 I 型（GSD I 型）又称 Von Gierke 病，是葡萄糖 -6- 磷酸酶活性缺乏所导致的一类糖原代谢障碍性疾病。GSD I 型分为 4 种亚型：GSD I a、GSD I b、GSD I c 和 GSD I d。

1. 临床表现

（1）低血糖及高乳酸血症：新生儿或婴儿早期低血糖和乳酸中毒是其特点，低血糖多出现在清晨禁食后，可反复低血糖。脂肪代谢异常使得血中丙酮酸及乳酸含量升高，出现酸中毒。患儿可表现为多汗、易激惹甚至抽搐发作。

（2）肝、肾大：出生时常有肝大，腹部膨隆，伴有或不伴有脾大；由于肾脏糖原贮积可出现进行性肾脏损害。

（3）发育迟缓：由于反复低血糖，从而生长发育迟缓，幼稚面容，四肢短小。

（4）出血：因血小板功能障碍，可有反复出血表现，主要表现为鼻出血。

（5）反复呼吸道感染及腹泻：由中性粒细胞功能障碍及数量减少所致，对细菌易感。

（6）高脂血症：患儿脂质合成增加、分解减少，可导致高脂血症，与远期动脉粥样硬化、胰腺炎等有关，个别患儿可表现出皮肤黄色瘤。

（7）骨质疏松：可能与生长发育迟缓、青春期延迟、骨骼发育和成熟障碍有关。

2. 辅助检查

（1）生化指标：低血糖、高乳酸血症、高甘油三酯血症、高胆固醇血症、高尿酸血症、肝功能异常。

（2）糖耐量试验：空腹抽血检测血糖、血乳酸，同时给予葡萄糖 2g/kg（最多 50g）口服，30min、60min、90min、120min、180min 时测定血糖、血乳酸，正常时血乳酸升高不超过 20%，该类型患儿基础值明显升高，口服葡萄糖后血乳酸明显下降。

（3）胰高血糖素刺激试验：空腹刺激试验，于空腹后 2h 肌内注射胰高血糖素 30 ～ 100 μg/kg，注射后 15min、30min、45min、60min 测定血糖。正常时 45min 内血糖可升高 > 1.4mmol/L，患儿血糖无明显升高，乳酸可升高。餐后 2h 刺激试验，试验过程与空腹相同，GSD Ⅰa 患者无血糖升高。

（4）肝脏病理：HE 染色可见细胞结构排列紊乱，肝细胞肿大变形，胞质淡染，炎性细胞浸润，肝窦受压，糖原染色（PAS）为阳性。因本检查为有创性操作，故较少应用。

（5）基因诊断和产前诊断。

3. 鉴别诊断

(1) 肝脏肿瘤：可通过临床表现、影像学检查及病理检查进行鉴别。

(2) 其他类型的糖原贮积症：Ⅱ、Ⅲ、Ⅴ、Ⅶ型以肌肉受累为主，Ⅶ型仅累及肌肉，Ⅰ、Ⅲb、Ⅳ、Ⅵ型主要累及肝脏，诊断时需结合临床表现、生化检测、病理及基因检测等。

4. 治疗

(1) 饮食治疗：本病治疗的重点是维持血糖浓度，使其在正常范围内，进而改善继发的代谢改变和临床症状。膳食结构上碳水化合物需占总能量的 60%～65%，蛋白质占 10%～15%，脂肪摄入占 209%～30%（首选富含亚麻酸的植物油）。除蔬菜、水果和少量的奶制品以外应严格限制乳糖、果糖及蔗糖，可采用生玉米淀粉（UCCS）治疗。但 UCCS 仅能维持 3.5h 血糖水平，多数儿童无法按顿服用，且可能出现肠道不耐受症状，对于 1 岁以下儿童，初始治疗不宜使用 UCCS，只要其生化指标能够达标，没有必要使用配方奶来代替母乳喂养，夜间可使用夜间持续胃滴注喂养（CNGDF）治疗。

(2) 辅助治疗：鱼油可能对 GSD Ⅰ 型患者血脂异常的改善有益；其余维生素及矿物质，可补充维生素（维生素 D 和维生素 B_1 等）、钙、铁（贫血时）等。针对其他并发症，可采取对症治疗，必要时采取手术治疗。

（二）糖原贮积症Ⅱ型

糖原贮积症Ⅱ型（glycogen storage disease type Ⅱ，GSD Ⅱ型），又称 Pompe 病，是先天性酸性 α-1, 4-葡萄糖苷酶（acid alpha-l, 4- glucosidase，GAA）缺陷所导致的常染色体隐性遗传病，在活产婴儿的发病率为 1/50 000～1/40 000。

1. **临床表现**　该病的临床表现及病情轻重与体内残余酶活性及发病年龄呈负相关。一般酶残余越少、发病越早，病情越严重。GSD累及肌肉主要表现为运动不耐受、肌痛、横纹肌溶解、肌无力和心肌病。根据残留的GAA活性、发病时期及临床表现严重程度可分为婴儿型和迟发型。

(1) 婴儿型：经典婴儿型患者的GAA酶活性低于正常的1%，儿童及部分成人型残存部分GAA酶活性，但一般不超过正常的30%。婴儿型症状严重，主要累及骨骼肌和心肌，多于出生后3～6个月起病，表现为喂养困难、心肌肥大、骨骼肌张力减退、肝大和呼吸困难，伴有营养障碍和发育停滞，易患呼吸道感染，肌力、肌张力低下，少动，多因心力衰竭、呼吸衰竭死亡，GSD Ⅱ型患者1岁以前夭折的比例高达90%，平均寿命为6.0～8.7个月，仅有不到10%的患儿生存期可超过2年。少数不典型婴儿型患儿起病稍晚，病情进展较慢，心脏受累较轻，又称非经典婴儿型。

(2) 迟发型：又可分为儿童型和成年型，患者于1岁后起病，可晚至60岁，以动作发育迟滞或步态不稳为初始症状，进而出现肌力减退，以四肢近端肌及呼吸肌受累为主，心肌受累少见。成年型主要临床表现为30～40岁发病，缓慢进展的近端肌无力。呼吸肌易受累是本病较为特异性临床表现，同时也是最常见的死亡原因。脑血管病变是晚发型患者另一个潜在的死亡危险因素。

2. **辅助检查**

(1) 血清肌酐测定：婴儿型肌酸激酶（CK）几乎都升高，95%的迟发型患者CK升高，但无特异性，常伴有天冬氨酸转氨酶（AST）、丙氨酸转氨酶（ALT）、乳酸脱氢酶（LDH）升高。

（2）心脏检查：心电图提示 P-R 间期缩短、心室高电压，ST 段改变。超声心动图提示心室肌肥厚，增厚心肌回声降低，早期可有左心室流出道梗阻，晚期表现为扩张型心肌病。

（3）肌电图检查：以肌源性损害为主，也可出现肌强直性放电、纤颤电位等神经源性改变。近端肌肉较远端肌肉阳性率高。针极肌电图正常不能除外诊断。

（4）肌活检：光镜下典型表现为大量肌纤维内嗜碱性空泡形成，以Ⅱ型纤维受累为主。

（5）GAA 活性测定：皮肤成纤维细胞测定 GAA 活性是诊断 GSD Ⅱ型的金标准。取皮肤活检的成纤维细胞进行培养，需要 4～6 周，诊断时间较长。外周血淋巴细胞测定 GAA 活性，具有无创、便于运输、敏感、准确、快速、高通量等优点，适用于新生儿，临床多采取此种方法诊断。但外周血检测 GAA 活性易受中性粒细胞中 GAA 同工酶麦芽糖葡萄糖淀粉酶的干扰，容易出现假阴性结果。

（6）GAA 基因突变分析可以明确诊断。

3. 诊断与鉴别诊断　GSD Ⅱ型诊断依据包括临床表现、实验室生化学、电生理学、组织病理学、肌肉影像学等，确诊依据酶活性测定。需要与以下疾病相鉴别：

（1）心内膜弹性纤维增生症：心内膜非均匀性增厚、回声增强，增厚内膜与心肌界线明显，左心室收缩及舒张功能均受限，心脏超心动图可予以鉴别。

（2）贮积症：黏多糖多沉积于心肌及瓣膜中，以瓣膜结构及功能改变为主，尿液黏多糖检测及外周血酶学分析可协助鉴别。

（3）肢端肥大症：婴幼儿发病率极低，心肌肥厚、心室运动僵硬，以舒张功能损害为主，根据临床表现、血清生长因子和胰岛素样生长因子鉴别。

（4）其他类型代谢性疾病：如脂肪酸代谢异常、Barth 综合征、线粒体病，也可引起心肌病、骨骼肌受累，尿有机酸、血液氨基酸、酯酰肉碱谱分析及基因分析可帮助鉴别。

4.治疗　临床上主要采取低糖高蛋白或支链氨基酸饮食、加强护肝、控制感染、心肺功能支持、康复训练、辅助呼吸及对症支持治疗，但均无法阻止病情进展。近年来酶替代疗法（enzyme replacement treatment，ERT）为该病患者带来了新的希望。临床试验证实重组人酸性 α - 糖苷酶(rhGAA)可以显著延长婴儿型患者的生存期，使其心肌、骨骼肌的功能均得到明显的改善，可延长非机械通气患者的生存时间，改善心肌病，促进生长发育，改善运动功能，也可显著改善成年型患者的症状，改善患者的肌力，提高生活质量，并延缓病情进展。剂量为 20mg/kg，每 2 周一次缓慢静脉滴注。但该治疗酶不能通过血 - 脑屏障，所以对中枢神经系统内的糖原沉积无效。

（三）糖原贮积症Ⅲ型

糖原贮积症Ⅲ型（glycogen storage disease type Ⅲ，GSD Ⅲ型）是一种罕见的糖原降解错误，发病率为 1/10 万，是糖原脱支酶基因（AGL）突变和随后的糖原脱支酶缺乏引起的常染色体隐性遗传的糖代谢障碍，主要亚型为 GSD Ⅲ A（85%）和 GSD Ⅲ B（15%）。

1.临床表现

（1）儿童期常为急性，成年后发展为慢性、渐进性疾病。多数患儿数月即出现临床表现，可有肝大、低血糖、生长受限、高脂血症、轻度脾大、全身肌力和运动耐力下降、不能竖头等表现。

（2）迟发型肌病：表现为肌无力、肌张力低下及肌肉萎缩。部分患者儿童期无明显肌无力，中年呈慢性进行性肌病，后期手、前臂或肢带肌萎缩，行走和登楼困难，体重减轻。

（3）心脏表现：起病隐匿，多发生于成人，常为左心室室壁均匀增厚，功能基本正常，随访病情较稳定。少数进展快，出现左心室扩张、室壁变薄、节段性室壁运动及收缩功能异常、心力衰竭甚至心源性猝死。

2. 辅助检查

（1）一般检查：肝功能异常、血糖血脂异常、CK及 CK-MB升高、脱支酶活性降低、肌电图或心电图改变、LDH 和尿酸常无异常。

（2）口服糖耐量试验：口服葡萄糖后分别于30min、60min、90min、120min、180min 测定血糖及血乳酸,血乳酸常无异常。口服葡萄糖总量为 2g/kg（总量 ≤ 50g）。

（3）胰高血糖素刺激试验：空腹注射胰高血糖素，血糖常无明显变化。方法如下：空腹后 2h，肌内注射胰高血糖素 30 ～ 100 μg/kg，分别于注射后 15min、30min、45min、60min 测血糖，患者血糖无明显升高。餐后数小时后再做试验，则反应正常。

（4）肝组织活检和酶活性测定：肝组织活检中轻者为肝周边纤维化，重者可见肝硬化典型表现，但无脂肪样变性，可与 Ⅰ 型相鉴别，在电镜下胞质内糖原增多。

（5）进行 AGL 基因突变检测，如有需要，可进行遗传咨询，产前基因检测有益于计划生育。

3. 治疗　　无糖高蛋白饮食可以改善 GSD Ⅲ 型肝大和运动不耐受，治疗目的主要是维持血糖正常水平，避免生长发育异常，延缓及改善相关临床并发症等。据相关文献报道，早期饮食管理是治疗此病的重要手段，包括增加进餐次数、食用未煮熟的玉米、夜间肠内喂养等。其目的在于维持正常的血糖水平，防止高酮血症，方法是在一天中分配足够的碳水化合物摄入量，并使用额外的蛋白质作为底物。严重情况下可进行肝移植。发展为终末期心脏病变时，可进行心脏移植。

（四）糖原贮积症Ⅳ型

糖原贮积症Ⅳ型（GSD Ⅳ型）是糖原分支酶基因GBEI突变或其他组织糖原分支酶缺乏引起的疾病，其表现大致分为两类：造成肝受累的为经典型；另一种为神经肌肉受累。本病是由肝脏 α-1，4-葡聚糖分支酶缺乏所致。

1. 临床表现

（1）经典型：主要表现为肝受累，患儿在1.5岁前表现为生长及发育落后、肝硬化和肝脾大，可进展为门静脉高压和肝衰竭，5岁前死亡常见。个别不典型病例发病较晚且病程长。

（2）致死性围生期神经肌肉型：患儿出生后即有严重水肿，肌张力减弱明显，可伴随先天性多关节屈曲挛缩，但不伴肝硬化及肝衰竭。多数患儿新生儿期即死亡。

（3）先天性神经肌肉型：发病于儿童时期，可以表现为不同程度肌无力或出现运动不耐受，心肌受累可导致心肌病，重者可死于心力衰竭。

（4）成人神经肌肉型：成年发病，可出现慢性神经源性肌无力，伴感觉障碍及尿失禁，少数患者有痴呆表现。

2. 辅助检查　本病临床症状差别明显，需要根据年龄及临床表现选择对应的化验检查。经典型常出现转氨酶、总胆红素、结合胆红素、血氨升高等肝功能异常。腹部超声可呈现肝硬化、脾大、门静脉高压等表现。神经肌肉型肌电图可表现为神经源性损害。肌肉活检可发现结构异常的糖原堆积。

3. 治疗　典型肝受累患儿应选择肝移植，可以延长生存期。神经肌肉型患儿应采取对症治疗。

（五）糖原贮积症 V 型

糖原贮积症 V 型（GSD V 型），又称 McArdle 病，由 PYGM 基因突变所致。该病的病因是糖原分解代谢的异常。以运动后肌无力、易疲劳和严重痛性痉挛为特征，典型患者一般于 20 ～ 30 岁出现症状。

1. 临床表现　临床症状在发生年龄及严重程度上均存在很大的差异，可无症状，轻症者仅有易疲劳、运动不耐受等表现，少数严重、快速进展类型也可出生后不久即起病。

（1）短时剧烈运动不耐受：一般在剧烈运动后 1 ～ 2min 出现严重肌痛、肌肉僵直或痉挛。儿童时期运动不耐受较常见，肌痛痉挛、肌红蛋白尿相对少见。

（2）运动后继减现象：GSD V 型患者在剧烈运动后出现乏力、肌痛和肌肉痉挛，稍作休息后或补充一定的葡萄糖再运动时，对运动有更好的耐受性，称为继减现象，与运动后局部肌肉的血液循环增加而提供了葡萄糖及脂肪酸等能量代谢底物有关。继减现象为诊断本病的重要线索。

（3）肌红蛋白尿：患者在剧烈运动后可能出现茶色尿，该症状的出现提示可能存在横纹肌溶解或肌肉的大量破坏，引起肌红蛋白血症，严重时可致肾衰竭。有报道认为约 50% 的 GSD V 型患者可出现肌红蛋白尿，其中 1/2 患者可引起急性肾衰竭。

（4）约 1/3 的患者可有非进行性肌无力表现，多数近端肌肉受累，成年 GSD V 型患者的病情随年龄增长而进展，60～70 岁可出现进行性近端肌无力、肌萎缩，累及四肢近端肌肉、抬头肌等，少数文献报道可累及呼吸肌。

2. 辅助检查

（1）血清肌酸激酶：约 93% 的患者有血清肌酸激酶升高，肌酸激酶升高基本是持续的，运动后尤为明显，但肌酸激酶升高的程度不同。

（2）肌电图：可以表现为正常或轻度肌病样改变。

（3）乳酸前臂缺血试验：是用于筛查的最常用的运动试验。正常人在运动后 1～3min 血乳酸值较基线值升高 3～5 倍，一般 5min 达高峰，然后逐渐下降至正常。GSD V 型患者运动后乳酸浓度无明显升高，小于基线的 3 倍，而血氨升高，或乳酸/血氨比值下降。前臂缺血试验对诊断肌糖原贮积症的敏感性及特异性均较高。但除 GSD V 型患者，其他类型 GSD 如磷酸果糖激酶缺乏，前臂缺血试验也会有阳性发现。同时，在操作方法不当或与患者配合欠佳时，前臂缺血试验会有假阳性结果。本试验会诱发疼痛、肌红蛋白尿，存在诱发横纹肌溶解、筋膜室综合征，引起肾衰竭的风险。

（4）蹬车试验：出现继减现象支持该病诊断。一项病例对照研究显示，中等强度的蹬车试验为本病的诊断提供了特异、敏感、简单可行的方法。

（5）肌肉活检：光镜下肌膜下或肌原纤维间的糖原沉积使肌纤维呈空泡样改变，过碘酸席夫染色阳性，提示空泡为堆积的糖原，但也有一些轻型病例的肌肉活检常规染色为阴性，应用树脂包被标本的半薄切片进行

PAS 染色可更好地显示糖原聚集。应在肌红蛋白尿发作后近期再生活跃时活检,避免误诊。

(6) PYGM 基因突变分析:检测到 2 个致病突变具有确诊意义。

3. 鉴别诊断

(1) GSD Ⅶ型:PFKM 基因突变致磷酸果糖激酶缺乏所致的 GSD Ⅶ型,临床表现与 Ⅴ型极其相似。GSD Ⅶ型在儿童更多见,直接影响糖酵解,运动前给予葡萄糖会加重症状,相关酶活性测定或基因突变分析可以确诊。

(2) 肉碱棕榈酰转移酶Ⅱ (CPT Ⅱ) 缺乏症:该病是一种脂肪酸氧化酶缺陷病,也可有运动诱发的肌痉挛、肌痛、肌红蛋白尿等表现。与 GSD Ⅴ型的区别包括患者可以耐受短时剧烈运动,但不耐受长时间轻体力运动,没有运动后的继减现象,空腹可以诱发肌无力,而高碳水化合物低脂饮食可以减少肌无力发作。确诊必须靠生化检测 CPT Ⅱ的活性或基因突变检测分析。

(3) 其他:如线粒体肌病、甲状腺功能减退相关疾病。前者的诊断有赖于肌活检特征性的破碎红边纤维及细胞色素氧化酶染色,后者则根据相关内分泌指标如甲状腺功能的检查即可明确诊断。

4. 治疗 本病无特效治疗,以对症治疗为主。规律的低中强度的运动练习有一定治疗作用,可提高心肺容量,降低肌酶,改善患者的运动耐力,提高生活质量。低剂量补充肌酸对一些患者有益,运动前口服支链氨基酸及输注葡萄糖可改善部分患者的运动耐力;高碳水化合物 (65%)、低比例脂肪 (20%) 饮食可能对患者有益。

(六) 糖原贮积症Ⅵ型

糖原贮积症Ⅵ型 (GSD Ⅵ型) 又称 Hers 病,是

PYGL 基因突变导致肝脏糖原磷酸化酶缺乏，糖原分解障碍，ATP 生产不足所致，多在婴幼儿出现，临床表现包括肝大、生长发育落后、酮症性低血糖，少数患者出现肝纤维化、纤维瘤、肝细胞癌等。

1. 临床表现 症状一般相对较轻。儿童期常见肝大和生长发育落后，当出现进食困难时容易出现低血糖。少数患者同时出现肝大伴明显空腹低血糖表现。患儿常智力正常，但生长及运动发育有时落后，出现身材矮小。严重中枢神经系统病变青少年可出现帕金森综合征、卒中等。

2. 辅助检查

（1）血生化检查：空腹血糖常正常或轻度降低，空腹酮体、转氨酶、胆固醇、血脂、血氨、血乳酸可升高，尿酸、血清肌酸激酶可正常或升高。

（2）腹部 B 超：常见不同程度的肝大，肝脏穿刺病理检查见糖原含量增加，肝细胞磷酸化酶活性降低。

（3）基因检测：PYGL 基因突变分析为确诊方法。

3. 治疗 治疗原则是预防低血糖的发生和促进生长发育。高蛋白质饮食可改善远期并发症，即使患者没有空腹低血糖，也建议晚上睡前进食以增加能量。对于有空腹低血糖表现的患者，建议平时应用少量多餐的进食方式。可给予生玉米淀粉每天 1 ～ 3 次口服，以维持血糖，同时避免酮体升高。

（七）糖原贮积症Ⅶ型

糖原贮积症Ⅶ型（GSD Ⅶ型），属于常染色体隐性遗传，是肌肉磷酸果糖激酶基因（PFKM）突变致肌肉磷酸果糖激酶缺乏的一种遗传病。

1. 临床表现

（1）经典型：患者表现为运动后肌肉酸痛和肌肉痛

性痉挛，以及运动后继减现象，部分患者可出现发作型肌无力、肌萎缩和轻度肌病。严重时出现骨骼肌溶解、黄疸、肌红蛋白尿伴高胆红素血症、高肌酸激酶血症、高尿酸血症和网织红细胞升高。

（2）晚发型：儿童时期患儿即可表现为运动能力较差，青春期出现典型的运动后肌肉痉挛和疼痛，50岁后出现轻度肌无力，并进行性发展导致严重肌肉功能丧失。

（3）婴儿型：患者在婴儿期为松软儿，表现为严重的肌病，起病后迅速进展，可伴有指（趾）远端关节屈曲和智力落后，常于 1 岁以内死亡。

（4）溶血型：患者表现为轻度的非球形细胞性溶血性贫血，网织红细胞增生。

2. 辅助检查

（1）生化检验：肌肉症状明显者，在无症状时 CK 即可持续在较高水平，发作时血 CK 明显升高，甚至可高达 10 000U/L 以上。网织红细胞可升高，血红蛋白可以为正常，血尿酸可增高。

（2）肌电图：可以呈正常或肌源性损害。

（3）肌肉活检及乳酸前臂缺血试验：肌肉活检时光镜下可见肌肉过碘酸席夫染色轻度增加，部分患者呈现非特异性改变。肌肉匀浆组织中糖原含量增加。电镜下可见肌纤维间和肌内膜下有糖原聚集。乳酸前臂缺血试验为诊断肌肉糖原贮积症的重要试验，正常人在运动后 1 ～ 3min 血乳酸值较基线值升高 3 ～ 5 倍，然后逐渐下降至正常。GSD Ⅶ型患者前臂缺血试验显示运动后乳酸浓度无明显升高。

（4）肌肉磷酸果糖 -1- 激酶活性测定：在肌肉匀浆组织中该酶的生物活性明显降低至正常值的 1% ～ 5%。

(5) PFKM 基因突变分析：检测到 2 个致病突变具有确诊意义。

3. 鉴别诊断

(1) GSD Ⅴ 型：其临床表现与 Ⅶ 型非常相似，是 PYGM 基因突变所致遗传性肌肉糖原贮积症，但 GSD Ⅴ 型肌痉挛程度较轻，较少由高碳水化合物诱发，且在儿童更少见。相关酶活性测定或基因突变分析可以明确鉴别两种疾病。

(2) 肉碱棕榈酰转移酶 Ⅱ 型（CPT Ⅱ）缺乏症：通常有运动诱发肌痉挛、肌痛、肌红蛋白尿表现，是一种脂肪酸氧化酶缺陷病，该病的患者空腹可以诱发肌无力，而高碳水化合物低脂饮食可以减少肌无力发作，可以与 GSD Ⅶ 型相鉴别。确诊必须靠检测 CPT Ⅱ 的酶活性或基因突变分析。

(3) 其他：如线粒体肌病、甲状腺功能减退相关疾病。线粒体肌病的诊断需要肌活检有特征性的破碎红边纤维及细胞色素氧化酶（COX）染色。内分泌疾病相关指标的异常可以明确甲状腺功能减退相关疾病的诊断。

4. 治疗　本病以对症治疗为主。高碳水化合物饮食可以诱发部分患者肌肉痉挛，适当避免高碳水化合物饮食可减少发作。

（八）糖原贮积症Ⅸ型

糖原贮积症Ⅸ型（GSD Ⅸ型）是磷酸化酶激酶（PHK）缺陷引起的一组糖原贮积性疾病，故也称磷酸化酶激酶缺乏症，约占全部 GSD 的 25%。可导致肝受累型和肌肉受累型两大类。磷酸化酶激酶是糖原磷酸化酶特异性激活剂，控制糖原分解成葡萄糖，由 α、β、γ 和 δ 4 个亚单位构成，其中研究较明确的致病基因包括导致肝脏磷酸化酶激酶缺乏症的 PHKA2、

PHKG2、PHKB，分别对应 α、γ、β 亚基，而 PHKA2 可占 75%，是一种 X 连锁遗传病。导致肌肉磷酸化酶激酶缺乏症的基因为 PHKA1。

1. 临床表现　与其他类型 GSD 相比，病情相对较轻，预后较好，不同基因突变所致肝脏受累的表现大体相似，PHKB 基因突变所致肌肉改变在儿童期几乎无症状，所以 PHKA2、PHKB 和 PHKG2 基因所致的疾病临床表现几乎无明显差异。早期即有肝大和生长发育迟缓，典型症状还有低血糖表现。大多数患者临床表现随年龄增长而减轻。少数患儿可有语言发育稍落后和青春期延迟。女性患者的多囊卵巢发生率增高。

2. 辅助检查

（1）生化检查：提示肝功能异常，转氨酶升高，低血糖伴酮体增加，高三酰甘油，血尿酸和乳酸可在正常范围。腹部 B 超可见不同程度的肝大，偶有肝腺瘤和肝硬化。肝脏穿刺病理检查可见糖原含量明显增加、纤维化和轻度炎性改变。

（2）酶学检查：多数患者肝脏、红细胞和白细胞中磷酸化酶激酶活性明显降低。少数外周血红细胞和白细胞中磷酸化酶活性在正常范围或高于正常范围，而肝脏中该酶活性明显降低。

（3）基因检测：由于酶活性测定有假阳性进而假阴性的可能性，最好进行基因突变分析以明确诊断。PHKB 基因突变还可导致肌肉磷酸化酶激酶活性明显降低。

3. 鉴别诊断

（1）GSD Ⅵ型：该病常由肝脏糖原磷酸化酶缺乏所致，临床表现与肝脏磷酸化酶激酶缺乏症相同。由于肝脏磷酸化酶激酶具有激活糖原磷酸化酶的作用，当该酶缺乏时糖原磷酸化酶的活性也降低。考虑 GSD Ⅵ型在检测肝脏磷酸化酶活性时要同时测定磷酸化激酶的活性，或者基因突变分析进行鉴别。

（2）GSD Ⅰ型和Ⅲ型：见本章其他相关章节。

4. 治疗　治疗原则与其他 GSD 相同，主要是预防低血糖，采用高碳水化合物、足量蛋白质（总热量的 15% ~ 25%）、低脂饮食，少量多餐。一般为口服生玉米淀粉，监测血糖，调整用量，维持血糖正常。对症治疗包括保肝、降脂、控制嘌呤含量（必要时）等。

（九）糖原贮积症 O 型

糖原贮积症 O 型（GSD O 型）是一种罕见的常染色体隐性遗传病，主要为 GYS1 和 GYS2 基因突变导致的糖原合成酶 1 和糖原合成酶 2 缺乏，糖原合成酶 1 主要存在于骨骼肌和心肌中，糖原合成酶 2 主要存在于肝中。

1. 临床表现

（1）GYS1 基因突变型：表现为易疲劳、运动耐量及肌力下降，累及心肌可引起心肌肥厚、心搏骤停甚至猝死。

（2）GYS2 基因突变型：患者在断奶之前通常没有症状表现，断奶期间表现为断奶困难，出现空腹低血糖或易激惹，餐后高血糖及高乳酸血症等。

2. 辅助检查　当临床上出现患者肝脏大小正常的低血糖时，首先化验空腹血糖和尿酮体，明确患者存在空腹酮症性低血糖时，进一步完善餐后血糖和乳酸水平。当餐后血糖和血乳酸水平同时升高时，则高度怀疑此病。可做肝脏活检病理分析，但不能诊断此病。诊断金标准为基因突变分析。

3. 鉴别诊断　基本鉴别试验为餐后胰高血糖素刺激

试验。而空腹胰高血糖素刺激试验时所有酮症性低血糖疾病（包括 GSD O 型）患者血糖均不升高，餐后胰高血糖素刺激试验能使其他疾病所致的酮症性低血糖患者血糖升至正常，而 GSD O 型患者血糖升高至正常或出现高血糖，同时血乳酸水平在刺激后也明显升高，该试验为鉴别 GSD O 型与其他原因所致酮症性低血糖疾病的重要试验。

4. 治疗　治疗目的是预防空腹低血糖，以及减轻由空腹高酮体和餐后高乳酸所致的代谢性酸中毒。饮食治疗包括高蛋白质饮食，选择复合性低血糖指数碳水化合物，在婴幼儿期，高蛋白质饮食未有效地维持血糖在正常范围时，可给予生玉米淀粉口服。该疾病患者有正常的糖原异生功能，所以补充的蛋白质能作为糖原异生的前体物质供内源性葡萄糖生成，同时，由于高蛋白质使血糖达到正常，机体对脂肪氧化分解的依赖减少，脂肪酸和酮体产生也减少，可避免单糖类碳水化合物的摄入，减少患者血乳酸升高。

（王　欢　王　晔　魏　兵　付金月　闫双双
马　明　吕红娇）

第六节　代谢性骨病的筛查及诊治

代谢性骨病（metabolic bone disease）是由多种原因引起的骨骼矿盐代谢紊乱、骨骼矿化障碍，从而破坏和干扰正常骨代谢和生化状态的全身性遗传性骨骼疾病，可见于常染色体显性遗传、常染色体隐性遗传及 X 连锁遗传，可以有骨生长发育障碍、骨质疏松、进行性骨痛、反复多发性骨折、骨骼畸形等多种临床表现。

儿童常见的先天性代谢性骨病有低磷性佝偻病、成骨不全、纤维性骨发育障碍、特发性幼年型骨质疏松症、石骨症等。常见的结构性骨病有软骨发育不全综合征、脊柱骨骺发育不良、脊柱干骺发育不良、干骺软骨发育不良、短肢畸形、短躯干畸形、先天性骨畸形综合征、染色体异常性骨病等。

一、低磷性佝偻病

低磷性佝偻病（hypophosphatemic rickets，FHR）是在儿童中最常见的代谢性骨病，由遗传性或获得性的原因致肾脏磷酸盐运输缺陷，肾小管对磷酸盐的重吸收障碍，大量磷从尿中丢失导致血磷降低和骨矿化障碍所致的一组骨骼疾病。主要临床表现为不成比例的身材矮小、发育迟缓、佝偻病、下肢畸形、牙齿发育不良等。

1. 发病机制　骨-肾磷代谢受许多因子、蛋白、激素的调控，是一个复杂的调节过程。正常情况下，磷的代谢受甲状旁腺素（PTH）、$1,25\text{-}(OH)_2D_3$ 及磷调节因子成纤维细胞生长因子 23（FGF23）的调控，通过肠道、骨骼及肾脏调节磷的平衡。$1,25\text{-}(OH)_2D_3$ 作用于小肠上皮 II b 型钠-磷共转运体（NaPi II b）促进肠道对磷的吸收，也促进肾脏对磷的重吸收。甲状旁腺素作用于破骨细胞使骨骼释放磷，抑制肾脏对磷的重吸收，FGF23 通过减少肾脏对磷的重吸收，促进尿磷的排泄。FGF23 过表达，或降解障碍参与了大部分低磷佝偻病的发病，在 XLHR、ADHR、TIO 患者血中均表现出高水平 FGF23。

2. 临床表现　遗传性 FHR 发病较早，骨骼与牙齿矿化不足和骨外钙化为主要临床表现。与维生素 D 缺乏性佝偻病不同，XLHR 患者几乎没有颅骨软化和肋骨串珠，患者生长发育落后，呈非匀称型身材矮小，四肢短小，下肢容易受累，表现为髋内翻、膝外翻、膝内翻，随着孩子开始走路，肢体畸形越来越明显。牙齿发育和矿化不良、畸形也是最早的主诉，包括非龋牙脓肿、釉质缺损、牙髓腔扩大和长冠牙。骨外钙化，指在肌肉的骨骼附着点及关节周围和韧带常有钙质沉着，肾脏也可有钙质沉着，表现为成年时期的肾结石。骨痛、肌肉无力和假性骨折也是常见的表现。

3. 辅助检查

(1) 钙、磷、碱性磷酸酶：突出的异常为血清磷降低，常低于 1mmol/L，尿磷排泄增加，肾小管最大磷吸收/肾小球滤过率 (TMP/GFR) 比值减小，血钙浓度正常，血清碱性磷酸酶升高，尿羟脯氨酸排泄量与碱性磷酸酶活性相关，与骨软化程度无相关。

(2) 甲状旁腺素、维生素 D、FGF23：甲状旁腺素正常或稍升高。血 $25\text{-}(OH)_2D_3$ 和 $1, 25\text{-}(OH)_2D_3$ 在多数患者中正常，但与低磷血症不相称。XLHR、ADHR、TIO 患者血 FGF23 浓度升高。伴高钙尿症遗传性低磷性佝偻病 (HHRH) 生化特征为低血磷时，FGF23 的水平正常。

(3) 骨骼 X 线：骨骼有普遍骨软化表现，长骨干骺端膨大，呈杯口状，干骺端边缘呈毛刷状，严重时干骺端边缘模糊不清呈磨玻璃状。

4. 诊断与鉴别诊断 FHR 的临床诊断依据为幼儿期或儿童期出现佝偻病的表现，多有家族史。血磷明显降低，尿磷排泄增多，TMP/GFR 比值减小，单独给予大剂量 $1,25\text{-}(OH)_2D_3$ 治疗无效果，需同时补充磷制剂才可使佝偻病骨软化症状改善，但尿中磷酸盐排泄增加和低磷血症改善不大。

(1) 营养性维生素 D 缺乏性佝偻病：发病早，多见于小婴儿。早期有神经兴奋性增高的表现，如兴奋、激惹、多汗、睡眠不安等。骨骼的改变多发在生长较快的部位，如头颅、胸部、干骺等。表现为颅骨软化、方颅、肋骨串珠、郝氏沟、手脚镯等。生化改变有血清 $25\text{-}(OH)_2D_3$ 水平降低、血钙降低、碱性磷酸酶升高，继发 PTH 升高，尿排磷增加，使血磷降低。维生素 D 治疗有效，可以与低磷性佝偻病鉴别。

（2）遗传性维生素 D 抵抗性佝偻病：为常染色体隐性遗传，该病分为两型。Ⅰ型是由于 1α - 羟化酶缺乏，$25\text{-}(OH)_2D_3$ 转化为 $1,25\text{-}(OH)_2D_3$ 障碍，引起血钙降低，继而导致甲状旁腺功能亢进、尿排磷增多，继发性的低磷血症。在治疗上对生理剂量的 $1,25\text{-}(OH)_2D_3$ 治疗有很好疗效，据此可与低磷性佝偻病鉴别。Ⅱ型为维生素 D 受体（VDR）基因突变，对维生素 D 不敏感。临床上除佝偻病表现外，许多患者伴有头发稀少或秃头，血清 $1,25\text{-}(OH)_2D_3$ 水平明显升高，有继发性 PTH 升高，而尿磷酸盐排泄正常，TMP/GFR 值正常，可以与低磷性佝偻病鉴别。

（3）干骺软骨发育不良（metaphyseal chondrodysplasia）：该病是由 PTHIR 突变所致。人类 PTHR1 基因定位于染色体 3p22～p22.1，该基因的突变导致位于生长板前肥大软骨细胞上甲状旁腺素相关蛋白受体（G 蛋白受体）自主兴奋，延迟了软骨细胞的分化，干扰了骨的形成。多在婴儿期发病，短肢体型矮小，肋骨串珠，关节膨大，下肢弓形，步态蹒跚。X 线干骺软骨模糊膨大，干骺端呈毛刷状。皮质骨侵蚀样破坏，骨膜成骨，颅盖骨呈特殊的网状结构，可以与低磷性佝偻病鉴别。

（4）Fanconi 综合征：除佝偻病的表现外，临床上有广泛的代谢异常，如近端肾小管性酸中毒、尿糖增多而血糖正常、低磷血症、低尿酸血症、低血钾、氨基酸尿、低分子量的蛋白尿等。

5. 治疗　FHR 的治疗目标是纠正和改善患儿骨软化、影像学异常及骨畸形，并防止继发性甲状旁腺功能亢进、高钙血症、高钙尿症。低磷性佝偻病治疗的国际方案是补充磷酸盐混合制剂、活性维生素 D（骨化三醇或阿法骨化醇）。在足够的药物治疗疗程之后，可考虑骨整形治疗。

（1）磷酸盐制剂：国际临床医师指南推荐低磷性佝偻病磷酸盐给药剂量为 20 ～ 40mg/（kg•d）（最多为 2 ～ 3g/d），每天分 3 ～ 5 次服用。磷酸盐剂量逐步增加。我国常用的配方有 $NaH_2PO_4•H_2O$ 18.2g+$Na_2HPO_4•7H_2O$ 145.0g 加水至 1000ml，磷浓度为 20.8g/L，过去以维持血清磷在正常低限范围内、碱性磷酸酶正常化的治疗目标，在低磷性佝偻病患儿身上很难达到。因为使血磷及碱性磷酸酶正常化，患者需过度服用磷酸盐制剂，会导致继发性甲状旁腺功能亢进。

（2）活性维生素 D：骨化三醇的给药剂量为 20 ～ 30ng/（kg•d），分 2 ～ 3 次服用。可在最初的几个月使用较大剂量的骨化三醇 50 ～ 70ng/（kg•d）以加快骨矿化的反应，后减低骨化三醇剂量以减少尿钙过高及高钙血症的发生。治疗过程中需要每 3 个月监测血清钙、磷、肌酐及尿钙 / 肌酐值及 PTH 水平。如果尿钙与尿肌酐的比值大于 0.4，说明维生素 D 的剂量太大，应及早减量，以减少中毒的机会。

（3）外科整形矫正：截骨术主要适应于单用药物治疗不可纠正的严重的胫骨扭转、弯曲，也可行微创手术，如骺骨干固定术矫正、骨生长面微小差别的纠正等。6 岁以下除严重的畸形一般不采取手术治疗。

（4）口腔护理：低磷性佝偻病患儿很容易发生口腔脓肿，应每天刷牙2～3次和定期口腔科就诊。常见的口腔脓肿药物治疗效果不显著者，建议应用封闭剂。

二、软骨发育不全综合征

软骨发育不全综合征（chondrodysplasia syndrome，CHD）是一组软骨发育障碍性疾病。包括软骨发育不全（ACH，MIM 100800）、软骨发育低下症（HCH，MIM 146000）、致死性软骨发育不良症（TD，MIM 187600）、重症软骨发育不全伴躯体发育延迟与黑棘皮病，又称SADDAN型软骨发育不良症（ADDAN，MIM 602613）和颅缝早闭（MIM 602849）等。具有身材矮小、多发性软骨发育不全的特点。

CHD中以软骨发育不全（ACH）最常见，国外报道其发病率为1：40 000～1：5 000，我国ACH的发生率为18：100万，围生期死亡率为1：10万，出生婴儿致死性软骨发育不良症的发病率约为1：60 000。

1.发病机制　病因与成纤维细胞生长因子受体（FGFR）基因突变有关，FGF是一组参与细胞信号转导的蛋白质，主要影响骨的构塑和发育，尤其是对软骨发育与软骨内成骨具有重要调节作用。FGF的作用受其受体FGFR的调控。FGFR主要包括3个亚型受体蛋白FGFR1、FGFR2及FGFR3。其中，FGFR3在骨骼发育初期的软骨中表达最高，FGF与其结合后，激发偶联和自磷酸化作用，通过干扰软骨细胞的增生和分化，抑制软骨成骨过程。FGFR3是一种易于发生突变的含酪氨酸激酶的受体，突变型FGFR3可导致CHD，而FGFR2突变主要限于基因的Ⅲa和Ⅲc两个外显子内，FGFR2基因的突变可引起至少5种颅缝早闭综合征。FGFRL

突变类型偶见。

2. 临床表现

（1）ACH 临床特征为全身骨骼受累的表现，出生时表现为严重的生长发育落后，非匀称性矮小，躯干长度基本正常，四肢短小，尤以肱骨和股骨短小更明显，上部量大于下部量，双手自然下垂时一般仅及髋部。伴有头大，头颅前后径大于左右径。头颅和面部不相称，表现为前额突出，面部宽、鼻梁下陷等面中线部位发育不良。胸部扁平，肋缘外翻，脊柱胸腰段明显前突，形成腰部前凸和臀部后翘的特殊姿势。手短而宽，手指粗短，常与第四指分开呈"V"形。由于骨干骺端增宽不规则，可影响关节活动，如伸肘及前臂旋转受限。偶见髋内翻和膝内翻。肌肉发育超出正常，皮肤软、松弛。部分患者可伴有脊髓或神经根受压表现，偶见脑积水和颅高压。

（2）TD 临床表现分为两型：I 型 TD 者的突出表现是股骨弯曲畸形；II 型无股骨畸形，但存在颅骨畸形，此型患者头大，前额突出，呈"三叶草"样头颅，颅底短，有面部小、鼻梁低平等面中部发育不良表现。四肢短小，胸部发育不全。多数患儿于出生后不久夭折，但也有存活至成年者。常合并智力低下、心脏畸形、肾盂发育缺陷等。

（3）与 FGFR3 基因突变有关的颅缝早闭主要有两种临床情况。一是 Muenke "角"样颅缝早闭，二是伴黑棘皮病的 Crouzon 综合征。Crouzon 等于 1912 年报道，临床特点是颅缝早闭、五官畸形、突眼及肢体过短，患者的皮肤改变具有特征性，表现为皮肤肥厚，呈疣状增生。病变可遍及胸、腹、背、乳腺和面部。

3. 辅助检查

(1) 生化检查:CHD 属于结构性骨病的范畴,血钙、磷、ALP 及其他骨代谢生化标志物均正常。

(2) X 线检查。①软骨发育不全表现：头颅的顶部增大、全身管状骨变短,直径相对增粗,骨皮质密度增高,尤以近端如肱骨、股骨最明显。长骨的干骺端明显变粗,向两侧膨出、呈花瓣状张开。胸骨前后径变小,胸骨厚、宽而短。髂骨翼变方,上下径短,呈肾形,髋臼宽而平。②软骨发育低下症的长骨 X 线检查同软骨不发育症,但头颅 X 线检查一般正常,有时可有面骨发育差,面部显得相对细小,脊椎多正常,偶有椎管狭窄或膝内翻。骨成熟一般正常或稍延迟。③致死性软骨发育不良症 I 型的突出 X 线检查表现是股骨弯曲畸形,II 型 X 线检查无股骨畸形,但存在颅骨畸形,常见颅底短、枕骨大孔狭窄等。④ SADDAN 型软骨发育不良症的 X 线检查主要表现为四肢长骨变短、干骺端明显变粗、胫骨弯曲畸形等。

(3) 基因突变：检查 FGFR3 突变基因是本病的致病基因, 位于 FGFR3 基因第 10 外显子的 cDNA1138, 导致 G380R 是引起 ACH 病的突变超热点,突变频率高达 95% 以上。

4. 诊断与鉴别诊断　　本病无特殊治疗。以往曾用生长激素 (GH) 治疗,临床观察有一定治疗效果,但长期疗效未明,故目前不推荐使用。严重肢体畸形或脊柱畸形者考虑手术矫形；椎孔狭窄者应进行减压处理；双下肢延长术可用于治疗软骨发育不全性侏儒患者。

5. 治疗　　如母亲 (或父亲) 或亲属存在本病,其子女应进行产前筛查,以早期发现患者和疾病基因携带者,可有效避免患儿出生达到预防目的。采集高危胎儿的遗传物质进行基因诊断是早期产前诊断较为理想的方法。

三、成骨不全

成骨不全 (osteogenesis imperfecta,OI) 又称脆骨病，是一种编码 I 型胶原蛋白基因突变的常染色体显性遗传为主的遗传性全身性结缔组织疾病。临床表现以骨密度降低、骨脆性增加、骨量减少、伴有其他结缔组织异常为特点，还包括蓝巩膜、牙釉质发育不全、进行性耳聋、骨质疏松、多发性骨折、进行性骨骼畸形、身材矮小、肌腱和韧带松弛等。少数为常染色体隐性遗传。其发病率为 1∶20 000～1∶15 000，无性别差异。

1. 临床表现　常表现为身材矮小、听力障碍，牙本质发育不全导致的牙变色、龋齿、牙脆裂，常有蓝巩膜或灰巩膜、缝间骨（Wormian 骨），以及骨脆弱、骨折、骨畸形等症状，以 I 型 OI 多见。

（1）I 型 OI 是最轻的一种类型，表现为骨折、蓝巩膜、听力丧失三联征。骨折通常发生于学步行走之后，青春期后减少。骨畸形极轻，身高基本正常，牙本质发育不全极少见。

（2）II 型 OI 为围产期致死型，患儿短小，因宫内骨折而长骨弯曲折叠，蓝巩膜或灰巩膜，颅骨大而软，X 线片示长骨粗短、多发长骨和肋骨骨折及畸形、广泛骨质疏松、椎体扁平等。多死于由胸廓小、肋骨骨折、肺炎及胶原相关性肺发育不良所导致的呼吸衰竭。

（3）III 型 OI 是最严重的非致死型成骨不全，表现为进行性骨畸形，患儿可经历数百次骨折，多有三角脸，前额隆起，蓝巩膜或灰巩膜，牙本质发育不全，脊椎压缩，脊柱侧弯，扁颅底和颅底凹陷症，严重矮身材，长骨干骺端呈囊状和爆玉米花样改变。

(4) Ⅳ型 OI 主要表现为中等严重程度，临床表现多样，与Ⅰ型和重型表现类似，可经历数十次骨折，但多数能下床活动，巩膜变色，牙本质发育不全，扁后颅，听力丧失，不同程度矮身材等。

2. 辅助检查

(1) 骨骼 X 线检查：表现为广泛骨质疏松、骨小梁减少、结构模糊、骨皮质变薄和多发性骨折并畸形。病变严重和发病早的四肢骨变粗变短，有多发性骨折和骨折断端骨痂形成，髓腔封闭，成角、假关节形成。发病较晚、病变较轻的四肢长骨骨干变细而不变短，骨质变薄，骨端增大。由于反复骨折和骨质软化可使长骨弯曲畸形。可有长骨囊状或蜂窝状改变。头颅呈超短头型，骨质菲薄，严重者似薄膜状，颅缝增宽并有缝间骨(Wormian 骨)。脊柱的改变主要为多发性压缩性骨折、脊柱侧弯和后突畸形，椎体骨质疏松受压变扁，呈双面凹陷及楔形变。骨盆因骨质软化和负重而呈漏斗状或三叶形。

(2) B 超：主要用于产前胎儿重型 OI 诊断。胎儿四肢长骨均明显短小，部分弯曲、成角，骨折，骨密度下降，颅骨菲薄，部分有轻度脑积水；绝大部分合并羊水过多。胎儿软组织明显发育不良，心胸比增大，胸腹比减小，部分胎儿有胸腹水，胎盘发育不良(体积小，胎盘功能与妊娠孕周不符)。

(3) 双能 X 线吸光分析检查骨密度：显示骨密度明显下降，Z 值多低于 − 2SD 以下。

(4) 血钙、磷、碱性磷酸酶：一般正常，少数患者碱性磷酸酶可增高。

(5) 基因突变检测：采用外周血、皮肤活检和绒毛膜绒毛活检进行 OI 相关基因突变分析是确诊成骨不全的可靠方法，并可指导遗传咨询。

3. 治疗

（1）康复和物理治疗：目的是增加患者的运动功能和日常生活能力。进行低阻力体格训练可增加肌力和活动能力，增加氧耗量。康复治疗需个体化，多采用水疗、游泳等。

（2）矫形外科治疗：采用骨切开术放置髓内针治疗骨折和矫正产生功能障碍的骨畸形。矫形支架用于治疗脊柱侧弯，环形架颈牵引（Halo 氏）可减轻或稳定脊柱侧弯，减轻疼痛和改善呼吸功能。枕骨颈部的矫形支架可以延缓颅底凹陷症导致的后脑疝出或脑脊液循环受阻。可复位性颅底凹陷症可采用颅后窝减压及枕骨颈部的融合手术。不可复位性颅底凹陷症应采用经口、经腭咽的减压术。虽经手术成功减压，但多数在术后 6 年内加重。

（3）双膦酸盐治疗：帕米膦酸二钠的循环性静脉注射临床应用较多，能显著减轻慢性骨痛，增加活动量，减少骨折发生率，增加脊椎骨量和改善压缩的椎体形状与大小。儿童参考剂量：< 2 岁 0.5mg/（kg·d），连续注射 3 天，间隔 2 个月为一次循环；2 ～ 3 岁 0.75mg/（kg·d），连续注射 3 天，间隔 3 个月为一次循环；> 3 岁 1mg/（kg·d），最大剂量 60mg/d，连续注射 3 天，间隔 4 个月为一次循环，年总剂量 9mg/ 年；目前总疗程尚无定论。治疗中注意帕米膦酸二钠的急性期反应，第一个循环常出现高热，为减少其发生，可将第一循环第一天的剂量减半。如果出现发热，对症退热即可。在小婴儿第一个循环中，可出现罕见的支气管痉挛急性期反应，应停药中断第一循环，但不影响第二循环的用药。双膦酸盐影响骨转变、骨成型和骨愈合，故骨手术后4～6个月不用双膦酸盐，有报道双膦酸盐并不影响骨折后愈合。

(4) 生长激素能显著改善Ⅰ型、Ⅲ型和Ⅳ型成骨不全患儿的线性生长，改善患儿的骨组织学和骨密度。

四、脊柱骨骺发育不良

脊柱骨骺发育不良（spondyloepiphyseal dysplasia，SED）指一组主要累及脊柱骨骺和长骨末端骨骺的进行性骨软骨发育不良。临床特征为短躯干型矮小、骨骺畸形、扁平椎体和继发性骨关节炎。根据发病时间分为先天性脊柱骨骺发育不良（spondyloepiphyseal dysplasia congenita，SEDC，MIM183900）和迟发性脊柱骨骺发育不良（SEDT）。后者以X连锁迟发性脊椎骨骺发育不良（MIM 313400）最为多见。

1. 发病机制　COL2A1基因的杂合突变是SEDC最常见的病因。大多数SEDC的发生通常与12号染色体长臂上编码Ⅱ型胶原的COL2A1基因突变有关。COL2A1基因的杂合子突变导致的一组疾病总称为Ⅱ型胶原病（MIM 120140），常见的临床表型包括Ⅰ型Stickler综合征（MIM 108300）、Kniest发育不良（MIM 156550）、Ⅱ型软骨成长不全（MIM 200610）、骨关节病（MIM 165720）、Wagner综合征（MIM 143200）、Strudwick型脊柱骨骺干骺端发育不良（MIM 184250）、脊柱干骺端发育不良（spondylometaphyseal dysplasia，SMD，MIM 184252）和不常见的表型，包括双侧缺血性股骨头坏死（MIM 608805）、脊柱周围发育不良（spondyloepiphyseal dysplasia，SPPD，MIM 271700）。

COL2A1基因编码Ⅱ型胶原前a1链，3条单一的前a1链构成Ⅱ型胶原蛋白。Ⅱ型胶原蛋白是在Ⅱ型前胶原蛋白的基础上加工成熟而成的。前 a1 链中间含有300 个 Gly-X-Y 重复序列，Gly 为甘氨酸，X 位置上常常是脯氨酸，Y 位置上常是羟基脯氨酸残基，Gly-X-Y重复序列的两侧是 N 端和 C 端前肽。前 a1 链首先经过转录后的修饰，包括 Y 位置的脯氨酸残基的羟化，然后折叠成成熟稳定的三螺旋前胶原蛋白分子分泌到细胞外。经酶裂解 N 端和 C 端前肽，Ⅱ型前胶原蛋白成熟为Ⅱ型胶原蛋白。在纤维形成的早期阶段，胶原分子相互作用的关键依赖于胶原分子特异的 Gly-X-Y 重复序列的位点。另外，Ⅱ型胶原纤维的形成还受其他大分子如蛋白聚糖和非纤维的胶原的调节。因此，COL2A1 基因的突变，导致了Ⅱ型胶原病的发生。

2. 临床表现

（1）先天性脊柱骨骺发育不良：表现为长骨的骨骺发育异常，脊柱、骨盆、四肢骨化延迟，身长短小，脊柱短，伴有腭裂及马蹄足。随着年龄增长，出现椎体不规则骨化、发育不良，形成严重的扁平椎及脊柱后/侧弯畸形，伴有髋内翻、畸形足、面部扁平等。常有近视、视网膜剥离和耳聋等严重并发症。

（2）X 连锁迟发性脊椎骨骺发育不良：患者出生正常，多在儿童期出现骨骼异常，表现为生长迟缓，短躯干型矮小、颈短、肩峰高耸和桶状胸，脊柱畸形、早发的大关节骨关节炎，尤其在髋部。成年后全身骨骼出现退行性变、大关节破坏、骨痛、行走障碍，最终致残，患者多数在 60 岁前死亡。

3. 辅助检查

（1）生化检验：血钙、磷和碱性磷酸酶正常，血尿生化无改变。合并骨质疏松时，PTH 水平升高。

（2）X 线检查。①先天性脊柱骨骺发育不良：新生儿期 X 线改变不明显, 仅可见脊柱、骨盆、四肢骨化延迟, 随年龄增长表现出椎体不规则骨化, 发育不良, 形成严重的扁平椎及脊柱后凸畸形。齿状突亦常发育不良, 髂骨翼变短、变方, 体部相对宽大, 脱臼呈水平位且加深。耻骨化骨棱延迟、骨化差。股骨头、颈发育不良、髋内翻。胸廓前凸呈铃形。② X 连锁迟发性脊椎骨骺发育不良: 脊椎椎体普遍变扁、呈舌样变, 椎体后部呈驼峰样凸起, 椎间隙中后部变窄, 以胸腰段明显。椎弓根发育正常, 椎弓间距及椎管矢状径无明显改变, 椎体小关节模糊, 椎体韧带部分骨化。骨盆发育较小, 髂骨翼变小、变方, 闭孔径髋臼角加大。股骨头、颈发育较小。髋、膝、踝、肘、腕等关节较早出现退变, 骨质疏松明显。头颅骨及手掌指骨均无明显改变。

4. 诊断与鉴别诊断　典型的临床表现及影像学检查为诊断依据, 确诊需要通过基因诊断。此病需与短躯干性侏儒鉴别。

(1) 黏多糖病Ⅳ型: 为短躯干型矮小, 脊柱、四肢等多部位骨骼畸形, 易与本病混淆。但常有特殊面部表现, 头大、眼距宽、角膜浑浊, 鸡胸, 腰背部后凸, 关节僵硬。伴有肝脾大, 可合并心脏畸形。X 线表现为脊柱胸腰椎呈楔形、三角形小椎体改变。尿检硫酸软骨素增多。

(2) Kniest 病: 常染色体显性遗传或遗传不确定。出生时头大面圆, 塌鼻。颈短, 脊柱前凸或侧弯后凸。亦可有腭裂、近视及视网膜剥离, 腿、臂短, 关节菱形肿胀, 进行性关节僵硬, 步态失常。X 线片颅面比例失常。腰椎椎弓根间距变小。长骨变短, 干骺端张开, 骨骺增大并有不规则斑点状钙化, 股骨头颈增大等。

(3) 脊椎干骺发育不良: 常染色体显性遗传, 儿童早期出现发育迟缓（1～4岁），短颈，短躯干，脊柱侧弯后凸。X线示椎体变扁，前缘呈舌状前伸，长骨干骺端张开、不规则，骨骺正常。

5. 治疗　此类疾病目前尚无有效的治疗方法。严重者在生后因缺氧而死亡，晚发型患儿成年后积极治疗并发症，避免可能损伤脊柱和大关节的运动，可能需骨骼矫正或关节置换术，治疗腭裂、近视等并发症。并且适当进行心理治疗和开展遗传咨询。进行产前检查，保证优生是预防此类疾病的有效方法，降低疾病的发生率。

（曲双双　魏　兵）

第七节　其他遗传代谢病的筛查及诊治

一、戈谢病

1. 概述　戈谢病（Gaucher disease，GD）为溶酶体贮积病，属常染色体隐性遗传，又名葡萄糖脑苷脂沉积病。该病是因葡萄糖脑苷脂酶基因突变而导致机体葡萄糖脑苷脂酶（又称酸性 β- 葡萄糖苷酶）活性缺乏，造成其底物葡萄糖脑苷脂在肝、脾、骨骼、肺，甚至脑的巨噬细胞溶酶体中贮积，形成典型的贮积细胞即"戈谢细胞"，导致受累组织器官出现病变，临床表现为多脏器受累并呈进行性加重。

2. 发病机制　因编码 β- 葡萄糖脑苷脂酶的基因缺陷导致葡萄糖脑苷脂在肝、脾、骨骼和中枢神经系统的单核巨噬细胞内蓄积。葡萄糖脑苷脂是一种可溶性的糖脂类物质，是细胞的组成成分之一。生理情况下，来源于衰老死亡的组织细胞的葡萄糖脑苷脂被单核巨噬细胞吞噬后，在溶酶体内经 β- 葡萄糖脑苷脂酶作用而水解。

因基因突变导致体内无 β- 葡萄糖脑苷脂酶生成或生成的 β- 葡萄糖脑苷脂酶无活性，造成单核巨噬细胞内的葡萄糖脑苷脂不能被有效水解，在肝、脾、骨骼、骨髓、肺和脑组织的单核巨噬细胞中蓄积，形成典型的戈谢细胞。本病患病率全球各地区不尽相同。

3. 临床表现　根据神经系统是否受累，主要分为非神经病变型（Ⅰ型）及神经病变型（Ⅱ型及Ⅲ型）。

（1）Ⅰ型（非神经类型）：是最常见的疾病类型，发病率约为 1 ∶ 50 000 活产婴儿。常发生在北欧犹太族裔人群，出生后早期或成人期出现症状，包括肝脾大、脾破裂和脾功能亢进引起的其他并发症，常见贫血、血小板减少和白细胞减少，骨骼受侵袭表现为骨痛等，脑组织不受累，因此无神经受损症状。可有肺损伤，很少有肾损伤。由于血小板低下，可以出现自发出血或轻微损伤后皮下出血、瘀斑等。由于贫血易致疲劳，但症状轻微，可存活至成人期。

（2）Ⅱ型：又称急性婴儿期神经性戈谢病，多在生后 6 个月内发病，发病率约为 1 ∶ 100 000 活产婴儿，除有肝脾大、贫血、血小板减少等表现外，主要表现为广泛性和进行性脑损伤、精神运动发育迟缓、眼球运动障碍、痉挛、四肢强直、吸吮困难等。受累患儿通常 2 岁内死于并发症。

（3）Ⅲ型（慢性神经型）：可在儿童期的任何时间发病，甚至在成人期发病，发病率约为 1 ∶ 100 000 活产婴儿。症状包括脾脏和（或）肝脏大、癫痫、共济失调、骨骼畸形、眼球运动障碍，以及血液系统问题如贫血及呼吸问题。患者通常能存活至青少年早期和成人期。

4. 诊断　临床出现不明原因肝脾大、贫血、血小板减少、骨痛、神经系统受累等症状。

（1）葡萄糖脑苷脂酶活性测定：外周血白细胞成皮肤成纤维细胞葡萄糖脑苷酶活性测定是诊断本病的金标准，酶活性低于正常 30% 以下可以诊断。

（2）骨髓形态学检查：可见特征性细胞即"戈谢细胞"，该细胞体积大，细胞核小，部分胞质可见空泡，为充满脂质的巨噬细胞。

（3）遗传学分析：葡萄糖脑苷脂酶基因测序可发现突变，目前已发现的葡萄糖脑苷脂酶基因突变类型有 400 多种。编码葡萄糖脑苷酶脂酶的基因定位于人类染色体的 1q21 位置，长约 7kb，含 11 个外显子，已知突变位点可以进行下一胎产前诊断。

5. 治疗　Ⅰ型患者，采用静脉内重组葡萄糖脑苷脂酶（伊米苷酶）能够显著减轻肝脾大，减少骨骼肌的异常，缓解症状。对于单个患者此项治疗的费用高昂，且应终身治疗。

葡糖神经酰胺酶刺激剂重组葡糖苷脂酶产品 Velaglucera alfa 已获得 FDA 批准上市治疗。

骨髓移植：非神经系统表现型采用此种方法。贫血严重或脾大明显可行脾脏切除术。

对症治疗：抗感染、抗癫痫。

此外，分子伴侣药物及药物减少疗法正在研究阶段。

6. 新生儿筛查　采用荧光酶学定量方法或采用串联质谱技术测定葡萄糖脑苷脂酶活性。对本病进行早期筛查，早期确诊并采取干预治疗措施，避免严重症状发作。

二、尼曼－匹克病 A/B 型与尼曼－匹克病 C 型

（一）尼曼-匹克病 A/B 型

1. 概述　尼曼-匹克病（Niemann-Pick disease，NPD）是一种常染色体隐性遗传的溶酶体贮积病。因溶

酶体内酸性鞘磷脂酶基因突变导致鞘磷脂贮积。根据不同的临床表现，NPD主要分为NPD-A型（又称为神经型）及NPD-B型（又称为肝脾型）。

2. 发病机制　本病为常染色体隐性遗传，尼曼-匹克A/B型的鞘磷脂磷酸二酯酶（SMPD1）基因定位于染色体11p15.1～p15.4，该基因有6个外显子，编码629个氨基酸的糖蛋白。目前发现致病突变180余种，因基因突变导致酶活性降低，鞘磷脂代谢障碍贮积在单核-巨噬系统和脑组织内产生异常症状。A型在欧洲犹太人中发病率较高，约为1：40 000活产婴儿，阿拉伯人、土耳其人和葡萄牙人中B型相对较多，A/B型整体发病率1：250 000。

3. 临床表现

（1）尼曼-匹克A型：又称神经型。最早出现肝脾大、腹部膨隆。部分患者出生时即可发现肝脾大。孕期超声可发现胎盘增大。部分患儿出现生理性黄疸消退延迟，也可能会出现急性黄疸。由于肺部脂质浸润，患者抵抗力低，部分患者会出现反复呼吸道感染，有些患者可能会出现不明原因发热。多数患者在添加辅食以后出现喂养困难，体重停止增长，常合并腹泻或便秘。

患者神经系统症状严重。神经系统症状的最初表现为肌张力低下，运动发育迟缓，抬头、翻身、坐、爬、站、走的发育均落后于同龄儿童。患者可能在6～12个月前运动发育正常，1岁后运动发育倒退现象明显。神经变性最后进展为痉挛性强直状态，对外界刺激无反应，抽搐不常见。患者脑电图大多正常。50%患者可以发现眼底樱桃红斑。患者病情进展迅速，大多于2～4岁死亡。

（2）尼曼-匹克B型：又称肝脾型。患者可以在各个年龄段因为脾大而被发现。发病早的在新生儿期即可发现脾大，病情较轻的在成人期才被发现，骨髓或组织中可发现泡沫细胞或海蓝细胞。因为脾脏功能亢进可能出现全血细胞减少，有部分患者可能出现肝硬化、脾破裂。一些患者在 2 岁以后可能出现轻度的神经系统症状，如锥体外系症状、智力低下、小脑共济失调，可归为中间型。

部分患者可能有眼底樱桃红斑或灰色斑点，但一般没有明显的神经系统症状，但也有报道这些患者因为脂肪贮积而导致神经系统受累。患者常出现肺功能异常，肺部摄片检查可以发现肺部弥漫性浸润，严重者出现血氧分压降低及缺氧表现。患者多有生长发育障碍，身高和体重均低于第五百分位，骨龄落后。

4. 实验室检测

（1）常规检查：脾功能亢进时出现血小板减少，甚至全血细胞减少。大部分患者肝脏转氨酶活性轻到中度升高，三酰甘油轻中度升高，高密度脂蛋白胆固醇降低。

（2）酸性鞘磷脂酶活性测定：白细胞或皮肤成纤维细胞中的酶活性降低，为确诊指标。

（3）组织活检：并非必需的检查，活检组织常用骨髓、脾脏、肝脏、肺及淋巴结。光学显微镜下可以看到富含脂质的巨噬细胞，也称泡沫细胞。电镜下泡沫细胞的细胞核小并偏离细胞中心，膜侧因为脂肪蓄积而呈透明状。

（4）*SMPD1* 基因分析：检出 2 个等位基因已知致病变异可以确诊 NPD-A/B 型。

5. 诊断及鉴别诊断　具有典型的临床表现，并检测到白细胞或培养的成纤维细胞中的酸性鞘磷脂酶活性明显降低即可确诊。确定 SMPD1 基因有 2 个致病性等位基因突变也可以确诊，但基因诊断不能完全代替酶学检测。

与其他溶酶体病相鉴别，如戈谢病、黏多糖贮积病、糖原贮积病、尼曼-匹克C型等，依赖鞘磷脂酶活性降低及基因分析可鉴别。

6. 治疗　采取对症处理，如控制感染、缓解呼吸困难、脾功能亢进引起血小板减少者补充血小板等，保持营养充足。血小板减少者输血治疗，脾脏切除能缓解血小板减少，但可能加重肺病，需慎重考虑。干细胞移植能缓解脾大等症状。酶替代治疗药物已经进入临床试验阶段。

7. 预防与产前诊断

（1）避免近亲结婚。

（2）生育本病患儿的父母进行家系验证，遗传咨询，再生育时进行产前诊断，通过羊膜腔穿刺进行羊水细胞酶活性测定或基因分析。

（二）尼曼-匹克病C型

1. 概述　尼曼-匹克病C型是一种因 *NPC1* 和 *NPC2* 基因突变导致的胆固醇转运障碍性疾病。临床表现为神经系统功能障碍及肝脾大、黄疸等。发病率约为 1：120 000，因临床表现多样，诊断技术复杂，确诊困难。

2. 发病机制　外源胆固醇摄入体内，酯化后进入溶酶体，在酸性酯酶脱脂作用下形成游离胆固醇，游离胆固醇经 NPC1、NPC2 的共同作用转运出溶酶体，在内质网酯化后转运至细胞膜、线粒体及其他部位发挥供能作用。如 *NPC1*、*NPC2* 基因变异，游离胆固醇即沉积在溶酶体内，以脑组织溶酶体胆固醇沉积明显，导致功能障碍。*NPC 1* 基因定位于 18 号染色体 q11-q12，含 25 个外显子。*NPC 1* 基因突变占 95%。*NPC 2* 基因位于 14 号染色体 q24.3，含 5 个外显子。

3. 临床表现　本病临床表现多样，缺乏特异性。可在婴儿期、儿童期、青少年期、成人期发病，不同年龄发病临床表现不同，主要包括神经精神症状及其他系统症状。

(1) 婴儿及儿童期发病：肌张力减退、运动障碍、共济失调、癫痫、构音障碍、听力下降及肝脾大等。

(2) 青少年期发病：学习、行为障碍，共济失调，构音、吞咽障碍，肌张力异常，癫痫发作，肝脾等脏器肿大等。

(3) 成人期发病：精神异常，认知减退，进行性运动活动障碍，智力下降，以精神神经症状为主，少数出现肝脾大。

4. 实验室检查　脾功能亢进导致贫血，肝功能异常。

(1) 酶学检测：壳三糖苷酶增高。

(2) 组织活检：骨髓、肝脏、脾脏、肺脏、淋巴结等组织内发现泡沫细胞，有助于诊断。

(3) 成纤维细胞：溶酶体内沉积的胆固醇与 Fillipin 结合产生荧光，即 NPD-C 阳性细胞，85% 的患者中可见 NPD-C 阳性细胞。

(4) 基因分析：发现纯合致疾突变或复合杂合突变可确诊，也可检测出携带者。根据患者的基因分析结果，患者父母下一胎前进行产前诊断。

5. 诊断　根据临床表现及实验室检查，需成纤维细胞 Fillipin 染色酶学分析及基因分析确诊。并采取干预治疗措施，避免严重症状发作。

6. 治疗　底物减少疗法缓解症状，延缓疾病进展。例如，鞘磷脂合成抑制剂美格鲁特（ZAVESCA，

miglusstat），其已在临床应用。

肝移植：能够缓解肝功能异常，但对缓解神经系统症状疗效不明显。

对症治疗：控制癫痫、预防感染、物理治疗等。

7. 预防与产前诊断　遗传咨询，先证者基因突变明确，患者父母生育下一胎时进行产前诊断。

三、法布里病

1. 概述　法布里病（Fabry disease）是一种 X 染色体连锁隐性遗传溶酶体贮积症。因 GLA 基因突变导致溶酶体内 α- 半乳糖苷酶 A（α-GalA）的功能缺乏，使得神经鞘脂化合物（多为三聚己糖神经酰胺，GL3）降解受阻，而在人体各器官组织如心脏、肾脏、皮肤、眼、胰腺、肺等大量贮积，导致组织和器官缺血、梗死，引起脏器功能病变。多在儿童至青少年时期发病，逐渐进展，随着年龄增长病变加重，患者多死于严重肾脏、心血管并发症。

男性发病率 1 ：（40 000 ～ 60 000），轻症或发病晚的心肌病、肾脏病患者可能被误诊，开展新生儿筛查可能提高发病率。

GLA 基因定位于 Xq22，全长 12kb，含 7 个外显子，目前已经发现 600 多个致病突变位点，造成 α- 半乳糖苷酶 A 活性部分或完全丧失。

2. 临床表现　根据发病时间和临床表现分为经典型和迟发型。

经典型常发生在儿童及青少年期，男孩多见。首发症状为间歇性发作性四肢末端剧烈的烧灼样疼痛或刺痛，始于儿童和青少年早期，运动、疲劳、精神压力等可诱发疼痛，可持续数分钟到数天，疼痛可向身体其他部位放射，随着年龄增长疼痛的程度和频率减少。可出现皮肤血管角质瘤，少汗或无汗、眼部受累、视力下降，肾功能异常，心肌病表现，神经系统可表现为脑缺血脑卒中。

男性经典型患者家庭的女性携带者多症状轻，迟发型患者或无症状。但因 X 染色体失活因素可有女性患者临床表现严重。

3. 实验室检查

（1）组织活检：肾脏、皮肤、心脏或神经等组织细胞光镜下可见空泡样改变，电镜下细胞质内充满嗜锇"髓样小体"。

（2）α-GalA 酶活性测定：取外周血白细胞、血浆或培养的皮肤成纤维细胞进行酶活性测定，患者酶活性明显下降。

（3）基因突变检测：提取患者外周血 DNA 或 RNA 进行 PCR 扩增、测序，检测 GLA 基因突变，可确定患者基因突变及女性杂合子。

4. 诊断　男性患者有典型的手足疼痛、少汗、皮肤血管角质瘤、蛋白尿等表现，或是不明原因的肾功能异常或肥厚型心肌病、急性脑卒中等，结合临床表现、X 连锁家族史、α-半乳糖苷酶 A 活性下降及 GLA 基因突变检测可明确诊断。

5. 治疗

（1）对症治疗：避免诱发疼痛，缓解疼痛，镇痛处理；肾脏及心血管功能异常的处理。

（2）特异治疗：酶替代治疗。

6. 产前诊断及新生儿筛查　先证者进行基因分析及家系携带者分析，遗传咨询。女性杂合子做孕期及产前诊断；男性患者生育男婴正常，生育女婴为杂合子。

无家族史者通过出生后新生儿筛查可以进行早期诊断，采用荧光酶学定量方法或采用串联质谱技术酶活性定量分析，在新生儿出生后筛查本病，早期诊断，早期治疗干预。

四、脊髓型肌萎缩症

脊髓型肌萎缩症（spinal muscular atrophy，SMA）是一种罕见的常染色体隐性遗传性神经肌肉病，以脊髓前角运动神经元退化变性及丢失导致的肌无力和肌萎缩为主要临床特征。因脊髓运动神经元退化，导致全身严重的、进行性肌肉萎缩和无力，身体逐渐丧失各种运动功能，包括呼吸、吞咽的运动功能。伴随病情的发展会进一步影响呼吸、吞咽等，最终导致死亡。

1.临床表现　患儿临床表现差异性大，发病年龄可以从出生前（宫内发病）开始，表现为胎动减少，也可以在成年后发病。根据发病年龄、获得的运动功能及病情进展速度，可以将 SMA 分为 4 型。

（1）重度（SMA Ⅰ型，Werdnig-Hoffmann 病）：发病早，1/3 患儿在宫内时即表现为胎动减少，出生时为松软儿。在 6 个月内起病，表现为全身松软无力，严重肌张力低下，由于舌、面和咀嚼肌无力，大多数患儿出现吸吮和吞咽困难，肋间肌受累可以出现呼吸困难，腹式呼吸，运动落后，不会抬头或翻身，没有独坐能力。80% 的患儿 1 岁内死亡，很少活过 2 岁。

（2）SMA Ⅱ型：患儿出生后 6 个月内发育正常，之后出现运动发育停滞。通常在生后 18 个月内出现症状，表现为缓慢加重及近端为主的全身性肌无力和肌张力低下，导致运动发育落后。患儿一般可存活至 10 ～ 20 岁。智力正常。

（3）SMA Ⅲ型（Kugelberg-Welander 病）：出生后 1 年内运动发育正常。从幼儿期至青少年期均可发病，可以获得独立行走的能力。根据发病年龄，该病又可以分为Ⅲa 和Ⅲb 两个亚型，Ⅲa 型发病在 3 岁前，Ⅲb 型发病在 3 岁后。50%Ⅲa 型患儿在 14 岁左右失去独走的能力，伤残程度较Ⅲb 型重。肌无力呈缓慢加重，近端肢体为主，早期可以呈节段性分布。患儿预后相对较好，可以行走多年，后期可能出现脊柱变形，可以存活至中年，智力正常。

（4）SMA Ⅳ型（成人型 SMA）：多在 30～60 岁发病，表现出显著的四肢近端无力，尤其是肢带肌无力，病情进展缓慢，寿命不受影响。

2. 发病机制　本病常染色体隐性遗传病，其致病基因运动神经元存活基因 1（survival motor neuron1，*SMN1*）位于 5q11.2～q13.3，编码运动神经元存活蛋白（SMN）。SMN 蛋白对运动神经元的存活至关重要，缺乏 SMN 蛋白，神经元无法正常工作，就会出现肌无力、肌肉迟缓、肌萎缩、呼吸肌麻痹等多种症状。*SMN1* 基因变异多为 7 号外显子纯合缺失，占总发病 > 95%；约 5% 为 SMA 复合杂合（一个 *SMN1* 基因杂合缺失，另一个 *SMN1* 基因发生了点突变）。

新生儿患病率为 1 ∶（6000～10 000），80% 以上的患者是 SMA Ⅰ 或 Ⅱ 型。*SMN2* 基因拷贝数与疾病严重程度有密切的关系。根据临床表现可以分为严重程度不同的亚型。

3. 诊断及新生儿筛查

（1）辅助检查

① 血清肌酸激酶（CK）：SMA Ⅰ 型大多正常，SMA Ⅱ 型和 SMA Ⅲ 型患者可见 2～4 倍轻度增高，但

一般不会超过正常值的 10 倍。

②肌电图检查：肌电图提示存在神经源性受损。而 I 型 SMA 患儿针极肌电图可见去神经支配的改变，部分患者缺乏神经再生的典型表现。

③肌肉活检：在 SMA I 型患儿中可见典型的肌肉病理改变。成束的发育不良肌纤维中存在成群的肥大肌纤维，SMA I 型与 SMA II 型肌纤维呈棋盘格样分布。在 SMA III 型患者，可见大片或整束的小角状萎缩肌纤维和两种类型的肌纤维肥大，有时可见肌纤维群组化现象和 SMA II 型肌纤维占优势，可见个别肌纤维坏死、涡旋肌纤维和肌纤维核内移现象。

④基因检测：通过多重连接探针扩增法（MLPA）、定量聚合酶链反应法（qPCR）或二代测序法（NGS）对 *SMN1* 和 *SMN2* 基因进行定量分析。复合杂合缺失的检测和 *SMN1* 拷贝数有关，*SMN2* 拷贝数则对患者预后评估与治疗方法的选择至关重要。*SMN1* 2 个拷贝的纯合缺失即可诊断 SMA。如果发现患者只有 1 个 *SMN1* 拷贝，且临床表型与 SMA 相符，则需对剩余的 *SMN1* 基因进行测序，检测是否存在其他微小突变。如果发现 2 个完整 *SMN1* 拷贝，基本可以排除 SMA 的可能性，但如果患者临床表型非常典型或有家族史，则仍需对 *SMN1* 基因进行测序。如果测序结果仍未发现 *SMN1* 致病性变异，临床表现提示 SMA，肌电图检测结果提示神经源性损害，则应考虑其他运动神经元疾病的可能性。

（2）诊断：如有本病临床表现应当首先考虑做基因检测。SMA 的诊断以分子遗传学检测为基础。SMN 基因座位于人体 5 号染色体的反向重复区域，其中包含 1 个同源基因 *SMN2*。基因检测结果明确者无须再进行肌活检。约 96% 的 SMA 患者由 *SMN1* 基因外显子 7、8

纯合缺失导致，或只存在外显子 7 纯合缺失。大多数患者的缺失遗传自父母，有 2% 的患者 *SMN1* 2 个等位基因中的一个出现了新发缺失。有 3%～4% 的病例，*SMN1* 一个等位基因缺失，而另一个则出现了其他类型的突变。目前未在 SMA 患者中发现 *SMN2* 的缺失，在一般人群中，每个 5 号染色体上 *SMN2* 的拷贝数从 0 到 4 个不等，SMA 患者通常至少携带 1 个 *SMN2* 拷贝。

4. 治疗　Nusinersen（spinraza^{TM}）是一种在 I 型和 II 型 SMA 中完成 3 期临床试验的反义寡核苷酸药物，2016 年获得美国食品药品监督管理局和欧洲药品管理局的批准，用于治疗各型 SMA 患者。虽然前期参与的患者和家属表示药物的临床结果非常好，但由于是通过鞘内给药，因此要求医疗机构具备相应设施才能完成给药并实施有效的术后监测。其他如旨在提升 SMN 蛋白水平的小分子药物或使用病毒载体的 *SMN1* 基因替代疗法，已经在进行临床试验并初步取得了可喜的疗效。

SMA 的管理重在多学科参与模式。目前建议由一位神经科或小儿神经科医生来协调安排，他们对疾病进程及潜在问题比较了解，便于对病情进展中的相关问题进行监控，提供前瞻性的管理。多学科干预包括神经肌肉及骨骼系统评估、康复、营养及胃肠道功能管理、肺部管理及急症处理。

5. 新生儿筛查　2018 年美国将 SMA 和 SCID 纳入新生儿筛查目录中，其中 6 个州已经开展了 SMA 新生儿筛查，9 个州已经通过审批，其他 2 个州已经开展了相关的试点研究工作。

五、重症联合免疫缺陷病

原发性联合免疫缺陷病（primary combined immunodeficiency，PID）是一组以 T/B 细胞缺陷为主的免疫缺陷病。PID 中最为严重的类型称为 T 细胞缺陷的严重联合免疫缺陷病（severe combined immunodeficiency，SCID）和 B 细胞缺陷的 X 性联无丙种球蛋白血症（XLA）。临床常表现为出生后 2～5 个月出现生长发育停滞、持续性腹泻、明显细菌感染、鹅口疮、肺囊虫肺炎和播散性卡介苗感染等。

1. 发病机制　SCID 由 T 细胞发育和（或）功能相关基因缺陷所致，由于 B 细胞的成熟依赖于 T 细胞的辅助，因此，B 细胞即使数目正常也通常存在功能缺陷，可造成抗体合成减少。SCID 患者的突变基因主要有 17 个，包括 IL2RG、JAK3、IL7R、PTPRC、CD3D、CD3E、CD247、CORO1A、LAT、RAG1、RAG2、DCLRE1C、PRKDC、NHEJ1、LIG4、AK2 和 ADA，其中 X 连锁严重联合免疫缺陷病最常见，占所有 SCID 患者总数的 50% 左右。患病率为 1/130 000～1/50 000 活产婴儿。

2. 临床表现

（1）感染：SCID 感染具有反复、严重、难治、机会致病、病原谱广等特点。患儿一般没有特别表现，由于存在细胞免疫异常，2 月龄前即可发生致命感染。感染部位及病原多种多样，包括反复肺炎，反复鹅口疮，持续腹泻，反复中耳炎，持续病毒感染 [如呼吸道合胞病毒、埃博拉病毒（EBV）、巨细胞病毒（CMV）等]，卡氏肺囊虫等条件致病菌感染也较常见。

（2）疫苗病：SCID 免疫功能极度低下，可发生减毒活疫苗感染和播散。我国计划免疫均需接种卡介苗，且接种往往在患者出现临床症状前，可能造成 SCID 患儿发生严重播散性卡介苗病，造成移植困难。减毒脊髓灰质炎疫苗接种后可发生小儿麻痹症，且长期排毒，可能造成病毒变异，危害公共卫生安全。SCID 患儿接种减毒轮状病毒疫苗也可发生严重腹泻。

（3）生长发育落后或停滞：SCID 患者表现突出，与患儿反复感染、腹泻和相应基因缺陷均有关。也偶有患儿于生后 1 岁才出现生长发育落后的报道。

3. 实验室检查

（1）血常规淋巴细胞计数：SCID 患儿淋巴细胞的细胞绝对计数常 < 3×10^9/L，甚至 < 1.5×10^9/L。

（2）淋巴细胞分类：根据不同的基因突变可呈现不同的淋巴细胞表型，如 $T^-B^+NK^+$、$T^+B^+NK^+$、$T^+B^{low}NK^+$、$T^+B^+NK^-$、$T^{low}B^+NK^-$、$T^{low}B^{low}NK^{low}$ 等。部分典型 X-SCID 患者 T 细胞、NK 细胞数量比例显著减少，B 细胞数量正常，比例显著上升，但存在功能异常，呈经典 $T^-B^+NK^-$ 的免疫表型。

（3）免疫球蛋白：SCID 免疫球蛋白常全面低下，由于母源性免疫球蛋白的存在，出生时 IgG 可正常，3 月龄后逐渐下降。

（4）细胞 / 体液免疫功能：T 细胞对植物凝集素（PHA）等丝裂原或抗 CD3 抗体增殖反应异常提示细胞免疫缺陷。疫苗和感染原的特异性抗体反应严重受损或缺乏提示体液免疫缺陷。

（5）T 细胞受体重组删除环（T cell receptor rearrangement excision circles，TRECs）及 B 细胞重组切除环（kRECs）：T 淋巴细胞在胸腺正常发育过程中，抗原受体编码基因需进行 DNA 剪切并重组，切下来的 DNA 形成一种副产物即为 TRECs，SCID 患儿 TRECs 显著降低，通过定量 PCR 的方法进行 TRECs 检测，可早期发现 SCID 患儿。B 淋巴细胞在正常发育过程中，抗原受体编码基因需进行 DNA 剪切并重组,切下来的 DNA 形成一种副产物即 kRECs,利用定量 PCR 检测 kRECs 可以反映最新产生的 B 淋巴细胞数量。

(6) 母源性细胞植入:X-SCID 患儿常存在母源性淋巴细胞植入,对诊断有较大指导意义。可通过 HLA 分型、DNA 多态性标记检测到 XX 核型确定母源性细胞植入。如果采用敏感的方法,几乎所有的 X-SCID 患儿均可检测到母体细胞。

(7) 致病基因 mRNA 及蛋白表达:部分患者致病基因 mRNA 及蛋白表达可显著降低,但部分患儿基因发生错义突变时,其 mRNA 表达无变化。蛋白表达水平正常并不能完全除外诊断,需要进行基因分析。

(8) 基因分析:表型明确的患者可采用 Sanger 测序,表型不明患者可采用高通量测序。

4. 诊断

(1) 病史及临床特征:一般在 2～7 月龄发病,临床表现为严重、难治、反复或条件致病菌感染并同时伴有生长发育停滞,感染病原谱十分广泛,播散性 BCG 感染也很常见。巨细胞病毒(cytomegalovirus, CMV)感染是最常见的机会性感染,也是 T 细胞缺陷的一个重要标志。SCID 如不及时治疗,患者通常在 2 岁内死亡。

(2) 实验室检查表现为血清免疫球蛋白 IgG、IgA 和 IgM 降低;血常规淋巴细胞计数降低;淋巴细胞亚群 CD3$^+$ T 细胞明显降低(< 20% 淋巴细胞),或具有经胎盘传递而来的母体 T 细胞。基因分析可确诊及明确分型。

5. 治疗

(1) 对症及抗感染治疗:严格保护性隔离,防止交叉感染，积极支持治疗。

（2）禁止接种一切减毒活疫苗，输注血液制品应经过辐照清除具有增殖能力的细胞。尽量延长患者寿命，保护脏器功能，尽可能为移植作准备。

（3）替代治疗：积极规律地静脉注射人免疫球蛋白（IVIG）。

（4）移植治疗：造血干细胞移植（HSCT）是 SCID 的根治方法。

（5）基因治疗：基因治疗的优势在于不需要寻找 HLA 配型相合供者，可避免移植物抗宿主病（GVHD）的发生。目前已经进入临床试验阶段。

6. 遗传咨询与产前诊断　多数 SCID 为常染色体隐性遗传（AR），少数为常染色体显性遗传（AD）及 X 连锁隐性遗传（XR）。对于有流产史、近亲婚配或已有先证者的家庭，可提供遗传咨询。对于先证者基因诊断明确的家庭，可进行下一胎的产前诊断。

7. 新生儿筛查　TRECs 和 KRECs 分别是 T 细胞和 B 细胞分化过程中基因重组时形成的稳定的环状 DNA，采用荧光定量 PCR 的方法测定干血斑中 TRECs 和 KRECs 环，筛查 T 细胞缺陷的 SCID 和 B 细胞缺陷的无丙种球蛋白血症，检测值降低则为阳性。

据此，在新生儿出生后开展新生儿筛查，早期确诊本病，在重症感染前进行骨髓移植或干细胞移植等干预治疗，可改善该病进程。

（文　伟）

第八节　血液系统遗传代谢病的筛查及诊治

一、葡萄糖-6-磷酸脱氢酶缺乏症

1. **概述**　葡萄糖-6-磷酸脱氢酶缺乏症（glucose-6-phosphate dehydrogenase deficiency，G6PDd）是因葡萄糖-6-磷酸脱氢酶（glucose-6-phosphate dehydrogenase，G6PD）基因突变导致其G6PD活性降低所致的一种X染色体不完全显性遗传性红细胞酶缺陷病。患者在某些因素（氧化性药物或摄食蚕豆）诱发下容易发生急性溶血性贫血和高胆红素血症。本病分布遍及世界各地，世界上G6PDd患者达4亿人，男性多于女性。各地区、各民族间的发病率差异很大。国外高发地区为东南亚、非洲、中东和地中海沿岸，我国G6PDd的分布呈南高北低趋势，广东、广西、海南、云南、贵州、四川等地区发病率较高，达4.0%～15.0%。

由于本病是最常见的遗传代谢病之一，新生儿期有并发高胆红素脑病致死致残的风险，急性溶血性贫血的风险伴随终身，20世纪80年代以来，一些国家及地区特别是本病高发区已将此病定为新生儿疾病筛查的疾病之一。

2. **发病机制**　葡萄糖-6-磷酸脱氢酶（G6PD）是红细胞葡萄糖磷酸戊糖旁路代谢中所必需的脱氢酶，它催化葡萄糖-6-磷酸（G6P）脱氢，生成6-磷酸葡萄糖酸（6PG）和还原型辅酶Ⅱ（NADPH）。NADPH参与红细胞氧化型谷胱甘肽（GSSG）转变为还原型谷胱甘肽（GSH）的反应，维持过氧化氢酶（catalase，Cat）活性。GSH的主要作用：①保护红细胞内含硫氢基（—

SH）的血红蛋白、酶蛋白和膜蛋白的完整性，避免过氧化氢（H_2O_2）对含硫氢基物质的氧化；②与谷胱甘肽过氧化酶（GSHpx）共同使 H_2O_2 还原成水（H_2O）。Cat 是 H_2O_2 还原成水的还原酶。G6PD、NADPH、GSH 及过氧化氢酶共同组成红细胞抗氧化系统。

G6PDd 中 *G6PD* 基因突变，导致该酶活性降低，NADPH 生成减少，GSH 和 Cat 减少，红细胞抗氧化功能降低。当机体受到氧化物侵害时，氧化作用产生的 H_2O_2 不能被及时还原成水，过多的 H_2O_2 作用于血红蛋白的 —SH 基，使血红蛋白氧化成高铁血红蛋白和血红蛋白二硫化合物（Hb-SSG），导致血红蛋白变性沉淀形成不溶的变性珠蛋白小体（Heinz 小体）沉积于红细胞膜上，改变了红细胞膜的电荷、形态及变形性，红细胞可塑性降低，细胞膜变硬，通过血窦或小血管时发生溶血。另外，过多的 H_2O_2 作用于含 —SH 基的膜蛋白和酶，膜脂质成分也发生变化，红细胞因膜的完整性受损而发生溶血。

G6PD 基因定位于 X 染色体长臂 2 区 8 带（Xq28），长约 20kb，由 13 个外显子和 12 个内含子组成，编码 515 个氨基酸。目前已报道的致病性变异有 214 种。根据相关的表型（WHO 建议的酶活性分类），将 G6PDd 致病性变异分为 I～IV 类，I 类致病性变异导致酶活性严重缺乏伴先天性非球形细胞溶血性贫血，主要位于外显子 6、10 和 13，这些致病性变异所编码的氨基酸多位于底物结合区、$NADP^+$ 辅酶结合区等重要结构域；II 类致病性变异导致酶活性严重缺乏；III 类致病性变异导致酶活性轻中度缺乏；IV 类致病性变异导致酶活性轻度降低或正常（主要为外显子 5 和 9 的致病性变异）。大部分导致 G6PDd 的致病性变异属于 I、II、III

类，极少数为Ⅳ类。我国人群中发现的G6PD致病性变异超过30种，绝大多数属Ⅱ和Ⅲ类，其分布有种族和地区特异性。我国常见的致病性变异有9种，分别为c.95A＞G（p.His32Arg）、c.392G＞T（p.Gly131Val）、c.487G＞A（p.Gly163Ser）、c.493A＞G（p.Asn165Asp）、c.592C＞T（p.Arg198Cys）、c.1024C＞T（p.Leu342Phe）、c.1360C＞T（p.Arg454Cys）、c.1376G＞T（p.Arg459Leu）和c.1388G＞A（p.Arg463His），这9种变异占总变异的90%以上。其中，c.95A＞G（p.His32Arg）、c.1376G＞T（p.Arg459Leu）、c.1388G＞A（p. Arg463His）这3种类型最常见，占总变异的70%～80%。

世界卫生组织将本病患者的酶活性分为5级，不同等级酶活性程度及患者的临床表现见表5-10。

表5-10 G6PD 缺乏症患者酶活性等级及临床表现

等级	酶活性范围	临床表现
Ⅰ	往往为0	伴有慢性非球形红细胞性贫血，无明显诱因下即可出现不同程度的溶血，表现中度贫血，可伴有肝脾大、黄疸
Ⅱ	＜10%	有间断的溶血发作，尤其在摄食蚕豆及其制品或药物（包括伯氨喹类、磺胺类、解热镇痛药等）后诱发急性溶血
Ⅲ	10%～60%	少ativities抗疟药物（如伯氨喹）或感染可诱发溶血
Ⅳ	＞60%	无特殊临床表现
Ⅴ	＞200%	无特殊临床表现

3. 筛查与阳性召回

（1）筛查对象：出生72h并且充分哺乳8次以上的新生儿。

（2）筛查流程：采集足跟血，检测干血滤纸片的

G6PD 活性。筛查阳性的患儿进一步接受实验室检查进行诊断，确诊患儿接受健康指导，进行疾病预防，已有症状的给予及时治疗。

（3）筛查方法的选择：G6PD 筛查通用技术包括高铁血红蛋白还原试验、硝基四氮唑蓝纸片试验、G6PD 缺陷变性珠蛋白小体试验、荧光定量分析法。由于荧光定量分析法通量和自动化程度高，具有较高的特异性与灵敏性，已被大多数新生儿筛查实验室采用，是目前新生儿 G6PDd 筛查的推荐方法。

（4）荧光定量分析法原理及结果判读

1）荧光定量分析法原理：干血滤纸片样本 G6PD 作用于底物葡萄糖 -6- 磷酸（G6P）及氧化型辅酶Ⅱ（NADP），将葡萄糖 -6- 磷酸氧化为 6- 磷酸葡萄糖酸，同时将氧化型辅酶Ⅱ（NADP）还原为还原型辅酶Ⅱ（NADPH）。在特定激发波长（355nm）和发射波长（460nm）下检测 NADPH 的荧光强度，可定量检测 G6PD 酶的活性。

2）推荐荧光定量分析法阳性切值：2.1 ～ 2.6U/gHb。

3）结果判读：针对男、女新生儿设置不同的切值有助于女性杂合子的检出。当检测结果大于切值（2.1 ～ 2.6U/gHb）时，判读为正常；当检测结果小于切值（2.1 ～ 2.6U/gHb）时，判读为异常；当检测结果等于切值或位于切值附近时，应注意排除女性杂合携带者。

（5）召回：凡筛查阳性者均应及早通知和召回。

4. 临床表现　根据诱发溶血的不同原因，G6PDd 可分为以下临床类型。

（1）新生儿黄疸：新生儿 G6PDd 患儿约有 50% 发生高胆红素血症。大多数新生儿出生时无特殊，出生

2～3天后开始出现黄疸,黄疸进展快,5天左右达高峰,多呈现中至重度黄疸,肝脾可肿大或不肿大,贫血不重,与黄疸程度不相平行。黄疸的出现可无任何诱因,可仅轻微感染,或缺氧、代谢障碍（低血糖、酸中毒）等,部分病例临床上按生理性黄疸处理,但严重者病情迅速恶化,可导致核黄疸而后遗脑性瘫痪。

(2) 蚕豆病：蚕豆病是由于进食干、鲜蚕豆或蚕豆制品（粉丝、豆腐、酱油）之后引起的急性溶血性贫血,乳母吃蚕豆,婴儿吸吮其乳亦可发病。本病可发生于任何年龄,以10岁前小儿为多见,大多发生于蚕豆成熟季节,一般在食蚕豆或其制品后数小时至数天后（大多在1～2天)发生急性溶血,食蚕豆至发病的潜伏期越短,症状越重。主要表现为急性血管内溶血,轻者仅有轻度溶血,不伴有黄疸和血红蛋白尿,重者可在短期内出现溶血危象,表现为迅速贫血、发热、恶心、呕吐、口渴、腹痛、腰痛等。出现血红蛋白尿提示溶血严重或溶血仍继续,尿色呈酱油色(浓茶色)。极重型者病情发展迅速,严重贫血、黄疸、明显血红蛋白尿、神志不清、抽搐甚至出现休克、急性肾衰竭等,如不及时治疗,常于发病后1～2天死亡。病情较轻者,其溶血持续1～2天或1周左右,临床症状逐渐改善而自愈。

(3) 药物或感染诱发的溶血性贫血：凡具有氧化作用的药物如镇痛解热药、抗疟药、磺胺类、呋喃类等均可诱发G6PDd患者急性溶血。病毒或细菌感染如病毒性呼吸道感染、肺炎（传染性肺炎）、消化不良、伤寒、败血症等也可诱发溶血。其临床表现与蚕豆病相似,通常在用药后2～4天或感染后数天内发生急性溶血,溶血程度除与药物种类及剂量有关外,还与G6PD变异型有关。如及时停药或积极控制感染,多于发病后7～10

天溶血逐渐减轻，贫血症状逐日恢复。溶血过程如合并代谢障碍（低血糖、酸中毒）可加重溶血。

（4）先天性非球形细胞溶血性贫血：儿童或青少年发病表现为持续性慢性溶血，轻或中度贫血，黄疸和脾大，代偿良好者可无症状，但服氧化剂、感染或吃蚕豆可使病情加重而出现急性血管内溶血。

5. 诊断与鉴别诊断

（1）诊断：G6PDd 新生儿筛查阳性时，酶学水平的确诊采用 G6PD/6PGD 比值法；基因诊断建议采用色熔解曲线分析法（multicolor melting curve analysis，MMCA）或 DNA 直接测序分析。

1）G6PD/6PGD 比值法诊断：Zinkham 法 G6PD 活性低于正常值或杜氏改良 NBT 比值法 G6PD/6PGD 比值低下可用于生化水平诊断 G6PDd。NBT 比值法 G6PD/6PGD 比值还可用于 G6PDd 分度。

结果判读：男性 G6PDd 患者和纯合子女性 G6PDd 患者在 G6PD 活性轻度降低甚至在正常下限的情况下，通过计算 G6PD/6PGD 比值可以检出；但女性杂合子 G6PD/6PGD 比值变化范围较大。在新生儿期，G6PD/6PGD 比值 < 1.0 时判断为 G6PD 异常；1.0 < G6PD/6PGD 比值 ≤ 1.3 判断为可疑，建议结合基因诊断结果进行综合判断；G6PD/6PGD 比值 > 1.3 时为正常。

2）G6PDd 基因诊断：G6PD 基因突变以单个碱基置换的错义突变为主。基因诊断推荐方法有 PCR- 反向斑点杂交、多色探针熔解曲线分析、Sanger 测序、高通量 / 新一代测序技术。酶学结合基因热点变异分析可提高 G6PD 诊断准确度及女性杂合子检出率。

（2）溶血症鉴别诊断

1）ABO 及 RH 血型不符新生儿溶血病。

2）感染性溶血（细菌、病毒）。

3）传染性肝炎。

4）红细胞其他酶的缺陷、异常血红蛋白病、地中海贫血等。

6. 随访管理　随访（管理、改善依从性）时对G6PDd患者及家属及时给予健康教育，避免进食干鲜蚕豆及其制品，避免接触樟脑丸等日用品，尤其避免使用禁用、慎用的氧化类药物（表 5-11）。

（1）每年至少随访 2 次，直至患儿 6 岁。

（2）监测血常规、尿常规。

（3）记录有无误吃蚕豆或氧化性药物，有无发生溶血。

（4）核黄疸后遗症须追踪随访智力发育情况。

表 5-11　G6PD 缺乏症禁用及慎用食品日用品和药物参考

分类	禁用	慎用
食品	蚕豆、刀豆及其制品	
日用品	樟脑丸（萘）	
抗疟药	伯氨喹、氯喹、扑疟喹、戊胺喹、阿的平	奎宁、乙胺嘧啶
砜类药	噻唑砜、氨苯砜	
磺胺类药	磺胺甲噁唑、磺胺二甲嘧啶、磺胺吡啶、柳氮磺吡啶	磺胺嘧啶、磺胺甲嘧啶
解热镇痛药	乙酰苯肼、乙酰苯胺	氨基比林、安替比林、保泰松、对乙酰氨基酚、阿司匹林、非那西丁
其他药	呋喃坦啶、呋喃唑酮、呋喃西林、呋喃妥因、黄连素、硝咪唑、硝酸异山梨醇、二巯基丙醇、亚甲蓝、三氢化砷、维生素 K_3、维生素 K_4	氯霉素、链霉素、异烟肼、环丙沙星、氧氟沙星、左氧氟沙星、诺氟沙星、萘啶酸、布林佐胺、多佐胺、甲氧苄氨嘧啶、普鲁卡因酰胺、奎尼丁、格列本脲、苯海拉明、氯苯那敏（扑尔敏）、秋水仙碱、左旋多巴、苯妥英钠、苯海索、丙磺舒、对氨基丙甲酸、维生素 C、维生素 K_1

续表

分类	禁用	慎用
中药	川连、珍珠粉、金银花、腊梅花、牛黄、茵栀黄（含金银花提取物）、保婴丹	

注：禁用，常用剂量应用可导致溶血；慎用，大剂量应用或特殊情况可导致溶血

7. 治疗与再生育指导

（1）治疗：本病目前尚无特殊治疗，新生儿 G6PDd 筛查是早期诊断、预防的重点。患者应终身忌食蚕豆、忌服氧化性药物，避免接触有关溶血诱因。当出现急性溶血时，应立即停止接触和摄入可疑食物、药物，并按急性溶血性贫血的处理原则进行治疗。对达到病理性黄疸的新生儿，应根据胆红素水平及个体情况，给予药物、蓝光或换血治疗，预防新生儿胆红素脑病的发生，其中蓝光治疗是最常用的安全有效的方法，能有效降低外周血胆红素浓度。

（2）再生育指导：本病虽然是遗传性疾病，但属可预防临床症状发作的疾病，一般不必要对胎儿进行产前诊断。父母双方或一方为 G6PDd 患者或携带者，新生儿出生后应尽快进行末梢血或脐血 G6PDd 的筛查或诊断性试验。

G6PDd 属 X 连锁不完全显性遗传病。男性杂合子和女性纯合子均表现为 G6PD 重度缺陷；女性杂合子发病与否取决于 G6PD 缺乏的细胞数量在细胞群中所占的比例，在临床上呈不同的表现度，故称为不完全显性。如父亲 G6PD 缺乏，母亲正常（非杂合子），则男性胎儿正常，女性胎儿为杂合子。如父亲 G6PD 缺乏，母亲

为杂合子，则男性胎儿半合子的概率为 1/2，正常的概率为 1/2，女性胎儿纯合子概率为 1/2，杂合子的概率为 1/2。如父亲为 G6PD 缺乏，母亲为纯合子，男性胎儿均为半合子，女性胎儿均为纯合子。如果父亲正常，母亲为杂合子，则男性胎儿半合子和女性胎儿杂合子概率均为 1/2。如父亲正常，母亲为纯合子，则男性胎儿均为半合子，女性胎儿均为杂合子。

（梁晓红）

二、地中海贫血

1. **概述**　地中海贫血（以下简称地贫）是一组常染色体隐性遗传性疾病，也是最常见的单基因遗传病之一，因其最早发现于地中海沿岸地区而得名，又称海洋性贫血或珠蛋白生成障碍性贫血。由于珠蛋白基因缺陷，血红蛋白珠蛋白肽链合成减少或不能合成，进而血红蛋白组分和含量改变而影响红细胞的携氧功能，以致患者出现不同程度的溶血性贫血等相关临床表现，特别是中重度地贫，不仅会严重影响患者的身心健康，也将给家庭及社会带来沉重的精神和经济负担，严重影响母婴健康和出生人口素质，是我国重点防控的出生缺陷之一。

流行病学资料显示，我国地贫以广东、广西、云南及海南等地区高发，其中 α- 地贫、β- 地贫、αβ- 复合型地贫发病率分别为 7.88% ～ 12.03%、2.21% ～ 3.80% 和 0.48% ～ 0.63%。重型 α- 地贫又称巴氏胎儿水肿综合征，胎儿一般在孕晚期就表现出水肿综合征，多数在出生前或生后马上死亡。重型 β- 地贫患者多在出生后 3 ～ 6 个月开始出现贫血并逐渐加重，若不及时和规范治疗，患者多在 5 岁前死亡。目前，尚无根治重型地贫的方法，主要通过孕前、产前、新生儿筛查和基因诊断来进行三级防控。

2. 发病机制　地中海贫血是血红蛋白病的重要类型之一。血红蛋白病是一类由珠蛋白基因突变，导致组成血红蛋白的珠蛋白肽链结构异常或合成量减少而引起的遗传性血液病，其中因珠蛋白肽链分子结构发生异常而致病者，称为异常血红蛋白病，如 HbS 病、HbC 病和 HbE 等；因珠蛋白肽链合成量减少而引起溶血性贫血者，称为地中海贫血。

人类血红蛋白由珠蛋白链和血红素组成，其中珠蛋白链由 2 条 α 类肽链（简称为"α 链"，包含 ζ 和 α 链等）和 2 条 β 类肽链（简称为"β 链"，包含 ε、β、γ 及 δ 链等）组成四聚体，同时每条肽链均分别携带 1 个血红素，二者共同构成血红蛋白四聚体结构（图5-5）。

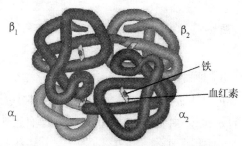

图 5-5　血红蛋白四聚体结构模式图

研究证实，地贫发病的根本原因是珠蛋白基因发生突变，致使一个或一个以上珠蛋白肽链合成减少或缺如，进而造成形成珠蛋白肽链的 α 链 /β 链比例失衡（正常情况下 α 链 /β 链 =1），最终因体内多余的 γ、α 或 β 等珠蛋白沉积在红细胞膜上，出现以无效红细胞生成、小细胞低色素性贫血、骨髓内溶血、铁超负荷为特征的溶血性贫血。患者血红蛋白数量与珠蛋白链基因突变数目有关，一般来讲突变数目越多，血红蛋白数量越少，但当 α 链和 β 链同时存在突变时，由于 α 链和 β 链的合成量均出现减少，反而使得失衡的 α 链 /β 链比例得到矫正，故 α 和 β 复合型地贫患者的临床表型往往较 α 链或 β 链单独缺陷者轻（图 5-6），特别是个别 β- 地贫的修饰基因还可能会减轻其临床表型。

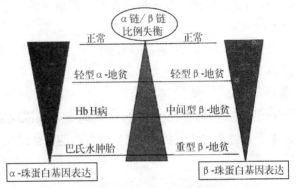

图 5-6　珠蛋白肽链 α 链 /β 链比例失衡与
临床表型严重程度示意图

（1）α- 地贫的发病机制：α 珠蛋白基因位于第 16 号染色体短臂上。正常人每条 16 号染色体上有 2 个高度同源的 α- 珠蛋白基因，即 α_1 和 α_2，它们表达同一种产物，即 α- 珠蛋白链，并在人的一生中从胚胎发育到 6 周后开始持续高水平表达，参与合成胚胎期、胎儿期和成人期血红蛋白（表 5-12，图 5-7）。正常情况下，α_2 较 α_1 基因的功能更强，α_2 约占基因表达量的 2/3，α_1 基因占 1/3，即 α_2 基因的表达量是 α_1 基因的 2 倍。α- 地贫主要涉及 α_1 和 α_2 2 个 α- 珠蛋白基因的表达异常，故当发生基因突变时，α_2 基因的突变一般会比 α_1 基因突变降低基因表达产物的作用更大。

表 5-12　人体不同发育时期的血红蛋白及其组成

发育阶段	血红蛋白类型	分子组成
胚胎期	Hb Gower 1	$\zeta_2\varepsilon_2$
	Hb Gower 2	$\alpha_2\varepsilon_2$
	Hb Portland	$\zeta_2\gamma_2$
胎儿期	Hb F	$\alpha_2\gamma_2$
成人期	Hb A_2	$\alpha_2\delta_2$
	Hb A	$\alpha_2\beta_2$

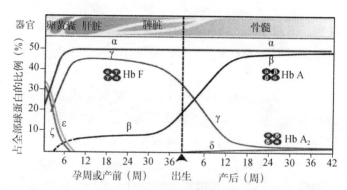

图 5-7　人体不同发育时期珠蛋白表达规律及血红蛋白组成

α- 地贫是由于 α- 珠蛋白基因发生缺失或突变，α-珠蛋白产量下降，胎儿体内过多的 γ- 珠蛋白形成 Hb Bart's（γ_4），或成人体内过多的 β- 珠蛋白形成 Hb H（β_4），导致无效造血和红细胞破坏。一般来讲，α- 地贫主要有以下两种基因型：缺失型 α- 地贫和非缺失型 α- 地贫。其中，以缺失型 α- 地贫最为常见。

1）缺失型 α- 地贫：引起 α- 地贫突变的主要是 α-珠蛋白基因簇的大片段缺失，同时也有少量 α- 地贫是由 α_2 或 α_1 基因的点突变导致的。α^0 地贫是指一条染色体上 2 个顺式排列的 α- 基因缺失，导致 α- 基因功能完全丧失的缺陷，缺失型 α^0 地贫基因一般记为（--/αα）；而 α^+- 地贫是指仅缺失 1 个 α- 基因，尚保留部分 α- 基因功能,缺失型 α^+- 地贫基因一般记为 $(-\alpha/\alpha\alpha)$,如 $(-\alpha^{3.7}/\alpha\alpha)$ 和 $(-\alpha^{4.2}/\alpha\alpha)$ 等。目前全球已鉴定的 α- 地贫缺失超过 20 种,中国人最常见的是 $(--^{SEA}/)$,其次还有 $(--^{THAI}/)$ 和 $(--^{FIL}/)$ 等。

2)非缺失型 α- 地贫:α- 地贫除了主要为缺失引起外,也有少部分是由 α- 珠蛋白基因点突变、核苷酸缺失或插入而引起的,这类 α- 地贫也称为非缺失型 α- 地贫,以 α^T 表示累及的基因。非缺失型突变常发生于 α_2- 基因,并非意味着 α_2- 基因的突变频率高于 α_1- 基因,而是携带有 α_2- 基因突变的个体因其临床症状较重,较容易被鉴别。

α- 地贫表型的多样性与基因突变对 α 肽链合成的影响有关。总地来讲,与缺失型相比,非缺失型将导致更加严重的 α- 珠蛋白链合成减少,这是因为当一个 α- 基因发生缺失时,另一个正常的 α- 基因往往代偿性功能增强,而一个 α- 基因发生突变时,另一个正常 α- 基因功能不但不会受到影响,还会因为点突变产生的某些异常血红蛋白形成不溶物而直接损伤红细胞。有些非缺失型 α- 地贫的纯合子(如 $\alpha^{CS}\alpha/\alpha^{CS}\alpha$,$\alpha^{QS}\alpha/\alpha^{QS}\alpha$ 和 $\alpha^{CS}\alpha/\alpha^{QS}\alpha$)可以表现为 Hb H 病;同样,部分点突变导致的 α- 地贫如 Hb CS 和 Hb QS 杂合子合并轻型 α- 地贫 $(--/\alpha\alpha)$ 可使患者表型加重,即 $(--/\alpha^{CS}\alpha)$ 和 $(--/\alpha^{QS}\alpha)$ 可能比 $(--/-\alpha)$ 临床表现更为严重。目前,国内已报道至少 12 种非缺失型 α- 地贫,其中 $\alpha^{WS}\alpha/$ 是最常见的非缺失型 α- 地贫,$\alpha^{CS}\alpha/$ 和 $\alpha^{QS}\alpha/$ 次之。

3)α- 地贫基因型与表型的关系:α- 地贫的表型取决于 α- 基因缺陷的基因型,其表型的严重程度与基因的剂量密切相关,而 α- 地贫的表型可以从新生儿脐带血血红蛋白电泳时 Hb Bart's 的含量得以体现。若 1 个

α- 基因发生缺陷，其基因型为（-α/αα）或（$α^Tα/αα$），通常无血液学异常表现（但若为 $α^{CS}α/αα$ 或 $α^{QS}α/αα$ 时，则表现出小细胞低色素的血液学表现），出生时脐血的 Hb Bart's 含量一般为 1%～2%；若 2 个 α- 基因发生缺陷，基因型为（-α/-α）或（$α^Tα/α^Tα$），表现出小细胞低色素性贫血，出生时脐血 Hb Bart's 含量一般为 5%～10%；$α^+$ 与 $α^0$ 的复合杂合子为 3 个 α- 基因发生缺陷，表现为重度贫血的 Hb H 病，Hb H 的 Hb Bart's 含量一般为 5%～30%，但部分 $α^Tα/α^Tα$ 也可检测到含量不等的 Hb H，导致 Hb H 病发生；4 个 α- 基因发生纯合子（--/--），表现为 Hb Bart's 胎儿水肿综合征，胎儿在孕晚期或出生后不久死亡，脐血以 Hb Bart's 为主，有少量的 Hb H 和 Hb Portland（表 5-13，图 5-8）。

　　上述 α- 地贫表型与血红蛋白电泳特异性 Hb Bart's 带含量的关系为新生儿地贫筛查提供了依据。但由于 γ 链的合成在婴儿出生后 3～6 个月即转为 β 链的合成，故脐血血红蛋白电泳检测 Hb Bart's，不适用于 3 个月以上的婴幼儿及成人。

表 5-13　从新生儿脐带血看 α- 地贫表型与基因型的关系

综合征	临床特征	脐血 Hb	基因缺失数目
$α^+$- 地中海贫血	无贫血、RBC 正常	1%～2%（Hb Bart's）	1
$α^0$- 地中海贫血	小细胞低色素性贫血	5%～10%（Hb Bart's）	2
Hb H 病	小细胞低色素性贫血、中度溶血性贫血、包涵体	5%～30%（Hb Bart's）	3
水肿胎	致死性贫血（宫内或出生时死亡）	Hb Bart's 为主，少量 Hb H 和 Hb Portland	4

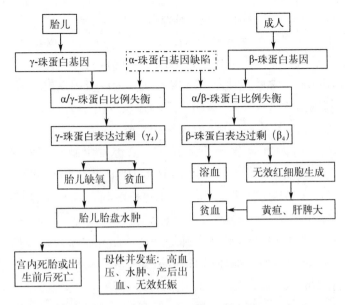

图 5-8　胎儿重型 α- 地贫和成人 Hb H 病的病理生理学机制

（2）β- 地贫的发病机制：β- 珠蛋白基因位于第
11 号染色体短臂上。β- 地贫是由 β- 珠蛋白基因突变导
致 β- 珠蛋白合成抑制而引起的溶血性贫血。β- 珠蛋白
基因突变部位和类型不同，对 β- 珠蛋白合成抑制的程
度也不同。根据染色体上 β- 珠蛋白表达的受抑程度，
常把 β- 地贫分为 β- 珠蛋白完全不能合成的 β^0- 地贫和 β-
珠蛋白尚能合成但合成量减少的 β^+- 地贫两种类型。

β- 地贫主要是由 β- 珠蛋白基因点突变引起的。突
变主要分为两大类，一类是非缺失型突变（包括点突
变及 25bp 以下的缺失或插入），另一类是缺失型突变
（25 ～ 67kb 的缺失）。

1）引起 β- 地贫的非缺失型突变：目前全世界已
发现 200 多种 β- 珠蛋白基因点突变可引起 β- 地贫的发
生，国内已报道 50 种以上，其中 CD41-42（-CTTT）、

CD17（AAG ＞ TAG）、-28（A ＞ G）、CD26（GAG ＞ AAG）、IVS-Ⅱ-654（C ＞ T）和 CD71-72（+A），这 6 种突变占了全部突变类型的 90% 以上。

2）引起 β- 地贫的缺失型突变：β- 珠蛋白基因部分顺序（＞ 25bp）或全部顺序缺失称为缺失突变，引起 $β^0$- 地贫。这类突变只占 β- 地贫突变的很小一部分。目前全世界已发现缺失突变至少有 17 种，缺失长度从 25bp 到 67bp。其中，我国已报道至少 5 种缺失型 β- 地贫，均为大片段缺失，包括 Gantonese 缺失、Yunnanese 缺失、Chinese 缺失、S.E.Asian 缺失和 Taiwanese 缺失等。

3）β- 地贫基因型与表型的关系：β- 地贫的杂合子（$β^0/β^N$、$β^+/β^N$）通常表现为轻型 β- 地贫，β- 地贫的纯合子或复合杂合子（$β^0/β^+$、$β^0/β^0$）通常表现为重型 β- 地贫。在 β- 地贫基因型对表型的影响中，中间型 β- 地贫的分子机制最为复杂，如 $β^0/β^N$ 或 $β^+/β^N$ 合并 α 三联体（或四联体、五联体）、异常血红蛋白突变（如 Hb E）、遗传性胎儿血红蛋白持续存在症（HPFH）或 δβ- 地贫，均可造成 β/α 链的相对比例明显下降，导致中间型地贫（图 5-9）。如果 $β^0/β^+$ 或 $β^0/β^0$ 合并 α- 地贫或其他因素引起 γ- 珠蛋白表达代偿性增高，由于减轻了 β/α 链比例失衡，也可表现为中间型地贫。另外，$β^+/β^+$ 和显性 β 突变杂合子通常也表现为中间型地贫。此外，其他一些修饰因子也会影响到 β- 地贫的表型，如分子伴侣 AHSP（α 血红蛋白稳定蛋白）、转录调节因子 GATA1 的突变等也会导致 β- 地贫杂合子基因型携带者表型加重，表现为中间型 β- 地贫（图 5-9）。

需要注意的是，出生后至 6 个月属于 Hb F 和 Hb A 的交替期（即 γ 链逐渐减少，而 β 链逐渐增加），在此期间用血红蛋白电泳进行地贫筛查时要警惕 β- 地贫的漏诊。

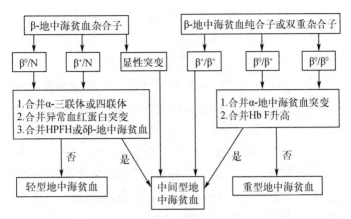

图5-9 β-地贫基因型与表型的关系

3. 筛查与阳性召回

（1）地贫筛查的意义：地贫作为一种严重危害人类健康的遗传性疾病，一旦发病，不仅会给患者自身的身心健康带来严重危害，也会给社会及家庭带来沉重的精神和经济负担。目前尚未发现根治中重度地贫的方法，对于这类患者只能采用定期输血、骨髓移植等姑息治疗方式减轻症状，延长寿命。国内外研究证实，严把出生缺陷防控的孕前、产前及新生儿期这三道防线，通过三级筛查和诊断，在尽可能防止或阻断重症地贫儿出生的同时，及早发现地贫基因携带者或中重度地贫患儿，科学干预，尽可能减轻或延缓中重度地贫患儿的临床症状，提高患儿的生存质量，是预防和控制地贫的唯一有效方式。

1）第一二级防控——孕前及产前地贫筛查的意义：由于地贫是一种常染色体隐性单基因遗传病，故如果夫妻双方均为地贫基因携带者且为同一类型（α或β）的地贫基因突变，则他们孕育的胎儿有 1/4 的概率为正常胎儿、1/2 的概率为轻型地贫患儿（基因型与父亲或母亲相同)、1/4 的概率是中重型地贫患儿,并且每一次怀孕胎儿发生上述 3 种情况的概率均不变 (图 5-10)。

为此,通过孕前和产前地贫筛查与基因诊断,动员和鼓励双方为同型地贫基因携带者的夫妻在妊娠后对胎儿进行地贫基因产前诊断,及时阻断中重度地贫患儿的出生,是降低流行地区重症地贫儿出生的有效措施。例如,自 2010 年广东省针对育龄人群和妊娠夫妇实施全民地贫预防控制项目以来已取得初步成效,已达到可以避免 30%~40% 的重型地贫患儿出生。

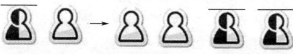

基因携带者和正常人结婚　　50% 正常　　50% 基因携带者 (轻型地贫)

两个基因携带者结婚　25% 重型地贫　50% 基因携带者　　正常人
　　　　　　　　　　　　　　　　　　　(轻型地贫)

图 5-10　α- 地贫或 β- 地贫遗传模式图

2) 第三级防控 —— 新生儿地贫筛查的意义 : 尽管通过孕前、产前筛查与诊断能够阻断中重度地贫儿的出生,但目前国内产前筛查与诊断的群众知晓度、依从性及覆盖面仍有待进一步提高 (据相关会议报道,目前国内最高为 60% 左右),且婚前检查多为自愿原则,加之筛查后高风险孕妇的产前诊断和终止妊娠的意识不足,同时由于 γ- 珠蛋白和 β- 珠蛋白基因的表达特点,成人静止型和轻型 α- 地贫常被漏诊 (α 筛查与基因检测的阳性符合率仅为 50%~60%,漏诊的多为静止型和轻型 α- 地贫),明显影响了中重度地贫防控效果的持续提高。特别是我国地广人多，多个地贫高发地区（如广东、广西）在先后针对育龄人群和妊娠夫妇实施全民地贫防控项目时，发现即便是高发地区仍存在人群地贫防控知识和意识不足、防控服务依从性不够、各相关部门和不同医疗保健机构间的沟通协调不到位、基层医疗保健机构提供地贫预防控制服务能力不足等问题。

目前，国内特别是地贫高发地区的新生儿疾病筛查率和覆盖面均高达 90% 以上，故为了补充一二级防控（孕前和产前筛查）的不足，同时由于 α- 地贫的新生儿外周血中可以检测到特异性 Hb Bart 带，通过对新生儿进行脐带血或足跟血血红蛋白电泳分析，根据新生儿 Hb Bart 带含量多少可以对 α- 地贫基因携带情况做出初步诊断，特别有助于发现静止型或轻型 α 地中海贫血，避免成人筛查时的漏诊。

为此，在地贫高发地区普遍开展了第三级防控措施，即新生儿地贫筛查，使地贫防控从新生儿期开始，不仅可以扩大筛查人群的覆盖面和覆盖率，加强地贫患儿的健康指导和营养管理，还能对中重症地贫患儿给予及时诊断、规范治疗、养育指导和管理，提高其生存质量和生存率；更加有利于将地贫防控知识的宣传和普及节点前移至儿童期与青少年期，从而提高全人群对于地贫防控的知晓率和依从性，有助于推动健康教育和婚育指导更加有效地开展，是实现中重型地贫零出生的长效机制，也是地贫高发地区加强该病防控的重要补充措施之一。

（2）筛查方法：地贫的发病机制是珠蛋白基因缺陷，血红蛋白中的珠蛋白肽链有一种或几种合成减少或不能合成，导致红细胞形态、体积、血红蛋白组成成分改变，进而影响其血液学表型及血红蛋白电泳结果，故分析受检个体的红细胞指标及血红蛋白组分等血液学表型，是目前公认的地贫筛查手段。

1）孕前及产前地贫筛查：成人外周血平均红细胞体积（MCV）和红细胞血红蛋白含量（MCH）是地贫筛查公认的血液学指标。当育龄人群或妊娠夫妇的血液学检测发现 MCV、MCH 偏低时，应结合其血红蛋白电泳结果行进一步地贫基因检测，当夫妻双方为同型地贫基因携带者时则需要进行产前诊断，避免重型地贫患儿的出生。

①血常规检测：临床上通常将血常规检测时发现的 $MCV \leqslant 82fl$，$MCH < 27pg$ 作为地贫可疑阳性的筛查指标（需与缺铁性贫血相鉴别），红细胞计数（RBC）和血红蛋白浓度（HGB）在地贫患者及携带者中常有一定程度的增高或降低。但血常规检测仅为地贫筛查的手段之一，需要结合血红蛋白电泳和地贫基因检测结果进行综合分析。

②血红蛋白电泳筛查：多采用凝胶电泳、毛细管电泳或高效液相色谱等血红蛋白分析技术，分析受检者的 Hb 变异体、$Hb\ A_2$、$Hb\ A$、$Hb\ F$ 和 $Hb\ H$ 等组分的相对含量。血红蛋白电泳分析结果结合血常规检测结果，一般可以初步判断不同类型的地贫携带者。如被检者的血常规显示为小细胞低色素症（$MCV \leqslant 80fl$，$MCH < 27pg$）合并 $Hb\ A_2 > 3.5\%$（凝胶电泳分析法或毛细管电泳法，以下以此为标准阐述）是 β- 地贫的特征性指标，但要留意合并 α- 地贫的情况；若 $Hb\ A_2 < 2.5\%$、$Hb\ F < 3.0\%$（孕妇 $Hb\ F \leqslant 5.0\%$），且排除缺铁性贫血的前提下，则可能为 α- 地贫携带者，需要警惕合并 β- 地贫的情况。故综合分析被检者的血液学表型（血常规联合血红蛋白电泳检测结果）可以初步判断其地贫的类型，进而指导下一步地贫基因分型检测策略的选择。

2）新生儿地贫筛查：由于新生儿期血红蛋白 Hb

Bart 带和 Hb Portland 带的出现是血红蛋白 α 链缺陷的特征性指标，且这些条带将在出生后 3 ～ 6 个月逐渐消失，故新生儿外周血的血红蛋白分析将有效避免成人筛查易漏诊静止型或轻型 α- 地贫的弊端；而新生儿期 Hb A 带的异常降低又是血红蛋白 β- 链缺陷的特征性指标之一，故新生儿外周血 Hb A 含量的分析将有助于中重度 β 地贫的筛查。特别是，这些指标将在新生儿出生后几个月内逐渐消失，如 γ- 珠蛋白基因的表达将在出生后 3 ～ 6 个月逐步关闭，若不能在出生后及时采血检测将影响微量 Hb Bart 带检测的灵敏度，故出生后及时采样行新生儿脐血或足跟血血红蛋白电泳分析是确保新生儿地贫筛查高质量完成的重要环节之一。

　　为进一步加强地贫防控的力度、强度和覆盖面，国内地贫高发地区的新生儿疾病筛查（简称"新筛"）中心基本均已开展新生儿地贫筛查，为了方便筛查标本的递送并确保检测的准确性，这些新筛中心多采用与其他常规新筛项目（即 PKU、TSH、17-OH 和 G6PD 等相同的标本和流程进行采样和筛查。根据血红蛋白电泳结果初步判断新生儿血红蛋白链是否存在缺陷，对电泳检测结果阳性的新生儿进行召回，并进行基因检测以明确其基因型。例如，根据新生儿足跟血滤纸干血片 Hb Bart 含量可以初步判断该新生儿的血红蛋白 α 链缺陷情况（表 5-14）。

表 5-14　临床表型与干血片 Hb Bart 含量的关系
（以中山市数据为例）

临床分型	Hb Bart 水平（$x\pm s$，%）	X^2 值	P 值
静止型	0.40±0.19	223.167	0.000
轻型（标准型）	2.10±0.71		
Hb H 病	9.39±4.58		
非缺失型 α- 地贫	0.67±0.15		

（3）筛查流程及阳性召回

1）成人地贫筛查的阳性召回：当育龄人群、孕前或产前夫妻双方地贫筛查发现其血液学表型（含血常规及血红蛋白电泳筛查）为阳性时，需要通过微信、短信及电话等方式召回行基因检测，以明确双方的基因分型，若夫妻双方均为同型地贫基因携带者，则需要进行产前诊断以避免中重度地贫患儿的出生，并减轻孕妇的产科并发症。详见国家卫计委妇幼司 2014 年 10 月印发的《地中海贫血防控试点项目技术服务规范（试行）》的细则要求进行筛查、召回、确诊、咨询指导及产前诊断等系列服务。

2）新生儿地贫筛查的阳性召回：对于新生儿地贫筛查阳性病例，可以通过新筛网络、微信、短信及电话等方式召回进行地贫基因诊断，对于地贫基因携带者新生儿进行遗传咨询，发放地贫基因携带卡片并给予识别，对于中重度地贫患儿应指导家长进行规范治疗干预和管理，尽可能延长寿命、提高其生存质量，减轻和减少致残率及致死率。

4. 临床表现

（1）α- 地贫：地贫主要是由珠蛋白链不平衡所致，根据 α 链数量不平衡程度所致临床症状严重程度的不同，可将 α- 地贫分为静止型、轻型、中间型、重型 4 类。

1）静止型 α- 地贫：也称地贫基因携带者，仅有一条染色体上的 1 个 α- 基因缺陷（-α/αα 或 $\alpha\alpha^T/\alpha\alpha$ 或 $\alpha^T\alpha/\alpha\alpha$），α- 链的合成受到部分抑制。由于只有 1 个 α- 基因发生缺失或突变，这类患者一般没有临床症状，成人红细胞形态也可无明显异常，临床上常难以发现，一般常规的血液学筛查（如血常规、血红蛋白电泳）也难以筛查出来，只有在其新生儿期脐带血或足跟血行血红蛋白电泳检测时可以发现特征性 Hb Bart's 带，一般 3 个月后逐渐消失，故新生儿地贫筛查有助于发现成人期最易漏诊的静止型 α- 地贫。

2）轻型（标准型）α- 地贫：包括 α^0- 地贫杂合（--/αα）和 α^+- 地贫纯合子或复合杂合子（-α/-α 或 -α/$\alpha^T\alpha$），每条染色体上各有 1 个 α- 基因发生了缺失或缺陷。由于还有 2 个 α- 基因保持 α- 珠蛋白链的功能，临床上仅有轻微贫血或无任何临床症状。这类患者出生时新生儿脐带血或足跟血可见特征性 Hb Bart's 带，但一般在 3 个月后伴随 γ 链合成的关闭而消失；血液学筛查表现为无异常或典型的小细胞低色素症 [MCV ≤ 82fl 和（或）MCH < 27pg]，儿童或成人血红蛋白电泳筛查 Hb A_2 降低或正常。静止型或轻型 α- 地贫多为无症状个体，只有通过新生儿地贫筛查或地贫基因分析才能被发现，但若静止型 α- 地贫与轻型 α^0- 地贫杂合婚配则有可能生育较重的 Hb H 病患儿，而静止型或轻型 α- 地贫是成人地贫筛查时最易漏诊的。

3）中间型 α- 地贫：又称血红蛋白 H 病（Hb H 病）。这类患者主要是由于 4 个 α- 基因中有 3 个都发生了缺陷（基因型为 --/-α 或 --/$\alpha^T\alpha$），α- 链的合成量严重降低，多余的 β 链聚合为 β 四聚体（Hb H），β 四聚体易分解为游离的 β 链并沉积聚集形成 H 包涵体，使红细胞受损导致慢性溶血性贫血；但也有部分 Hb H 患者为 Hb CS 或者 Hb QS 纯合子（$\alpha^{CS}\alpha/\alpha^{CS}\alpha$、$\alpha^{QS}\alpha/\alpha^{QS}\alpha$）或复合杂合子（$\alpha^{QS}\alpha/\alpha^{CS}\alpha$），这类突变由于累及功能较强的 α_2 基因，其产生的异常肽链对红细胞也有较强的破坏作用。这类患儿出生时症状不明显，婴儿期以后逐渐出现贫血、疲乏无力、肝脾大、轻度黄疸等中度溶血性贫血表现，年龄较大的患儿可出现类似重型 β- 地贫的特殊面容，甚至发生溶血危象。实验室血常规检测为典型的小细胞低色素性贫血特征，成人血红蛋白电泳表现为 Hb A$_2$ 降低，并可见到典型的 Hb H；新生儿脐带血（或足跟血）可发现 Hb Bart's 带含量 5% ～ 30%。

4）重型 α- 地贫：又称 Hb Barts 胎儿水肿综合征。绝大多数 Hb Barts 胎儿水肿综合征都是由染色体上 4 个 α- 基因全部发生缺失所致，其基因型为（--/--）。此时，患儿体内没有 α 链合成，导致其体内合成的 γ 链因没有 α 链结合而聚合成 γ 四聚体（γ$_4$，即 Hb bart's），造成无效造血和红细胞被破坏，特别是由于 Hb Bart's 与氧的亲和力极高，即使在低氧的组织中也不能释放氧，致使胎儿宫内严重缺氧，发育受到严重影响并于孕中期开始逐步出现水肿，进而累及全身重要脏器，最终致死。受累胎儿由于贫血、组织严重缺氧而表现为苍白、重度贫血、黄疸、全身水肿伴腹水、肝脾明显肿大、发育不良、四肢短小，胎盘比胎儿还大的巨大胎盘是本病的典型特征之一。胎儿多在妊娠 23 ～ 40 周时宫内死亡或产后数小时死亡。脐血血红蛋白电泳检测几乎全是 Hb Bart's 带（含量达 80% ～ 100%）或有少量的 Hb H、Hb Portland，但无 Hb A、Hb A$_2$ 和 Hb F。

(2) β - 地贫

1）轻型 β- 地贫：又分为 β$^+$ 和 β^0 地贫杂合子两类，患者的基因型主要为（ββ$^+$/β^N）或（β^0/β^N）杂合子。由于有 1 个正常的 β 基因能合成相当数量的 β- 珠蛋白链，故这类地贫患者与轻型 α- 地贫一样，通常无贫血症状。血液学筛查表现为典型的小细胞低色素特征 [MCV ≤ 82fl 和（或）MCH < 27pg]，血红蛋白电泳筛查显示 Hb A$_2$ 含量增高（一般 ≥ 4.0%），Hb F 含量正常或轻度升高。

2）中间型 β- 地贫：这类地贫的表型变化较大，具有很大的遗传异质性，基因缺陷主要为 β^+ 地贫纯合子或复合杂合子（β^+/β^0）和 β- 地贫复合 HPFH 或 δβ- 地贫。这类患者贫血程度不一，发病的严重程度与 β 链合成量的多少密切相关，多于幼童期出现症状，其临床表现为中度贫血，脾脏轻或中度肿大，可有黄疸，不同程度的骨骼改变，性发育迟缓。在不同的中间型 β- 地贫个体间存在很大的变异范围：轻者临床症状不明显，查体时发现为小细胞低色素性贫血及中度血红蛋白降低；重者与重型 β- 地贫相似，肝脾大，需不定期输血来维持生命。

3）重型 β- 地贫：又称 Cooley 贫血。其父母双方均为 β- 地贫（β^0 或 β^+）携带者，患儿遗传了父母各自带 β^0 或 β^+ 缺陷的染色体，致使患儿基因型为纯合子或复合杂合子（β^0/β^0 或 β^0/β^+）。胎儿期表达的 γ 链在出生后自动关闭，而 β 链合成障碍导致成人 HbA 减少，过剩的 α 链沉积在红细胞上引起严重的溶血性贫血。同时与代偿性生成的 γ 链形成 $\alpha_2\gamma_2$（HbF），致使 HbF 升高。重型 β- 地贫患儿疾病严重程度的基因顺序的一般规律为 $\beta^0/\beta^+ < \beta^0/\beta^0$。本病患儿出生时无临床表现，通常在 3～6 个月开始出现症状，一般发病年龄越早，病情越严重。如不加以治疗，患儿多于 5 岁前死亡。本病发病过程呈慢性进行性贫血，伴有轻度黄疸、肝脾大、发育不良，并具有典型的地贫特殊面容。小细胞低色素性贫血 [MCV ≤ 82fl 和（或）MCH < 27pg] 和 Hb F 含量明显增高（多 > 40%）等血液学表型，结合重度地贫特殊临床症状是诊断重型 β- 地贫的重要依据。

5. 诊断与鉴别诊断

（1）诊断依据

1）临床表现：正常、轻度、中度或重度溶血性贫血的临床表现。

2) 实验室检测

①血常规正常或 MCV ≤ 81fl，MCH < 27pg。

②血红蛋白电泳：新生儿期出现 Hb Bart's 或 Hb Portland；儿童或成人期出现 Hb A_2 正常、降低或升高；合并或不合并 Hb F 正常或升高；或者出现 Hb E（β- 地贫）、Hb H、Hb CS 或 Hb QS（α- 地贫）等异常血红蛋白带。

③地贫基因检测：基因检测是明确地贫及其基因分型的分子诊断依据。常规地贫基因检测包含常见的 α- 地贫基因突变：--SEA、-α4.2 和 -α3.7 3 种缺失型突变；Hb Constant Spring（Hb CS）、Hb Quang Sze（Hb QS）和 Hb Westmead（Hb WS）3 种非缺失型突变共 6 种。常见 β- 地贫基因突变有 41-42、654- Ⅱ、-28、71-72、17、βE、31、IVS-1-1、43、-32、-29、-30、14-15、CAP、Int、IVS-1-5 和 27/28 共 17 种，α- 地贫和 β- 地贫合计共有 23 种常见地贫基因突变类型亚型，约占地贫基因型的 98%，另有约 2% 为罕见型地贫。故若血常规和血红蛋白电泳结果中任意一项高度怀疑地贫基因型，且常规地贫基因检测未见异常或其基因型与上述两种筛查结果不符时，需在结合临床症状进行综合分析的同时，进一步行地贫基因测序，避免漏诊罕见地贫基因型。

（2）鉴别诊断：地贫需与其他小细胞低色素性贫血如缺铁性贫血、铁幼粒细胞贫血等疾病相鉴别。血清铁、铁蛋白及维生素 B_{12} 水平等指标对贫血的类型有一定的提示作用。

1) 胎儿水肿：亦可见于 Rh 或 ABO 血型不合，脐血 Hb Bart's 电泳区带为主要鉴别依据。

2）缺铁性贫血：缺铁性贫血与轻型地贫的临床表现及红细胞形态改变有相似之处，故易被误诊。但缺铁性贫血常有缺铁诱因，血清铁蛋白含量减低，骨髓外铁粒幼红细胞减少，红细胞游离原卟啉升高，铁剂治疗有效等可资鉴别。

3）铁幼粒细胞贫血：血清铁和铁蛋白饱和度、血浆铁转换率、红细胞游离原卟啉增高，血清铁结合力、铁利用率降低，中性粒细胞碱性磷酸酶积分减低，铁染色可见铁粒幼红细胞增多，出现环状铁粒幼红细胞＞15%是本病特征，具有鉴别诊断意义。

4）其他 Hb 病：Hb E、Hb C 等也可出现靶形红细胞。但此两者行血红蛋白电泳时均会出现的 Hb E、Hb C 等异常区带可资鉴别。遗传性胎儿 Hb 持续存在综合征的 Hb F 亦升高，但患者无贫血。

6. 随访管理　地贫在我国区域性广泛流行，若要降低地贫发病率除加强高风险夫妇产前筛查意识外，还要提高新筛、产前筛查信息系统的完整性、系统性和实用性，更加要特别重视和加强流行区域的系统化随访管理，只有这样才能使筛查阳性人群得到进一步诊断、治疗和随访管理，完成筛查 → 召回 → 确诊 → 治疗 → 随访的闭环管理，真正实现通过筛查加强阳性病例管理，最终达到有效阻断中重度地贫儿出生的目的。因此，要加大流行区域地贫防控知识的宣传力度，充分发挥计生机构的服务网络优势，利用多种媒体大力宣传和普及地贫的遗传特点、危害及预防知识，提高人群对地贫的认知度及对新筛、产筛的依从性，进而提高新生儿、孕前及产前的地贫筛查和产前诊断率，在降低中重型地贫儿出生率的同时，通过新生儿地贫筛查和诊断来进一步加强地贫基因携带人群的健康管理、科学干预和生育指导，三级预防协同助力,方可从根本上阻断地贫基因的遗传链。

7. 治疗与再生育指导　地贫是一种慢性进展性溶血性贫血,临床上对无症状的轻型地贫无须治疗,对于重型和部分中间型 β- 地贫以及比较严重的 α- 地贫 (Hb H 病) 患者虽然可以采用输血并配合除铁剂、脾脏摘除等治疗来缓解临床症状,但最终仍将导致患者早期死亡,目前认为,只有采用骨髓移植或造血干 (祖) 细胞移植等治疗方法才可能达到临床治愈。

(1) 输血 : 地贫患者红细胞的血红蛋白合成不足,未能制造有效的红细胞,但可以正常制造其他血液成分,为了维持患者正常的血红蛋白水平,预防慢性缺氧,减少代偿性骨髓增生,增进患者正常生活能力及促进成长,治疗时以输入红细胞为主。

地贫患者的血红蛋白若 $< 100g/L$,并确诊为重型地贫时,可考虑给予长期规律输血,并配合除铁剂联合治疗。中间型地贫患者,多能维持血红蛋白水平在 75g/L 以上,无须依赖长期规则输血来维持生存,对中间型患者在孕期需要规则输血。

(2) 铁螯合剂治疗 : 中重度地贫患儿由于长期输血,伴随红细胞的溶解破坏和分解,红细胞内的铁质会在体内蓄积,同时骨髓红系细胞造血过盛,肠道铁吸收增加,导致机体铁负荷过重。如不及时给予除铁治疗,则会造成体内多器官的细胞毒性及含铁血黄素沉着症,进而出现肝硬化、心力衰竭、生长发育停滞、糖尿病等,其中心力衰竭是引起患者死亡的主要原因。

(3) 脾切除及脾动脉栓塞 : 地贫患者的红细胞多不正常,故会被脾脏破坏,被破坏的红细胞越多,髓外造血越旺盛,体内铁积聚就越多,脾脏越大,形成一个恶性循环,如及时切脾会打断这个循环链,从而使病情有所好转。由于脾切除术后免疫功能降低而经常并发严重感染，为此有学者开始研究部分脾动脉栓塞以取代脾切除术，但目前仍存在一定争议。

(4)造血干(祖)细胞移植：造血干(祖)细胞移植，包括骨髓移植、外周血干(祖)细胞移植、脐血移植和宫内造血干(祖)细胞移植。目前，脐血、外周血干(祖)细胞移植相关研究报道较多，有取代骨髓移植的趋势。

造血干细胞移植(HSCT)是目前根治重型地贫的公认方法，但由于存在骨髓移植的配型、患者的身体状况及家庭经济情况等条件，这使得此治疗难以广泛开展。

(5) 新型治疗：新噻唑烷酮增加铁调节蛋白(hepcidin)而降低 β- 地贫铁超负荷，铁调节蛋白增加可改善地中海贫血症状；造血干细胞治疗方法、构建慢病毒载体(lentiviral vectors)纠正有缺陷的内源性 β- 珠蛋白基因或重新激活胎儿血红蛋白(Hb F)表达等新型治疗方法尚在进一步研究中。

(6) 预后：重型 β- 地贫患者多在儿童时期死亡，死因多为慢性贫血及其并发症，或不适当的使用铁螯合剂而导致的铁沉积病。

8. 特殊情况　地贫合并缺铁性贫血患者可以进行补铁治疗，但这类患者较单纯缺铁性贫血患者对铁的敏感性更高，故补铁时应特别注意。孕妇患地贫不会导致胎儿染色体异常或者增加胎儿染色体异常的概率，但中重度地贫女性在妊娠期发生产科并发症的风险明显增高，如 Hb Bart's 水肿胎的母体更易发生先兆子痫、早产、产后出血等产科并发症。

（黄　　湘）

第九节　先天性遗传性内分泌疾病的筛查及诊治

一、先天性甲状腺功能减低症

先天性甲状腺功能减低症（congenital hypothyroidism，CH）是由多种原因引起的甲状腺素合成、分泌或生成效应不足所导致的一组疾病，主要临床表现为体格和智力发育障碍。该病在不同国家的患病率不同，我国发病率约为 1/2050，美国的发病率为 1/5000 ～ 1/3600，欧洲为 1/3000，男女比率为 1 ∶ 2。

先天性甲状腺功能减低症分为散发性和地方性两类。散发性 CH 是因先天性甲状腺发育不良或甲状腺激素合成途径中酶缺陷造成的；地方性 CH 多见于甲状腺肿流行地区，由于该地区水、土和食物中碘缺乏所致，而随着我国广泛使用碘化食盐作为防治措施患病率已明显下降。

1. 发病机制　尽管 CH 的筛查和诊断较为成熟，但有关其发病机制的研究仍显不足。研究发现，CH 的致病机制主要分为：甲状腺发育异常（占 80% ～ 85%），如缺失、发育不全或异位甲状腺；先天性酶缺陷以致甲状腺激素合成异常（15% ～ 20%）；暂时性甲状腺功能减低及其他因素。

（1）甲状腺缺失或发育不全：患病率约为 1/4000，多为散发，非遗传性。病因主要是胚胎期甲状腺发育障碍，若母亲患甲状腺疾病，产生甲状腺抗体或接受放射碘治疗后服用甲状腺药物，会通过胎盘传给胎儿，破坏胎儿甲状腺组织，造成甲状腺缺如，或仅有少量甲状腺组织发育。另外，还可能为胎儿受有毒物质影响造成发育缺陷，或胎儿早期促甲状腺激素分泌减少，致使甲状腺发育不良。甲状腺组织缺如另一个可能的原因为胚胎早期甲状腺停留在舌根部或异位在喉头前、胸腔内或气管内，以舌根部异位甲状腺最多见。

（2）甲状腺激素合成途径缺陷：又称家族性甲状腺激素合成障碍，是导致先天性甲状腺功能低下的第二位常见原因，患病率约为 1/30 000。这种缺陷可发生在碘的转运和氧化、碘与酪氨酸结合、甲状腺球蛋白的合成和水解、甲状腺激素的脱碘等任一过程中，为常染色体隐性遗传病。当生成障碍为不完全性或功能代偿时，甲减症状可延迟多年才发生。

（3）暂时性甲状腺功能减低：一般在生后 3 个月左右缓解。常见原因是母体内的促甲状腺激素受体阻断型抗体（TRBAb）通过胎盘进入胎儿体内，抑制胎儿甲状腺激素的合成。这种抗体的半衰期为 6.5 天，通常在 3 个月内消失，多发生于早产儿。

（4）其他：如促甲状腺激素缺乏、甲状腺或靶器官反应低下和继发性甲状腺功能低下等。

2. 分子生物学病因机制　先天性甲状腺功能减低症（CH）大多数为散发病例，属常染色体隐性遗传的约占 15%。为明确儿童 CH 的病因，20 世纪 90 年代以来，国内外学者对影响甲状腺发育和甲状腺激素合成的众多基因进行了探索。目前研究结果显示有 23 种基因与先天性甲状腺功能减低症相关，根据基因功能的不同将 CH 相关的致病基因分为两大类：①与甲状腺发育不良有关的基因，包括 TSHR、PAX-8、NKX2-1、FOXE1 和 NKX2-5 等；②与甲状腺激素合成障碍有关的基因，包括 DUOX2、TPO、TG、SLC5A5、SLC26A4、DUOXA2 等。

（1）促甲状腺激素受体：促甲状腺激素受体（thyroid

stimulating hormone receptor，TSHR）是 G 蛋白偶联受体超家族成员，*TSHR* 基因定位于人类染色体 14q31，长度为 60kb，共有 10 个外显子和 9 个内含子，编码 764 个氨基酸，突变以常染色体隐性或显性遗传，是导致 CH 的最常见的病因，已发现 40 余种突变，于第 10 外显子处最多见且表型严重。TSHR 位于甲状腺滤泡细胞膜上，通过介导促甲状腺素（TSH）调节甲状腺生长发育、代谢和功能，所以其基因突变可能会导致先天性甲状腺功能减低症。对 *TSHR* 基因敲除小鼠的研究表明，甲状腺的发育是由 *TSHR* 控制的，据报道其 2 个等位基因的失活性突变表现为完全或部分对 TSH 不敏感，分别引起甲状腺发育不良，所致的严重甲减表现为甲状腺激素合成和分泌无或量很少。*TSHR* 基因突变引起的先天性甲状腺功能减低症与先天性甲状腺缺如难以鉴别。TSHR-G 蛋白 Camp 级联反应的下游或其他影响甲状腺发育的基因可能成为候选基因。*TSHR* 基因的功能失活性突变可以导致促甲状腺激素抵抗从而造成先天性甲减，这是导致先天性甲状腺功能减低最常见的遗传因素。目前已经发现 40 余种 *TSHR* 基因的功能失活性突变，而在中国先天性甲减患儿中发现了 20 种 *TSHR* 基因突变。我国 Fu 等的研究显示，先天性甲状腺功能减低患儿 *TSHR* 基因突变的发生率达 1.6%，其中 p.R450H 突变的发生率尤其高。目前对于 *TSHR* 的 p.G132R 及 p.A553T 位点突变与 CH 发病的关系存在争议，因此对于 *TSHR* 的进一步研究对疾病的诊断、病因的探讨及治疗具有重要意义。

（2）配对盒基因 8（PAX-8）：20 世纪 90 年代中期，在动物实验中通过体外细胞培养和基因敲除证实，3 个特异的甲状腺转录因子（TTF-1、TTF-2、PAX-8）参与调控甲状腺原基的形成、分化和增殖的过程。*PAX-8* 基因定位于人类染色体 2q12 ~ q14，具有保守结构，可识别特异 DNA 序列并与之结合。几乎所有 *PAX* 基因最初的表达都是在胚胎时期，尤其是在胚胎发育的早期（除了少数几个 *PAX* 基因家族成员在成熟的组织中也有表达），并且其表达效率与发育时间的长短成反比。在甲状腺发育不良的散发和遗传性甲状腺功能减低患者中发现了人类 *PAX-8* 基因的突变。患者的表现可以是甲状腺的发育障碍（如异位和发育不良），也可以是甲状腺激素的合成障碍，其症状较轻，不伴有甲状腺肿大。研究者还提出也许存在其他的 *PAX* 基因或影响 *PAX* 基因发挥作用的因素共同参与甲状腺的发育，它们的异常也会导致 CH 的发生。*PAX-8* 基因突变的发生率很低，并且不同种族和地区也不同，法国由 *PAX-8* 基因致病性突变造成先天性甲减的发病率是 8.4%，而捷克的先天性甲减患儿中 *PAX-8* 基因的突变率只有 0.5%。近年有研究报道在中国先天性甲减患儿中找到了多种 *PAX-8* 基因突变。2015 年 Fu 等研究发现，384 例中国先天性甲减患儿中有 2.38% 是由 *PAX-8* 基因突变导致的。但最新研究显示中国先天性甲减患儿 *PAX-8* 基因突变的发生率仅占 1.1%。因此，需要加大样本量对 *PAX-8* 基因的致病性加以证实。

（3）甲状腺过氧化物酶：约 10% 的 CH 由甲状腺激素合成障碍引起，而引起甲状腺激素合成障碍的原因之一是甲状腺过氧化物酶（thyroid peroxidase，TPO）的缺陷。TPO 是一种含铁叶琳的膜结合蛋白，*TPO* 基因位于人染色体的 2p25.3，共有 17 个外显子，长度为 150kb，mRNA 全长 3048bp，编码 933 个氨基酸。TPO 分子上具有碘化物和酪氨酸结合的部位，碘化物和酪氨酸可以被氧化成游离基的形式，它们结合起来合成碘化酪氨酸。所以，TPO 负责甲状腺球蛋白中的酪氨酸的碘化和偶联，是甲状腺激素合成过程中的关键酶。TPO 基因突变呈常染色体隐性遗传，在甲状腺素合成障碍中发生率最高，约为 1/60 000，已发现 90 余种突变，外显子 8、9、11 和 14 是突变热点；研究显示，TPO 基因突变可能是引起先天性甲减最常见的原因，而大多数甲状腺内分泌障碍的患者都是 TPO 基因突变造成的。2015 年 Fu 等对我国先天性甲减患者进行 TPO 基因筛查，发现 1% 的先天性甲减是由 TPO 基因的致病性突变导致。另有研究显示，c.2268insT 是中国大陆和台湾地区先天性甲减患儿 TPO 基因最常发生的突变。

(4) 双氧化酶 2：双氧化酶 2（dual oxidase 2，DUOX2）是 NADPH 氧化酶家族成员，是 H_2O_2 产生的催化核心，DUOX2 基因是碘有机化的重要调控基因。DUOX2 基因位于人类染色体 15q15.3 区域，长约 22kb，含有 34 个外显子，其 mRNA 长 6376bp，由 26 个氨基酸组成的信号肽和随后的 1522 个氨基酸构成，其突变呈常染色体隐性遗传。DUOX2 主要在甲状腺组织中表达，有机化碘是甲状腺激素合成的限速步骤，而 DUOX2 基因是甲状腺激素碘有机化过程中的重要调控基因。DUOX2 基因发生突变，则造成 DUOX2 功能异常，不能正常提供电子受体 H_2O_2，使碘不能有机化而导致甲状腺激素合成不足，这是 CH 的发病机制之一。2002 年 J.C. Moreno 对在 CH 患者中 DUOX2 基因的突变进行了首次报道。到目前为止已报道 DUOX2 基因大约有 110 多个不同类型的突变位点。Zamproni 等提出，p.Y246X 可能是中国 DUOX2 基因的热点突变，国内也有相关报道；Fu 等对中国先天性甲减患者的 *DUOX*2 基因进行大样本筛查,发现突变率可以达到 29%,其中 p.K530X、p.R683L 和 p.L1343F 发生率较高。中国人群中 *DUOX*2 基因的突变较为常见,孙凤等发现在中国人群中近 40% 的 CH 是由 *DUOX*2 基因突变导致的。综合各文献报道可认为 *DUOX*2 基因突变具有明显的人群特异性,主要集中在中国、日本等亚太人群中,*DUOX*2 基因突变可能是亚洲 CH 患儿的最常见的致病基因之一。

(5) 甲状腺球蛋白:甲状腺球蛋白(thyroglobulin,TG)是一种 660kDa 的同型二聚体糖蛋白,在甲状腺组织中的表达量最大。表达人类 TG 的基因位于 8q24,由 48 个外显子组成。甲状腺内分泌障碍发生的主要原因是碘化物有机化缺陷,而碘的有机化和偶联均发生在甲状腺球蛋白上,因此 *TG* 基因的突变可以造成甲状腺内分泌障碍的发生,部分 *TG* 缺陷是以常染色体显性方式遗传的。中国人群中由 *TG* 基因突变导致的先天性甲减发生率为 1/1 010 000。我国已经发现 30 余种与先天性甲减有关的 *TG* 基因突变。2016 年 Hu 等对中国人先天性甲减患者进行大样本 *TG* 基因筛查,发现一种中国人特异性致病性突变 c.274+2T > G,提示 TG 在先天性甲减的遗传学发病机制中可能起着重要的作用。

综上所述,近年来 CH 遗传学研究取得了较大进展,基因学分析有助于基因诊断和遗传咨询。目前研究者主要是针对甲状腺缺失或发育不全和甲状腺激素合成途径缺陷这两种发病机制进行相关基因,如 *TSHR*、*PAX-8*、*TG*、*TPO* 及 *DUOX*2 等基因的研究,以对 *DUOX*2 基因的研究最多,在这些基因中发现的众多突变位点为先天性甲减致病机制的研究提供了依据。但 *NKX2.1*、*FOXE1*、*NKX2.5*、*HHEX*、*DUOXA2*、*SLA26A4* 及 *NIS*

等基因突变所致先天性甲减的发生率极低，研究尚不深入。综合国内外已有成果，已知基因并不能充分解释 CH 的遗传机制。随着分子技术的发展，通过深入发掘新基因、扩大基因谱筛查，研究基因功能及其调控因素、环境因素等，CH 遗传学发病机制将更加明晰。国际上已经发现多种与先天性甲减发病相关的候选基因，要筛选出中国人先天性甲减的基因谱，还需要验证候选基因突变与先天性甲减之间的关系。最后，研究应致力于筛查发生率较高的基因突变并通过功能实验加以验证，为先天性甲减的临床诊治提供有力依据。

3. 临床表现

（1）新生儿期的症状：多数先天性甲状腺功能减低症患儿在出生时并无症状，因为母体甲状腺素（T_4）可通过胎盘，维持胎儿出生时正常 T_4 浓度中的 25% ～ 75%。新生儿期该症症状出现的早晚及轻重与甲减的强度和持续时间有关，约有 1/3 的患儿出生时微大于胎龄儿、头围大、囟门及颅缝明显增宽，可有暂时性低体温、低心率、极少哭、少动、喂养困难、易呕吐和呛咳、睡多、淡漠、哭声嘶哑、胎便排出延迟、顽固性便秘、生理性黄疸期延长、体重不增或增长缓慢、腹大、常有脐疝、肌张力减低。由于周围组织灌注不良，四肢凉、苍白、常有花纹。额部皱纹多，似老人状，面容臃肿、鼻根平、眼距宽、眼睑增厚、睑裂小、头发干枯、发际线低、唇厚、舌大、常伸出口外，重者可致呼吸困难。

（2）婴幼儿及儿童期症状：主要表现为智力落后及体格发育落后。典型表现有：

1）特殊面容，表现为塌鼻、眼距宽、舌厚大且常伸出口外、面色苍黄、表情呆滞、面容水肿，皮肤粗糙、干燥、贫血貌，鼻唇增厚，头发稀疏、干脆、眉毛脱落。

2）智力发育迟缓，神经反射迟钝，言语缓慢，发音不清，声音低哑，多睡多动。表情呆滞，视力、听力、嗅觉及味觉迟钝。有幻觉、妄想，抑郁，木僵，昏睡，严重者可精神失常。

3）生长发育落后，骨龄落后，身材矮小，四肢短促，身体上部量大于下部量，行动迟缓，行走姿态如鸭步。牙齿发育不全。性发育迟缓，青春期延迟。

4）可有便秘，全身黏液性水肿状，心脏可扩大，可有心包积液。

5）可有骨痛和肌肉酸痛，肌张力低。

地方性甲状腺功能减低症者因胎儿期缺碘而不能合成足量的甲状腺激素，严重影响中枢神经系统的发育。临床表现有两种，一种以神经系统症状为主，出现共济失调、痉挛性瘫痪、聋哑和智力低下，而甲状腺功能减低的其他表现不明显。另一种以黏液性水肿为主，有特殊的面容和体态，智力发育落后而神经系统检查正常。

4. 筛查与阳性召回　CH大多数为散发病例，少数有家族史，很难发现高危因素。并且，先天性甲状腺功能减低症在新生儿期往往缺乏特异的临床症状，表现不明显，给早期诊断带来了困难。如果不能早期确诊并进行治疗，将造成不可逆转的严重后果，引起小儿智力低下。因此，对新生儿进行群体筛检，从而使患儿在临床上未出现疾病表现，而其体内生化、激素水平已有明显变化时做出早期诊断，结合有效治疗，避免患儿重要脏器出现不可逆性的损害，对于保障新生儿正常的体格和智力发育具有重要意义。

（1）新生儿筛查：我国从20世纪80年代开始进行CH新生儿筛查项目，在1998年以前，我国CH筛查以放射免疫分析法（RIA）为主；1998 年以后，CH 筛查主要采用灵敏度较高的时间分辨免疫荧光分析法（DELFIA），部分地区采用酶联免疫吸附法（ELISA）和酶免疫荧光分析法（EFIA）。

　　中华人民共和国卫生部颁布的《新生儿疾病筛查技术规范（2010 版）》规定新生儿先天性甲低筛查方法为足月新生儿出生 72 小时后，7 天之内，并充分哺乳，足跟采血，滴于专用滤纸片上制成干血滤纸标本。送实验室后采用时间分辨免疫荧光分析法，检测血斑中促甲状腺激素（TSH）值，对筛查可疑阳性患儿进行召回。TSH 筛查切值的确定是筛查工作中重要一环，初筛时应以防止漏诊为主，故 TSH 的临界值需符合敏感度高、特异度稍低、无假阴性率的原则。直接采用试剂盒说明书中的切值并不科学，根据本地区筛查数据进行切值重设定可获得更高的筛查特异度。百分位数法是国际上切值确定最常用的方法之一。

　　（2）召回随访制度

　　1）筛查阳性是指所送检筛查标本的实验检测指标的结果超出正常值参考范围，提示标本对应的新生儿可能患有某种先天性遗传代谢病。获得筛查阳性结果应紧急处理、通知家长、召回患儿进一步检查和开始相应治疗。中华人民共和国卫生部颁布的《新生儿疾病筛查技术规范》要求筛查阳性结果出来后 7 天内要召回疑似患儿进行复查，筛查疾病的确诊和治疗不得晚于出生后 42 天。

　　2）追踪随访机构（一般为采血机构）应依托区域内的妇幼保健网络，建立和完善新生儿遗传代谢性疾病筛查可疑阳性儿童和确诊患儿的召回随访网络，对新生儿疾病筛查进一步加大宣传，普及人民群众相关知识。

3）追踪随访机构在接到实验室检测机构复查的电话或出具的可疑阳性报告后，应立即通过电话或书面等方式通知新生儿的监护人，敦促并确保可疑阳性患儿在规定时间内（7个工作日内）到实验室检测机构进行复查和确诊，以尽早得到治疗和干预。

4）将可疑和阳性患儿及时召回复查确诊，并将他们的信息资料登记并录入计算机备查。筛查中心收到复查血片后优先检测。对复查结果阳性的患儿，筛查中心于1周内电话通知家长，需进一步确诊和治疗，并电话通知采血医院，在"新生儿疾病筛查采血登记本"中标记"复查阳性"。对复查结果阴性的患儿，筛查中心通知采血医院，并予标记"复查正常"。对确诊的阳性患儿，建立病案，给予治疗并追踪随访。

5）对由于地址不详或拒绝随访等原因造成的失访可疑阳性患儿，追踪随访机构必须注明原因，并告知采血机构、实验室检测机构或治疗机构备案。

6）确诊阳性者需每3个月随访1次，1岁后每半年1次。治疗18个月以上，予以智商测定（盖什尔法）和体格检查。每次通知或访视均需记录，相关资料保存10年。

7）追踪随访机构应按照筛查疾病的不同诊治要求，协助治疗机构做好确诊患儿的定期访视，并按照儿童系统保健管理的要求做好患儿的生长发育监测工作。

5. 诊断

（1）新生儿筛查：卫生部相关文件规定新生儿先天性甲减筛查方法为足月新生儿出生72小时后，7天之内，并充分哺乳，足跟采血，滴于专用滤纸片上测定干血滤纸片 TSH 值。TSH 浓度的阳性切值根据实验室及试剂盒而定，一般大于 10 ～ 20mU/L 为筛查阳性。

（2）确诊性检查：测定血清游离甲状腺激素（free thyroxine，FT_4）和促甲状腺激素（thyroid-stimulating hormone，TSH），若血清 TSH 增高、FT_4 降低，诊断为先天性甲减；若血清 TSH 增高、FT_4 正常，可诊断为高 TSH 血症；若 TSH 正常或降低、FT_4 降低，诊断为中枢性甲减。

（3）其他辅助检查

1）甲状腺 B 超：可评估甲状腺发育状况但对异位甲状腺判断不如放射性核素显像敏感，甲状腺肿大常提示甲状腺激素合成障碍或缺碘。

2）甲状腺放射性核素摄取和显像：可判断甲状腺的位置、大小、发育情况及摄取功能。

3）X 线摄片：新生儿膝关节正位片显示股骨远骨端骨化中心出现延迟提示可能存在宫内甲减，幼儿和儿童手腕部摄片可显示骨成熟明显延迟。

4）甲状腺球蛋白（Tg）测定：甲状腺发育不良患儿 Tg 水平明显低于正常对照。

5）抗甲状腺抗体测定：TRBAb 可引起暂时性甲减。

6）基因学检查：仅在有家族史或其他检查提示为某种缺陷的甲减时进行。

7）其他检查：延迟诊断和治疗的患儿需检查血常规、肝功能、心肌酶谱、血脂；继发性甲减应做下丘脑 - 垂体部位磁共振成像（MRI）及其他垂体激素检查。

6. 随访管理

（1）患者需定期复查血 FT_4、TSH 浓度，以调整左旋甲状腺素钠（L-T_4）治疗剂量。首次治疗后 2 周复查。如有异常，调整 L-T_4 剂量后 1 个月复查。在甲状腺功能正常情况下，1 岁内 2 ～ 3 个月复查 1 次，1 岁至 3 岁 3 ～ 4 个月复查 1 次，3 岁以上 6 个月复查 1 次。

（2）定期进行体格发育评估，在 1 岁、3 岁、6 岁时进行智力发育评估。

（3）甲状腺发育不良、异位者需要终身治疗，其他患儿可在正规治疗 2 ～ 3 年后减药或者停药 1 个月，复查甲状腺功能、甲状腺 B 超或者甲状腺同位素扫描（ECT）。如 TSH 增高或伴有 FT_4 降低者，应当给予 L-T_4 终身治疗；如甲状腺功能正常者为暂时性甲状腺功能减低症，应停药并定期随访 1 年以上，注意部分患儿 TSH 会重新升高。

7. 治疗与再生育指导

（1）治疗原则：一经确诊应尽快开始选用 L-T_4 治疗，尽早使 FT_4、TSH 恢复正常，FT_4 最好在治疗 2 周内，TSH 在治疗后 4 周内恢复至正常水平。

（2）治疗目标：血清 FT_4 在参考值的 50% 上限范围；血清 TT_4 于 1 ～ 2 岁维持在 10 ～ 16μg/dl，> 2 岁在参考值的 50% 上限范围；血清 TSH < 5.0mU/L，最佳范围是 0.5 ～ 2.0mU/L。

（3）治疗方法：治疗首选 L-T_4 治疗，每天 1 次口服。新生儿期先天性甲减患儿的 L-T_4 初始治疗剂量为 10 ～ 15 μg/（kg·d）。尽早使 FT_4、TSH 恢复正常，FT_4 最好在治疗 2 周内，TSH 在治疗后 4 周内恢复至正常水平。对伴有严重先天性心脏病患儿，初始治疗剂量应减少。治疗后 2 周抽血复查，根据血 FT_4、TSH 浓度调整治疗剂量。在之后的随访中，L-T_4 维持剂量必须个体化，根据血 FT_4、TSH 浓度调整。血 FT_4 应当维持在平均值至正常上限范围之内，TSH 应维持在正常范围内。L-T_4 治疗剂量应随静脉血 FT_4、TSH 值调整，婴儿期一般在 5 ～ 10 μg/（kg·d），1 ～ 5 岁 5 ～ 6 μg/（kg·d），5 ～ 12 岁 4 ～ 5 μg/（kg·d）。药物过量患儿可有颅缝早闭和甲状腺功能亢进临床表现，如烦躁、多汗等，需及时减量，4 周后再次复查。对于 TSH 大于 10mU/L，而 FT_4 正常的高 TSH 血症，复查后 TSH 仍然增高者应予治疗，L-T_4 起始治疗剂量可酌情减量，4 周后根据 TSH 水平调整。

　由于导致先天性甲状腺功能减低症的分子病因涉及多种基因，且遗传方式为常染色体显性遗传或常染色体隐性遗传，有明确家族史的先天性甲状腺功能减低症患者应接受家系调查及相关基因分析。

　先天性甲状腺功能减低症患者若未接受早期正规治疗，则生育力低下，应避免近亲结婚，女性怀孕后及时进行产前诊断，若确诊为基因突变的胎儿可根据情况考虑流产或继续妊娠。

（陈俊坤）

二、先天性肾上腺皮质增生症

1. 概述　先天性肾上腺皮质增生症（congenital adrenal hyperplasia，CAH）是一种先天性常染色体隐性遗传性疾病。类固醇激素合成过程中某种酶（如 21- 羟化酶、11β- 羟化酶、3β- 羟类固醇脱氢酶）先天性缺陷，导致肾上腺皮质功能减退，部分患儿伴有电解质紊乱及性腺发育异常。

21- 羟化酶缺乏症（21-hydroxylase deficiency，21-OHD）是 CAH 中最常见的类型，占 90% ～ 95%。国内外报道其发病率为 1/20 000 ～ 1/10 000。部分患儿在新生儿期可因肾上腺皮质功能危象而危及生命。

国际上新生儿 CAH 筛查（即 21-OHD 筛查）起始

于 1977 年，至今已有 30 多个国家开展了新生儿 CAH 筛查。我国 CAH 筛查起步于 20 世纪 90 年代初，目前全国有近百家新生儿筛查中心开展了 CAH 筛查。新生儿 CAH 筛查以 17- 羟孕酮（17-progesterone，17-OHP）作为筛查指标，主要筛查 21-OHD。

2. 发病机制　21-OHD 由 *CYP21A2* 基因突变引起，它编码 21- 羟化酶（P450c21）。P450c21 催化 17- 羟孕酮（17-OHP）为 11- 脱氧皮质醇，催化孕酮（P）为 11- 脱氧皮质酮，11- 脱氧皮质醇、11- 脱氧皮质酮分别为皮质醇和醛固酮的前体。由于 P450c21 活性低下，孕酮不能转变成 11- 脱氧皮质酮，导致醛固酮合成受阻，血醛固酮降低，临床可出现低血钠、高血钾和代谢性酸中毒，严重者出现循环衰竭而致死。同时，P450c21 活性低下，17-OHP 不能转变为 11- 脱氧皮质醇，导致血皮质醇合成障碍。皮质醇低下，经负反馈使 ACTH 分泌增加，刺激肾上腺皮质细胞增生，以期增加皮质醇合成，但酶缺陷使皮质醇依然低下。因雄激素合成通路无缺陷，在高 ACTH 刺激下，堆积的 17-OHP 和孕酮向雄激素转化增多，产生旁路代谢亢进的后果 —— 高雄激素血症，导致生后生长加快，性早熟，严重受累的女性新生儿可有外生殖器男性化体征（图 5-11）。

3. 筛查与阳性召回

（1）新生儿筛查方法：对出生 3 天的新生儿，采用酶联免疫法（ELISA）或时间分辨荧光分析法测定干血滤纸片中 17-OHP 浓度进行 21-OHD 筛查（一级筛查）。目前这种筛查方法，只能检出约 70% 的失盐型及部分单纯男性化型 21-OHD。

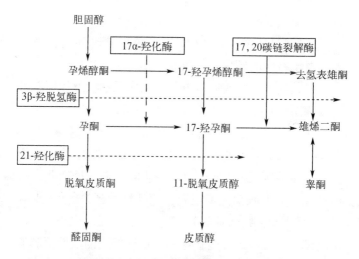

图 5-11　肾上腺皮质激素生物合成通路

（2）阳性切值：血片 17-OHP 水平与孕周、出生体重有一定关系，出生后的新生儿如合并某些心、肺、脑疾病 17-OHP 浓度也会上升。目前国内尚无统一的 17-OHP 阳性临界值，具体临界值应根据实验室条件和新生儿状态而定。

结合国内实验室的经验，推荐足月儿或正常体重儿（≥ 2500g）的 17-OHP 阳性切值为 30nmol/L，早产儿或出生低体重儿（1500 ～ 2500g）的 17-OHP 阳性切值为 40nmol/L，极低体重儿（< 1500g）的 17-OHP 阳性切值为 50nmol/L。各筛查中心也可根据当地新生儿群体特点、筛查统计资料、检测方法等调整阳性切值，以改善筛查的敏感性与特异性。

（3）筛查召回：新筛中心对原标本复查后，血 17-OHP 浓度仍高于阳性切值的新生儿均需召回复查。如召回复查后血 17-OHP 浓度仍高于切值，需通知患儿监护人尽早带新生儿至新筛中心或小儿内分泌、遗传病专科进行确诊及遗传咨询。

通常 CAH 患儿血 17-OHP 浓度随着时间延长而升高。对于召回的新生儿，复查后血 17-OHP 较原标本下降，尤其是早产儿或低体重儿、临床无症状及体征者可继续随访，每 2 周至 1 个月复查 17-OHP 浓度，以排除假阳性，必要时仍需做诊断性检查。

（4）筛查结果假阳性：CAH 筛查假阳性的主要原因有出生应激反应、出生 24 ～ 48h 采血、早产儿、低体重儿（肾上腺功能不成熟、酶活性较低）、危重疾病（如呼吸衰竭、败血症等）、黄疸、脱水及 17-OHP 阳性切值设定偏低等。美国新生 IV GAH 筛查的阳性预测值仅为 1%。

（5）筛查结果假阴性：CAH 筛查假阴性的主要原因有孕母或新生儿糖皮质激素治疗史等。需要在出生后 2 周再次复查。有报道约 30% 的 CAH 患儿未被筛查检查出来，可能与血 17-OHP 延迟升高等因素有关，故对筛查阴性、临床高度疑似者仍需进行诊断性实验室检查。

（6）二级筛查：由于单纯采用 17-OHP 浓度进行 CAH 筛查的假阳性率高，阳性预测值低，国际上部分筛查中心采用其他的方法进行二次筛查，以提高筛查的特异性及阳性预测值，降低假阳性。二级筛查方法：对 17-OHP 筛查阳性的原标本采用液相色谱 - 串联质谱（LC-MS/MS）技术同时测定血片中的 17- 羟孕酮、雄烯二酮、11- 脱氧皮质醇、21- 脱氧皮质醇、皮质醇，计算酶反应的底物与产物的比值如（17- 羟孕酮 + 雄烯二酮）/ 皮质醇、（17- 羟孕酮 +21- 脱氧皮质醇）/ 皮质醇等进行判断。该方法有较高的特异性和敏感性，可提高阳性预测值达 30% ～ 100%。

4. 临床表现

（1）典型的 21-OHD

1）失盐型：21-羟化酶活性完全缺乏，占 21-OHD 患者总数的 75%。患儿在胎儿期时，液体及电解质由母体及胎盘维持，出生后可暂无症状。出生后 1～4 周由于肾小管钠潴留机制不完善，往往出现不同程度的肾上腺皮质功能不足表现，如呕吐、腹泻、脱水，难以纠正的低血钠、高血钾及代谢性酸中毒，皮肤、乳晕、阴囊等色素沉着，严重者出现休克、循环功能衰竭。随着年龄增大，一般在 4 岁后，机体对失盐的耐受性有所增加，失盐现象逐渐改善。除失盐症状外，还可表现为雄激素增高的症状和体征（女性男性化、男性假性性早熟等）。

2）单纯男性化型：21-羟化酶活性为正常者占 2%～11%，占 21-OHD 患者总数的 25%。血醛固酮（Aldo）和皮质醇（F）合成部分受阻，在反馈性 ACTH 分泌增加的情况下，尚能维持 Aldo、F 接近正常水平或低于正常水平。该型主要的临床表现是雄激素增高的症状和体征。男性婴儿由于在胎内外生殖器的形成未受到肾上腺产生的高水平雄激素的影响，出生时的外生殖近似正常，少数有轻度阴茎增大、阴囊色素沉着。往往在 2 岁后才出现明显的雄激素过多的体征如阴茎粗大，但由于雄激素增高并非促性腺激素分泌增加所致，故睾丸并无增大。女性胎儿因在宫内暴露的雄激素不同和暴露的时间长短不一，临床上导致不同程度外生殖器男性化：轻者可有阴蒂肥大，伴或不伴阴唇融合；严重者阴唇完全融合似阴囊，阴蒂肥大似阴茎，尿道开口于肥大的阴蒂下（似尿道下裂），外观似男性外生殖器但无睾丸，易导致性别错判，而内生殖器仍为女性的内生殖器。

由于雄激素异常增高，患儿 4～7 岁可出现阴毛、腋毛、体臭、痤疮等。患儿早期生长加速，骨龄提前，身体强壮，似"小大力士"，以后随着骨龄成熟超前，骨骺早闭，最终成年身高低于正常。由于 ACTH 增高，出生时有不同程度色素沉着，多见于皮肤皱褶处，如手指关节伸面、腋窝、乳晕及阴囊等部位。

（2）非典型的 21-OHD：P450c21 活性为正常人的 20%～50%。出生后无临床症状，随着年龄增大，多在儿童期或青少年期，渐渐出现雄激素增高的体征。多毛、阴毛早现、女性月经初潮延迟，继发性月经过少或闭经者约占 68%。

5. 诊断与鉴别诊断

（1）CAH 确诊：对新生儿 CAH 筛查阳性者，或临床高度疑似患儿均需要在具备小儿内分泌、遗传病专科的医疗单位进行以下诊断性检查以确诊。

1）实验室检查

①血标本采集：ACTH、皮质醇具有昼夜分泌节律，清晨分泌最高、下午及晚上较低；糖皮质激素治疗可降低 ACTH 及 17-OHP 浓度。建议早晨 8 时前、糖皮质激素服用前采血。

②电解质及酸碱平衡：失盐型 21-OHD 患儿可表现为低血钠、高血钾、代谢性酸中毒，单纯男性化型及非典型者电解质及酸碱平衡正常。

③ 17- 羟孕酮（17-OHP）：血 17-OHP 浓度持续增高是 21-OHD 的重要诊断指标。通常 17-OHP ＞ 300nmol/L 为经典型；6～300nmol/L 见于非经典型、21- 羟化酶缺乏杂合子，或假阳性；＜ 6nmol/L 为非经典型或正常者。由于 17-OHP 易受多种因素影响而波动，不能单用 17-OHP 浓度进行分型。

④ ACTH 及皮质醇：失盐型 21-OHD 患儿血

ACTH 多增高，伴皮质醇降低；但单纯男性化型或非经典型患儿其 ACTH 及皮质醇可正常。

⑤血浆肾素、醛固酮：用于评估盐皮质激素储备情况，并非 21-OHD 特异性的诊断依据，其浓度受年龄、饮食钠的摄入量、抽血时体位及其他因素影响。失盐型及部分单纯男性化型患儿其肾素有不同程度增高；一些患儿虽有不同程度醛固酮合成缺陷而导致醛固酮水平降低，但临床可无失盐症状。

⑥雄烯二酮、硫酸脱氢表雄酮：两者属于肾上腺雄激素，21-OHD 患儿此类激素水平有不同程度增高。雄烯二酮浓度相对较稳定，与 17-OHP 有较好的相关。硫酸脱氢表雄酮不敏感，不建议作为诊断的指标。

⑦睾酮：主要来源于睾丸分泌，少量由肾上腺雄烯二酮和 11β- 羟类固醇转变而来。21-OHD 患儿睾酮水平均增高。但出生 5 个月内男婴存在生理性的睾酮增高，不能作为 21-OHD 依据。

⑧染色体和基因诊断：婴儿期发现有皮质醇低下者，无论有无性别模糊（尤其女性表型）都必须做染色体检查，以与非 21-OHD 的其他病因的性别发育障碍疾病(DSD)相鉴别。基因检测是 CAH 确诊的金标准，建议常规开展，尤其对于临床疑似而生化诊断困难者，或诊断不明已用糖皮质激素治疗者，通过基因分析有助于确诊。

21- 羟化酶由基因 CYP21A2 编码，CYP21A2 定位于染色体 6p21.3，与不具活性的假基因 CYP21A1P 相邻。真假基因均含有 10 个外显子，具有 98% 的相同序列。目前 MLPA 技术联合基因测序已经成为 CYP21A2 基因诊断的常用方法。CYP21A2 基因突变可分为 3 种类型：点突变，在中国患者中约占 70%；大片段的基因缺失和基因转换，占 20% ～ 30%；自发突变，少见，占 4% ～ 5%。

在先证者及父母基因型明确的基础上可进行产前诊断。在孕 10 ～ 14 周取绒毛膜细胞或孕 18 ～ 20 周抽取羊水，提取胎儿基因组 DNA，进行 *CYP21A2* 基因突变分析。

2）影像学检查

① 肾上腺 CT 或 MRI：CAH 患儿肾上腺 CT 或 MRI 可显示肾上腺皮质增厚。新生儿肾上腺皮质较小，判断困难，可不作为常规检查项目。

②左手及腕骨正位 X 线片：用于骨龄评估。新生儿及婴儿不作为常规检查项目。

（2）鉴别诊断

1）11β- 羟化酶缺乏（11β-OHD）所致 CAH：该酶缺乏可产生肾上腺皮质功能低下和失盐症状，血醛固酮、皮质醇水平低于正常，血 17-OHP 水平增高、雄激素水平增高产生女性男性化、男性假性性早熟。但因酶阻断前质 11- 脱氧皮质酮（DOC）增高，引起高血压、高血钠、低血钾、代谢性碱中毒，血 PRA 水平降低。

2）失盐型与其他疾病的鉴别

①先天性肥厚性幽门狭窄：患者表现为喷射性呕吐，重者脱水，钡剂造影发现狭窄幽门，但无 21-OHP 的皮肤色素沉着、外生殖器两性难辨和其他类固醇激素异常。

②先天性肾上腺皮质功能减退症：有肾上腺皮质功能不全及失盐的症状，皮肤色素沉着，低血钠、高血钾、代谢性酸中毒，但无男性假两性畸形或女性男性化，17-OHP 正常。通过 *DAX-1* 或 *SF-1* 基因分析可明确

诊断。

3）单纯男性化型需与其他疾病鉴别

①男性真性性早熟：睾丸和阴茎异常增大，卵泡刺激素（FSH）、黄体生成素（LH）及睾酮增高达青春期水平，但 17-OHP 正常。

②真两性畸形：外生殖器男女性别难辨，但 17-OHP、睾酮等雄激素水平可正常。染色体检查及性腺 B 超有助诊断。

③肾上腺雄性化肿瘤：出生后雄性化症状逐渐发展，女性患儿可有阴蒂肥大，但无阴唇融合，血雄激素水平如硫酸脱氢表雄酮（DHEA-S）、睾酮等增高，尿 17-KS 可增高，17-OHP 正常，B 超或 CT 可发现一侧肾上腺肿块。

6. 随访管理　CAH 治疗不当与治疗过度均可导致矮小及生理心理发育障碍等后遗症。治疗后需要定期随访，及时调整治疗方案，以最低药物剂量达到良好的代谢控制，避免或减少药物副作用，改善成年最终身高。

（1）时间：新生儿筛查诊断后，治疗初期需密度随访，每 2 周至 1 个月随访 1 次，代谢控制后，≤ 2 岁：每 3 个月 1 次；> 2 岁：每 3 ～ 6 个月 1 次。

（2）内容

①监测生长速率和骨龄。生长速率及骨龄是糖皮质激素治疗疗效评估的金指标，正常的线性生长为治疗适当；生长速率加快、骨龄加速提示治疗不足；而生长速率缓慢、体重增加、骨龄延迟为治疗过度。建议每 3 ～ 6 个月测量身高，每 6 ～ 12 个月评估骨龄。

②定期监测实验室指标，指导药物剂量的调整。

氢化可的松剂量调节的重要指标为 17-OHP、雄烯二酮、睾酮。单一测定 17-OHP 难以判断疾病控制状态，需结合其他指标分析。通常控制血 17-OHP 浓度为 12 ~ 36nmol/L，雄烯二酮水平 < 2μg/L。也有学者认为如 17-OHP 水平完全抑制达正常提示可能已治疗过度，而 17-OHP > 40nmol/L 提示可能治疗不足。ACTH 水平也可受某些因素（如情绪波动、抽血后标本未及时送检等）影响而波动，不能作为药物剂量调节的依据。男性患儿在新生儿期、婴儿早期及青春期因睾酮生理性分泌增加，不能用睾酮水平作为调节剂量的参考指标。在 9α- 氟氢可的松治疗期间，电解质通常能稳定在正常水平。需定期检测血压、肾素活性以调节剂量。

③监测药物副作用。CAH 患者需要终身糖皮质激素治疗，还需定期评估激素的副作用：肥胖、糖耐量异常、骨质疏松、免疫抑制导致感染等。建议每 6 个月至 1 年检测血、尿常规、肝肾功能、钙磷、血糖及糖化血红蛋白，不推荐儿童期患者常规检测骨密度等。

7. 治疗与再生育指导

（1）经典型 21-OHD 治疗

1）糖皮质激素治疗

①治疗原则：新生儿筛查确诊后应立即治疗，需终身治疗。CAH 治疗具有很大的挑战性，治疗不当或治疗过度均可导致成年期矮小。因此，尽可能以最低糖皮质激素剂量抑制雄激素、维持正常的生长，避免医源性库欣综合征。

②药物及剂量：选用接近生理需要的氢化可的松（hydrocortisone，HC）片剂，不推荐 HC 悬液（效果欠佳），也不采用对儿童生长抑制作用较大的泼尼松或

地塞米松。新生儿或小婴儿经典型（尤其失盐型）患儿开始 HC 剂量可偏大 [25 ～ 50mg/（$m^2 \cdot d$）]，以尽快控制代谢紊乱，并监测电解质及血压，数日至 1 周后待临床症状好转、电解质正常后则尽快减少 HC 至维持量，婴儿期维持量 [8 ～ 12mg/（$m^2 \cdot d$）]，甚至更低的剂量 [6 ～ 8mg/（$m^2 \cdot d$）]。婴儿期后根据临床及检测指标调节剂量。一般每日 HC 总量平均分 3 次（每 8 小时 1 次）口服，或可根据患者疗效，适当调整早上或睡前剂量。

③应激情况下处理：在发热超过 38.5℃、肠胃炎伴脱水、全麻手术、严重外伤等应激情况下，为预防肾上腺皮质功能危象发生，需要将 HC 剂量增加至原剂量的 2 ～ 3 倍，如服药后出现呕吐，则在呕吐后 30min 补服药物，如不能口服可采用肌内注射；危重情况下也可增加 HC 剂量至 50 ～ 100mg/（$m^2 \cdot d$）。对需要手术患者，可根据手术的大小调整静脉用药的时间和剂量。通常在术前 1 ～ 3 天静脉滴注 HC 50mg/（$m^2 \cdot d$），分 2 次，手术日可增加至 100mg/（$m^2 \cdot d$），术后 1 ～ 2 天可减至 50mg/（$m^2 \cdot d$），之后根据患儿情况快速减少剂量，并改为口服，术后数日至 1 周内减量至原维持量。

2）盐皮质激素治疗：经典型（失盐型及单纯男性化型）CAH，尤其在新生儿期及婴儿早期，均需要同时给予盐皮质激素，以改善失盐状态。盐皮质激素也可用于非经典型（轻度）患者，有助于减少 HC 的剂量。临床上选用 9α- 氟氢可的松 0.1 ～ 0.15mg/d，分 2 次口服，通常治疗数日后电解质趋于正常，维持量为 0.05 ～ 0.1mg/d。应激状态下，通常不需要增加 9α- 氟氢可的松剂量。

3) 补充氯化钠：失盐型患儿在婴儿期对失盐耐受性差，另需要每日饮食中加量 1～2g 氯化钠。

4) 急性肾上腺皮质功能危象处理

①纠正脱水及电解质紊乱。失盐型患儿多为轻、中度脱水，严重脱水可在疾病发作的 2h 内静脉滴注含 5% 葡萄糖生理盐水 20ml/kg 扩容，以后根据脱水纠正情况适当补液纠正。对低血钠、高血钾患儿可先给予静脉补钠，补钠量（mmol/L）按"（135- 测量值）× 0.6× 体重"计算，疾病发作的 8～12h 给予总量的一半，余量放入维持量中补给。尽快给予口服 9α- 氟氢可的松，电解质正常后可停止静脉补钠。如血钾异常增高，可给予葡萄糖 10% 及胰岛素（4～5g 葡萄糖加 1 单位正规胰岛素）静脉滴注，或口服树脂降血钾。

②糖皮质激素：静脉较大剂量 HC 50～100mg/（m²·d），每日 1～2 次，电解质及血气恢复正常后，可改口服 HC，2 周左右减量至维持量。

5) 外生殖器矫形治疗：如阴蒂肥大明显者，在代谢紊乱控制后，应尽早在出生后 3～12 个月施行阴蒂矫形手术。部分患儿同时有阴唇不同程度的融合而致阴道口狭窄者，需在青春发育以后或婚前进行阴道成形扩张术。对阴蒂轻度肥大，随着年龄增大外阴发育正常而外观未显异常者，可不需手术。

6) 肾上腺残基瘤及肿瘤的处理：对睾丸增大者要考虑是否因药物剂量不足导致睾丸内肾上腺残余组织增生（双侧、良性），睾丸 B 超有助鉴别。通过加大糖皮质激素剂量，睾丸会自行缩小。如发现睾丸肿瘤（单侧多见）应手术切除，术中保留睾丸组织。

（2）再生育指导：已经生过一个 21-OHD 患儿的夫妇，再有生育计划时建议做产前诊断。产前诊断需在确定先证者和父母双方基因型的前提下，孕 16 ～ 20 周通过羊水基因检测进行产前诊断。

（梁晓红）

第十节　遗传性耳聋的筛查及诊治

一、耳聋的一般概念

当听觉系统中传音、感音部分及其听觉传导通路中的听神经和各级中枢发生病变时，可引起听力功能障碍，产生不同程度的听力损失，显著影响正常言语交流的听力损失称为耳聋。因双耳听力障碍不能以语言进行正常交流者称为聋哑或聋人。以听力较好的一侧耳的听力阈值作为评估听力损失程度的依据。世界卫生组织（WHO）1986 年提出，听力不像正常听力者那么好（双儿阈值为 25dB 或更高）的人就是有听力损失。听力损失程度从轻度到中度、重度和极重度不等。它可能影响一只耳朵，也可能影响双耳，导致对话或听大的声音有困难。世界卫生组织建议仅将不能听到任何言语的极重度听力减退称为"聋"，常通过手语沟通。而患有轻度到重度听力损失，则称之为"听力损失"，俗称"耳背"。耳背的人可以通过说话交流，并且可以从助听器、字幕和助听装置中获益。听力损失严重的人可以植入人工耳蜗。

二、耳聋的流行病学及防控形势

耳聋是全球面临的重大公共卫生问题，是常见的出生缺陷之一。在世界范围内，每 1000 名新生儿中就有 1 名重度或极重度听力丧失患儿，约 60% 以上患儿的耳聋与遗传因素有关。在我国现有听力残疾人 2780 万，其中单纯听力残疾 2004 万，占残疾人总数的 24.16%。0～6 岁儿童超过 80 万人，每年有 3 万左右听力障碍（听障）儿童出生，如果加上迟发性耳聋及药物性耳聋患者，每年新增的听障人群超过 6 万。其中，约 60% 的耳聋是遗传因素造成的，另外约 40% 是环境因素导致的。有数据显示，听力障碍已成为我国第二大出生缺陷疾病。面对如此严峻的形势，针对听力障碍的防控、筛查和救治体系有待改进和完善，特别是从优生优育、提高人口素质的角度，明确病因，开展科学的遗传咨询和及时的临床干预必不可少。

遗传性耳聋具有广泛的遗传异质性，其中 30% 为综合征型耳聋，70% 为非综合征型耳聋，主要涉及 4 种遗传方式：常染色体显性（DFNA，15%～20%）、常染色体隐性（DFNB，80%）、性连锁（DFN X-linked，DFN Y-linked，1%）和线粒体遗传性耳聋（1%）。一般来说，常染色体隐性遗传性耳聋表现为先天性聋或语前聋，常染色体显性遗传性耳聋多表现为语后聋或渐进性听力下降。

非综合征型耳聋是常见的感音神经性耳聋，目前感音神经性耳聋尚无有效的治疗方法。因此，做出正确的病因分析，提出早期干预方案（如产前诊断）避免耳聋儿出生、进行新生儿疾病筛查给予遗传咨询和健康指导等，是降低非综合征型聋发病率的有效途径。做好这些工作，通过基因检测对遗传性耳聋病因分析尤为重要。近年来，随着对耳聋分子遗传机制的认识不断深入，以及对耳聋相关基因研究的迅速发展，利用分子诊断技术对耳聋进行基因诊断得到了广泛应用，基因检测技术因具有快速、高效、高容量等特点而成为大规模耳聋基因检测的有效方法。我国应积极推进覆盖全体孕妇及配偶和新生儿的耳聋基因检测，逐步推行全人群筛查建档，并对结果进行统计汇总和分析，明确孕检对象和新生儿常见耳聋易感基因携带情况及致病基因，对高危孕妇进行产前诊断、对患儿家属进行遗传咨询和干预，减少听障患儿的出现。听障原因示意图见图 5-12。

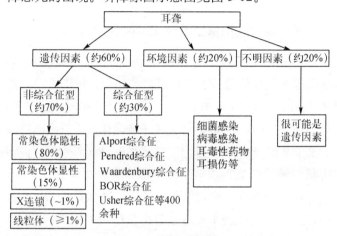

图 5-12　听障原因示意图

三、中国人群最常见致聋基因 *GJB2*

国外研究认为常染色体隐性遗传性耳聋患者中，约有 50% 由 *GJB2* 基因突变引起。*GJB2* 基因位于人类染色体 13q11 ~ q12，含有 2 个外显子，编码的 Cx26 蛋白属于缝隙连接蛋白基因家族，与相邻细胞的缝隙连接蛋白组成一个完整的缝隙连接通道，是完成电解质、第二代信使和代谢产物细胞间转换的重要通道。*GJB2* 基因突变可导致常染色体隐性遗传性耳聋 DFNB1 和常染色体显性遗传性耳聋 DFNA3。鉴于 *GJB2* 基因在遗传性耳聋中的特殊重要地位，以及其基因短小（共 2 个外显子，编码 226 个氨基酸）的特点，*GJB2* 全编码区测序是耳聋病分子检测的最基本项目。在中国 *GJB2* 基因突变是最常见的致聋原因，突变检出率达 21.6%（包括纯合、复合杂合及单杂合突变），明确由该基因突变（双等位基因突变即纯合及复合杂合突变）致聋的比例达 18.2%。*GJB2* 基因 235delC 突变是中国耳聋患者中发生率最高的突变形式，有 18.26% 的耳聋患者携带此突变。

四、中国人群第二位致聋基因 *SLC26A4*

SLC26A4 基因又称 *PDS* 基因，是仅次于 *GJB2* 突变引起常染色体隐性遗传性耳聋的病因，位于人类染色体 7q31，含有 21 个外显子，编码含有 780 个氨基酸的蛋白质 Pendrin。Pendrin 作为离子转运体，调节内淋巴液的离子平衡。*SLC26A4* 基因突变导致 Pendred 综合征（耳聋-甲状腺肿综合征）和常染色体隐性遗传性耳聋 DFNB4，两者均伴有内耳发育最常见的畸形前庭水管扩大。在我国，约 96% 的前庭水管扩大患者由 *SLC26A4* 基因突变致病，而欧美国家仅有 40% 左右的大前庭水管和 Pendred 综合征由 *SLC26A4* 基因突变导致，说明中国人群中 *SLC26A4* 基因型与表型关联更为密切。在中国耳聋人群中 *SLC26A4* 基因突变检出率为 20.35%（双等位基因突变 19.43%，单等位基因突变 0.92%），*SLC26A4* 基因 IVS7-2A＞G(c.919_2A＞G) 突变是中国大前庭水管患者群的热点突变，15.23% 的耳聋患者携带此突变，74.8% 的大前庭水管患者携带此突变。

五、中国人群致聋基因 *GJB3*

GJB3 和 *GJB2* 属于同一家族，该基因在人类的耳蜗毛细胞中高表达，若 *GJB3* 基因编码区域发生突变，会影响缝隙连接蛋白所组成通道的正常功能，导致细胞

间信息的传递受到阻碍，使细胞外钾离子回流受到影响，钾离子浓度发生改变，使得科蒂器（organ of Gorti）呈高钾状态，呈钾中毒，进而影响了耳蜗毛细胞的电生理活动，从而导致听力下降。

GJB3 基因最常见的突变位点为 538C > T。538C > T 导致第 180 号氨基酸突变为终止密码子，致使其编码的蛋白质发生突变，该突变可能会导致遗传性耳聋。

六、线粒体遗传药物性耳聋的敏感基因

线粒体 DNA（mtDNA）是存在于细胞质中、独立于核染色体的基因组，具有自我复制、转录和编码功能，但同时受到核 DNA 的调控。在有性生殖中，受精卵的线粒体绝大部分来自卵子的细胞质，这一特点决定了线粒体遗传属于母系遗传。mtDNA 突变可以通过母亲传给后代，后代中的女性又可将突变的 mtDNA 继续传递给下一代，而男性则不再下传。

mtDNA 常见基因突变类型有 1494C > T、1555A > G、7445A > G、12201T > C，其中 1494C > T、1555A > G 突变可引起临床上常见的"一针致聋"现象，是影响耳聋发生重要因素之一。若患者 mtDNA1555 或 1494 位点出现以下突变：均质突变（如 1555A > G 均质突变）、异质突变（如 1555A > G 异质突变）、复合杂合突变（如 1555A > G 异质突变复合 1494C > T 异质突变），患者听力损失程度从正常到极重度都有可能，且大部分先证者都有明确的正常剂量氨基糖苷类抗生素应用史。氨基糖苷类抗生素致聋可分为两种情况，即用药过量致聋和由于个体存在对氨基糖苷类抗生素的敏感因素而致聋，产生后一种情况的病理基础与个体携带线粒体 12S rRNA 基因的 A1555G 和 C1494T 敏感突变密切

相关。耳聋可发生于任何年龄，患者使用氨基糖苷类药物会导致或加速重度耳聋的发生，表现为迟发性听力下降，程度不等。此类患者应避免使用氨基糖苷类药物，如链霉素、庆大霉素、卡那霉素等。由于线粒体基因属于母系遗传，患者的母亲家族成员及其子女终身禁用氨基糖苷类药物。

七、常见综合征型耳聋——Waardenburg 综合征的致病基因

Waardenburg 综合征（WS）是常见的综合征型耳聋类型，表现为先天性感音神经性耳聋，眼睛、毛发、皮肤色素失调，瞳距增宽，巨结肠等，根据临床表型的不同共分为 4 型，MITF、PAX3 和 SOX10 突变是其主要分子病因。在中国耳聋人群中，Waardenburg 综合征约占 1%。

八、遗传性耳聋的新生儿筛查

1. 筛查原理　目前，听力检查主要分为两个方面，一是物理手段检测，是通过观察声刺激所引起的反应，以了解听觉功能状态和诊断听觉系统疾病的检查。二是基因检测，主流的检测手段是通过采集受试者血液或血斑标本，使用分子手段检测致聋原因以明确病因。

针对新生儿的特殊情况，更建议使用耳声发射与基因检测联合筛查。其中，特别需要注意以下情况：由于大部分耳聋病具有明显的遗传因素，因此任何筛查方案、家族史问询和调查都是必不可少的，也是根据检测结果做出相应诊断的必要条件。如有条件，筛查的高危人群的直系亲属亦应接受听力和基因检测。

深圳市妇幼保健院新生儿疾病筛查中心，自 2017

年 7 月在中国出生缺陷干预救助基金会的赞助支持下，开展新生儿遗传性耳聋基因筛查检测项目实施工作，截至 2018 年 12 月 31 日，共检测新生儿耳聋基因筛查样本 19 855 人份，其中阳性样本 695 人份，阳性率达到 3.5%，主要由遗传性因素导致，*GJB2*、*GJB3*、*SLC26A4*（*PDS*）、12S rRNA 是导致听力障碍的 4 个主要基因。

（1）筛查对象 / 检测时机：所有新生儿出生后。

（2）知情同意：家属签署知情同意书。

（3）采集样本：由各医院采血机构采集新生儿出生后 2 ~ 3 个直径 8mm 左右足跟血血斑。

（4）实验检测：采用北京博奥九项遗传性耳聋相关基因检测试剂盒或十五项遗传性耳聋相关基因检测试剂盒（微阵列芯片法）进行检测。

（5）临床意义：与常规听力筛查联合进行，提高筛查阳性率；及早确诊遗传性耳聋患儿并进行干预；及早发现后天迟发性耳聋，避免药物性耳聋。

（6）遗传咨询：采用新生儿遗传性耳聋基因芯片和新生儿常规听筛联合筛查。相关流程见图 5-13 新生儿疾病筛查中心听力 - 遗传性耳聋基因联合筛查示意图。

（7）新生儿听力筛查（听筛）结果的判定分为两类：

1）第一类：通过（pass）。

双耳初筛（出生后 3 天）为"通过"；初筛"未通过"但 42 天复筛"通过"者。

2）第二类：未通过（refer）。

初筛"未通过"，42 天复筛结果仍为"未通过"者要进一步做新生儿遗传性耳聋基因检测，联合筛查做出听力诊断，必要时进行干预措施，见图 5-14 高危新生儿干预措施。

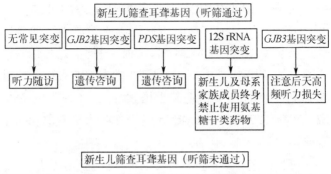

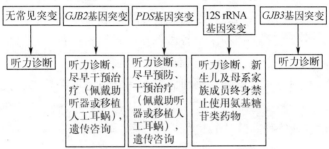

图 5-13　新生儿疾病筛查中心听力 - 遗传性耳聋基
因联合筛查示意图

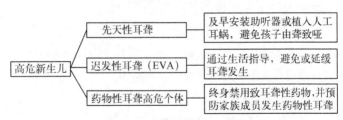

图 5-14　高危新生儿干预措施

2. 耳聋基因筛查实验室技术　耳聋基因筛查的实验，应在具有临床基因扩增检验实验室资质的单位和场所展开，应遵循《临床基因扩增检验实验室工作规范》、《临床基因扩增检验实验室暂行管理办法》及《新生儿疾病筛查技术规范》等法规要求设置筛查技术体系、质量管理体系、遗传咨询体系和数据管理体系等。目前，深圳市妇幼保健院新生儿疾病筛查中心基因检测技术平台主要应用芯片法和测序法。

（1）芯片法：基因芯片（又称 DNA 芯片、生物芯片）技术系指将探针分子固定于支持物上后与标记的样品分子进行杂交，通过检测每个探针分子的杂交信号强度进而获取样品分子的数量和序列信息。基因芯片具有检测范围广、灵敏度高、可同时检测多个标本等特点。深圳市妇幼保健院新生儿疾病筛查中心实验室采用 PCR+ 固相芯片法，用点样法将分子探针固定在玻璃板等固体物质上形成 DNA 探针阵列，通过与荧光标记的靶基因杂交进行检测。例如，以人基因组 DNA 为模板，采用带有 Tag 标签序列的基因位点特异性引物对相关基因位点所在基因片段进行扩增和荧光及生物素标记，再经过磁分离和碱变性，然后与能够识别相应标签序列的通用基因芯片进行杂交，最后通过对芯片进行扫描和数据分析就可以得到所检测的 15 个位点的检测结果。由于针对所检测的 15 个位点的野生型和突变型分别设计了引物和探针，因此，可以同时检测出这 15 个位点的野生型和突变型结果。

（2）测序法：测序技术被誉为基因检测的"金标准"。近年来，还出现了大规模平行测序技术，即"二代测序"技术，极大地提高了测序技术的应用范围和检测能力。随着在临床检测中的应用越来越多，测序技术显示了较好的应用前景。其基本原理是通过测定基因组上特定目标区域所有的 DNA 序列，来判断基因突变情况。该方法的优点在于除了可检测已知位点外，还能检测该位点附近上下游序列，发现可能相关的未知突变；检测的准确性高，可检测几乎所有的 DNA 序列。但缺点在于检测仪器昂贵，操作成本高，需要专业人员和专门实验室进行操作，结果判断较复杂。

九、实验室耳聋基因诊断芯片检测结果分析与受检者释义

本节将针对深圳市妇幼保健院新生儿疾病筛查中心十五项遗传性耳聋基因检测试剂盒（微阵列芯片法）的耳聋基因检测结果进行详细分析，以便于读者理解并灵活应用于临床耳聋基因筛查与诊断的实践中。

该套耳聋基因诊断芯片采用多重等位基因特异性PCR结合通用芯片的技术，包括4个基因15个位点：*GJB2*（c.35 del G、c.176_191 del 16、c.235 del C、299_300 del AT），*GJB3*（c.538 C > T），线粒体12S rRNA（1494 C > T、1555 A > G），*SLC26A4*（1174 A > T、1226 G > A、1229 C > T、1975 G > C、2027 T > A、2168 A > G、IVS7-2 A > G、IVS15+5 G > A）。芯片位点分布信息如图5-15所示。

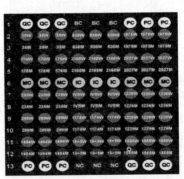

图5-15　十五项遗传性耳聋基因芯片位点分布信息图

1. 基因芯片检测结果的主要类型

（1）野生型结果（图5-16）。

（2）杂合突变型结果（图5-17）。

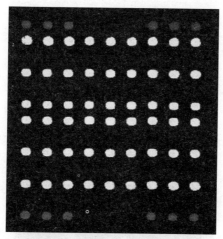

图 5-16 野生型基因芯片检测结果

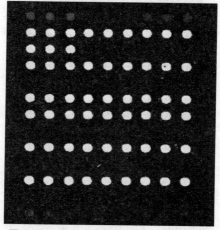

图 5-17 杂合突变型基因芯片检测结果

（3）纯合突变型结果（图 5-18）。

（4）复合杂合型结果（图 5-19）。

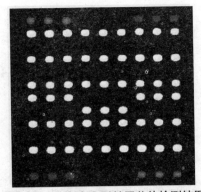

图 5-18　纯合突变型基因芯片检测结果

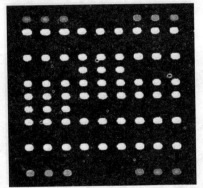

图 5-19　复合杂合型基因芯片检测结果

2. 常见遗传性耳聋基因芯片检测结果分析

（1）野生型芯片检测结果显示 4 个基因 15 个位点均未检出突变（表 5-15）。

咨询要点：详细询问受检新生儿个人及家族的听力情况。

受检新生儿不携带筛查范围内的中国人群最常见的耳聋基因突变，很大程度上排除遗传性耳聋或携带常见基因致聋突变的可能性。必要时要结合受检新生儿的听力及影像学检查（颞骨 CT）。因该检测覆盖 4 个常见耳聋基因中的 15 个位点，野生型并不代表受检者没有携带其他遗传性耳聋相关基因突变的可能，故不能排除受检新生儿是遗传性耳聋或基因突变携带者。

表 5-15 野生型基因芯片检测结果

序号	基因名称	突变位点	检测结果	检测结果图
1	GJB2	35 del G	野生型	
2		176_191 del 16	野生型	
3		235 del C	野生型	
4		299_300 del AT	野生型	
5	GJB3	538 C > T	野生型	
6	线粒体 12S rRNA	1494 C > T	野生型	
7		1555 A > G	野生型	
8	SLC26A4	1174 A > T	野生型	
9		1226 G > A	野生型	
10		1229 C > T	野生型	
11		1975 G > C	野生型	
12		2027 T > A	野生型	
13		2168 A > G	野生型	
14		IVS7-2 A > G	野生型	
15		IVS15+5 G > A	野生型	

（2）GJB2 基因杂合突变型（c.35 del G、c.176_191 del 16、c.235 del C、c.299_300 del AT）4 个位点中仅有 1 个位点突变，其他 3 个基因未检出突变（表 5-16）。

表 5-16　*GJB2* c.35 del G 杂合突变型基因芯片检测结果

序号	基因名称	突变位点	检测结果	检测结果图
1	*GJB2*	35 del G	杂合突变型	
2		176_191 del 16	野生型	
3		235 del C	野生型	
4		299_300 del AT	野生型	
5	*GJB3*	538 C > T	野生型	
6	线粒体 12S rRNA	1494 C > T	野生型	
7		1555 A > G	野生型	
8	*SLC26A4*	1174 A > T	野生型	
9		1226 G > A	野生型	
10		1229 C > T	野生型	
11		1975 G > C	野生型	
12		2027 T > A	野生型	
13		2168 A > G	野生型	
14		IVS7-2 A > G	野生型	
15		IVS15+5 G > A	野生型	

　　咨询要点：详细询问受检新生儿个人及家族的听力情况。

　　因受检新生儿通过此项检测仅发现 *GJB2* 基因 1 个突变位点，此受检新生儿耳聋基因芯片报告中仅包含 4 个基因 15 个热点突变，不能涵盖相关基因全部致聋突变，其可能存在其他罕见或未知突变，需要进行 *GJB2* 全系列分析。建议其父母行相关基因的全序列检测，受检新生儿亲属携带此突变的可能性较大，建议婚育前行耳聋基因检测。

（3）*GJB2* 基因纯合突变型（其中 c. 35 delG、c.176_191 del 16、c.235 delC、c.299_300 del AT）四个位点仅有 1 个位点纯合突变，其他 3 个基因未检出突变（表 5-17）或 GJB2 基因复合杂合突变型（其中 c.35 delG、c.176_191 del 16、c. 235 delC、c.299_300 del AT）4 个位点有 2 个位点同时突变（表 5-18）基因芯片检测报告，其他两个基因未检出突变。

表 5-17　*GJB2* c.235 del C 纯合突变型
基因芯片检测结果

序号	基因名称	突变位点	检测结果	检测结果图
1		35 del G	野生型	
2	*GJB2*	176_191 del 16	野生型	
3		235 del C	纯合突变型	
4		299_300 del AT	野生型	
5	*GJB3*	538 C > T	野生型	
6	线粒体 12S rRNA	1494 C > T	野生型	
7		1555 A > G	野生型	
8		1174 A > T	野生型	
9		1226 G > A	野生型	
10		1229 C > T	野生型	
11	*SLC26A4*	1975 G > C	野生型	
12		2027 T > A	野生型	
13		2168 A > G	野生型	
14		IVS7-2 A > G	野生型	
15		IVS15+5 G > A	野生型	

表 5-18　*GJB2* 基因复合杂合突变型基因芯片检测结果

序号	基因名称	突变位点	检测结果	检测结果图
1	*GJB2*	35 del G	野生型	
2		176_191 del 16	野生型	
3		235 del C	杂合突变型	
4		299_300 del AT	杂合突变型	
5	*GJB3*	538 C > T	野生型	
6	线粒体 12S rRNA	1494 C > T	野生型	
7		1555 A > G	野生型	
8	*SLC26A4*	1174 A > T	野生型	
9		1226 G > A	野生型	
10		1229 C > T	野生型	
11		1975 G > C	野生型	
12		2027 T > A	野生型	
13		2168 A > G	野生型	
14		IVS7-2 A > G	野生型	
15		IVS15+5 G > A	野生型	

咨询要点：详细询问受检新生儿个人及家族的听力情况。

1）此受检新生儿为 *GJB2* 基因突变导致的遗传性耳聋，其突变来自父亲和母亲。

2）此受检新生儿父母再生育聋儿的风险为 25%，可在孕前行胚胎植入前诊断或孕后行产前诊断。

3）因正常人群中 *GJB2* 基因突变携带率为 3% ～ 4%，建议受检新生儿长大后婚育配偶行耳聋基因检测，预防耳聋后代的发生。

4）受检新生儿亲属携带此突变的可能性较大，建议婚育前行耳聋基因检测。

（4）*GJB3* 基因仅有 c.538 C > T 一个位点杂合突变型（表 5-19）或纯合突变型（表 5-20）芯片检测报告，其他 3 个基因未检出突变。

表 5-19　*GJB3* c.538 C > T 杂合突变型芯片检测结果

序号	基因名称	突变位点	检测结果	检测结果图
1	*GJB2*	35 del G	野生型	
2		176_191 del 16	野生型	
3		235 del C	野生型	
4		299_300 del AT	野生型	
5	*GJB3*	538 C > T	杂合突变型	
6	线粒体 12S rRNA	1494 C > T	野生型	
7		1555 A > G	野生型	
8	*SLC26A4*	1174 A > T	野生型	
9		1226 G > A	野生型	
10		1229 C > T	野生型	
11		1975 G > C	野生型	
12		2027 T > A	野生型	
13		2168 A > G	野生型	
14		IVS7-2 A > G	野生型	
15		IVS15+5 G > A	野生型	

表 5-20　GJB3 c.538 C>T 纯合突变型芯片检测结果

序号	基因名称	突变位点	检测结果	检测结果图
1	GJB2	35 del G	野生型	
2		176_191 del 16	野生型	
3		235 del C	野生型	
4		299_300 del AT	野生型	
5	GJB3	538 C > T	纯合突变	
6	线粒体 12S rRNA	1494 C > T	野生型	
7		1555 A > G	野生型	
8	SLC26A4	1174 A > T	野生型	
9		1226 G > A	野生型	
10		1229 C > T	野生型	
11		1975 G > C	野生型	
12		2027 T > A	野生型	
13		2168 A > G	野生型	
14		IVS7-2 A > G	野生型	
15		IVS15+5 G > A	野生型	

咨询要点：详细询问受检新生儿个人及家族的听力情况。

GJB3 基因突变可引起常染色体显性或隐性遗传性非综合征性耳聋。受检新生儿携带 GJB3 基因突变。可以表现为隐性携带者或显性听力损失，因此要长期监测患儿听力情况，随诊听力变化。

(5) 线粒体 12S rRNA 均质或异质突变（表 5-21、表 5-22、表 5-23、表 5-24）1494 C > T1555 A > G 两个位点中有一个位点。突变型芯片检测报告，其他 3 个基因未检出突变。

表 5-21　线粒体 12S rRNA 1494 C > T 均质突变型基因芯片检测结果

序号	基因名称	突变位点	检测结果	检测结果图
1	GJB2	35 del G	野生型	
2		176_191 del 16	野生型	
3		235 del C	野生型	
4		299_300 del AT	野生型	
5	GJB3	538 C > T	野生型	
6	线粒体 12S rRNA	1494 C > T	均质型突变	
7		1555 A > G	野生型	
8	SLC26A4	1174 A > T	野生型	
9		1226 G > A	野生型	
10		1229 C > T	野生型	
11		1975 G > C	野生型	
12		2027 T > A	野生型	
13		2168 A > G	野生型	
14		IVS7-2 A > G	野生型	
15		IVS15+5 G > A	野生型	

表 5-22　线粒体 12S rRNA 1494 C > T 异质突变型基因芯片检测结果

序号	基因名称	突变位点	检测结果	检测结果图
1	GJB2	35 del G	野生型	
2		176_191 del 16	野生型	
3		235 del C	野生型	
4		299_300 del AT	野生型	
5	GJB3	538 C > T	野生型	
6	线粒体 12S rRNA	1494 C > T	异质型突变	
7		1555 A > G	野生型	

续表

序号	基因名称	突变位点	检测结果	检测结果图
8		1174 A > T	野生型	
9		1226 G > A	野生型	
10		1229 C > T	野生型	
11		1975 G > C	野生型	
12	SLC26A4	2027 T > A	野生型	
13		2168 A > G	野生型	
14		IVS7-2 A > G	野生型	
15		IVS15+5 G > A	野生型	

表 5-23   线粒体 12S rRNA 1555 A > G

均质突变型基因芯片检测结果

序号	基因名称	突变位点	检测结果	检测结果图
1		35 del G	野生型	
2	GJB2	176_191 del 16	野生型	
3		235 del C	野生型	
4		299_300 del AT	野生型	
5	GJB3	538 C > T	野生型	
6	线粒体	1494 C > T	野生型	
7	12S rRNA	1555 A > G	均质型突变	
8		1174 A > T	野生型	
9		1226 G > A	野生型	
10		1229 C > T	野生型	
11		1975 G > C	野生型	
12	SLC26A4	2027 T > A	野生型	
13		2168 A > G	野生型	
14		IVS7-2 A > G	野生型	
15		IVS15+5 G > A	野生型	

表 5-24　线粒体 12S rRNA 1555 A > G
异质突变型基因芯片检测结果

序号	基因名称	突变位点	检测结果	检测结果图
1	GJB2	35 del G	野生型	
2		176_191 del 16	野生型	
3		235 del C	野生型	
4		299_300 del AT	野生型	
5	GJB3	538 C > T	野生型	
6	线粒体 12S rRNA	1494 C > T	野生型	
7		1555 A > G	异质型突变	
8	SLC26A4	1174 A > T	野生型	
9		1226 G > A	野生型	
10		1229 C > T	野生型	
11		1975 G > C	野生型	
12		2027 T > A	野生型	
13		2168 A > G	野生型	
14		IVS7-2 A > G	野生型	
15		IVS15+5 G > A	野生型	

咨询要点：详细询问受检新生儿个人及家族的听力情况。

1）受检新生儿携带有氨基糖苷类药物敏感的耳聋基因突变，此突变遵循母系遗传。

2）受检新生儿及家族所有母系成员应终身禁止使用氨基糖苷类抗生素，如因特殊原因需要使用此类药物需在医生指导下用药，并对听力进行密切监测。

（6）SLC26A4 基因杂合突变型（1174 A > T、1226 G > A、1229 C > T、1975 G > C、2027 T > A、2168 A > G、IVS7-2 A > G、IVS15+5 G > A）8 个位点中有 1 个位点突变（表 5-25），其他 3 个基因未检出突变。

表 5-25　SLC26A4 基因 IVS7-2 A > G
杂合突变型基因芯片检测结果

序号	基因名称	突变位点	检测结果	检测结果图
1	GJB2	35 del G	野生型	
2		176_191 del 16	野生型	
3		235 del C	野生型	
4		299_300 del AT	野生型	
5	GJB3	538 C > T	野生型	
6	线粒体 12S rRNA	1494 C > T	野生型	
7		1555 A > G	野生型	
8	SLC26A4	1174 A > T	野生型	
9		1226 G > A	野生型	
10		1229 C > T	野生型	
11		1975 G > C	野生型	
12		2027 T > A	野生型	
13		2168 A > G	野生型	
14		IVS7-2 A > G	杂合突变型	
15		IVS15+5 G > A	野生型	

咨询要点：详细询问受检新生儿个人及家庭的听力情况，此基因与大前庭水管综合征密切相关。

1）因受检新生儿通过此项检测仅发现 SLC26A4 基因 1 个突变位点。这份耳聋基因芯片报告中仅包含 4 个基因 15 个热点突变，不能涵盖相关基因的全部致聋突变，建议受检新生儿本人行颞骨 CT 检查以确定是否为大前庭水管综合征，必要时需要进行 SLC26A4 全序列分析。

2）建议新生儿长大后婚育配偶行相关基因的全序列检测。

3）受检新生儿亲属携带此突变的可能性较大，建议婚育前行耳聋基因检测。

（7）*SLC26A4* 基因纯合突变型或复合杂合突变型芯片检测报告，其他 3 个基因未检出突变（表 5-26）。

表 5-26　*SLC26A4* 基因纯合突变型基因芯片检测结果

序号	基因名称	突变位点	检测结果	检测结果图
1	GJB2	35 del G	野生型	
2		176_191 del 16	野生型	
3		235 del C	野生型	
4		299_300 del AT	野生型	
5	GJB3	538 C > T	野生型	
6	线粒体 12S rRNA	1494 C > T	野生型	
7		1555 A > G	野生型	
8	SLC26A4	1174 A > T	野生型	
9		1226 G > A	野生型	
10		1229 C > T	野生型	
11		1975 G > C	野生型	
12		2027 T > A	野生型	
13		2168 A > G	野生型	
14		IVS7-2 A > G	纯合突变型	
15		IVS15+5 G > A	野生型	

咨询要点：*SLC26A4* 基因与大前庭水管综合征密切相关，需进一步行听力及影像学检查加以明确诊断，并进行详细的遗传咨询。

1）此受检新生儿为 *SLC26A4* 基因突变导致的遗传性耳聋，其突变来自父亲和母亲。

2）此受检新生儿父母再生育聋儿的风险为 25%，可在孕前行胚胎植入前诊断或孕后行产前诊断。

3）因正常人群中 *SLC26A4* 基因突变携带率为

4%～5%，建议受检新生儿长大后婚育配偶行耳聋基因检测，预防耳聋后代的发生。

4）受检新生儿亲属携带此突变的可能性较大，建议婚育前行耳聋基因检测。

十、新生儿耳聋基因筛查遗传咨询

1. 耳聋基因检测结果解读（表 5-27）

表 5-27　耳聋基因检测结果

检测基因	检测位点	检测结果	结果解释
4 个基因	15 个位点	野生型	未发现试剂盒检测范围内的耳聋突变位点
GJB2	35 del G 176 191 del 16 235 del C 299 del AT	杂合突变	遗传性耳聋突变基因携带者
		纯合突变或复合杂合突变	(1) 患者先天性耳聋是由 *GJB2* 基因突变导致 (2) 预示良好的人工耳蜗植入治疗效果
SLC26A4 (*PDS*)	1174 A > T 1226 G > A 1229 C > T 1975 G > C 2027 T > A 2168 A > G IVS7-2 A > G IVS 15+5 G > A	杂合突变	遗传性耳聋突变基因携带者
		纯合突变或复合杂合突变	(1) 先天性耳聋或后天迟发性耳聋，建议结合影像学检查结果判断患者的先天性耳聋是否由 *SLC26A4* 基因突变导致 (2) 指导或提示患者日常行为及注意事项 (3) 预示良好的人工耳蜗植入治疗效果
12S rRNA	1555 A > G 1494 C > T	异质突变或均质突变	(1) 提示耳毒性药物可能导致耳聋，禁用致耳聋性药物 (2) 其母系亲属也应禁用致耳聋性药物，避免或减少亲代及子代发生药物性耳聋 (3) 预示良好的人工耳蜗植入治疗效果

续表

检测基因	检测位点	检测结果	结果解释
GJB3	538 C > T	杂合/纯合突变型	(1) 携带有遗传性耳聋突发病基因 (2) 如果发生高频听力损失，建议及时到医院就诊

2. 耳聋遗传咨询的意义

（1）减轻患者身体和精神上的痛苦。

（2）减轻患者及其亲属的心理压力。

（3）帮助他们正确对待遗传性耳聋，了解发病概率。

（4）采取正确的预防、治疗措施，从而最终降低人群遗传性耳聋的发病率。

3. 耳聋遗传咨询对象

（1）已生育聋儿的正常夫妇询问再发风险者。

（2）有耳聋家族史的正常夫妇，担心后代会遗传此病者。

（3）未婚或已婚的男女双方均为聋哑人或其中一人为聋哑人，需要给予婚前婚配指导或婚后生育指导者。

（4）新生儿耳聋患者，需要用药指导及生活指导者；此外，由于耳聋基因在正常人群中也有一定的携带率，所以有婚配或生育要求但无耳聋家族遗传史的正常人也在耳聋遗传咨询服务对象范围内。

4. 遗传咨询工作流程

第一步：发送样本芯片检测结果报告。可采用邮寄或者短信的方式发送。

第二步：整理需要电话追访的名单。整理并打印基因突变携带者列表清单。

第三步：电话追访并记录追访结果。确认新生儿家长是否收到报告并查看筛查结果，对于来诊预约初次追访失败的继续二次追访。

第四步：电话遗传咨询工作。对咨询对象进行身份确认（筛查编号、母亲姓名、出生医院），询问其听力检测是否通过，是否有耳聋家族史。听力未通过者来门诊复诊，听力通过者定期（每3个月至半年）测查听力至3岁或到门诊进行听力复诊和遗传咨询。绘制药物相关耳聋基因携带者母系家族谱，记录家族中已有听障者的发病年龄、原因、听力状况，并通知其领取致聋药物卡片等。

第五步：门诊复诊新生儿遗传咨询工作。登记复诊新生儿耳聋基因筛查编号、结果、听力筛查是否通过，询问有无听力障碍家族史，有家族史者绘制家系图；绘制药物相关耳聋基因携带者母系家系图，记录家族中已有听障者的发病年龄、原因、听力状况，并通知其领取致聋药物卡片等。

5.基因筛查结果的具体咨询要点

（1）基因筛查阴性

1）听筛"通过"：未携带所筛查范围内的常见耳聋基因突变，很大程度排除遗传性耳聋或突变携带者的可能性。如果家族成员患有耳聋，或听力随诊过程中发生听力损失，应及时进行听力学诊断和治疗，必要时行基因诊断。

2）听筛"未通过"：不排除存在芯片未覆盖的位点突变的可能，进一步行听力学随访、评估及诊断。应转诊至基因诊断机构，必要时行影像学检查、基因诊断及遗传咨询，应注意避免各种听力损伤因素，如噪声、药物、外伤、上呼吸道感染等。听力急剧下降时给予及时治疗。

（2）基因筛查阳性

1）*GJB2*纯合/复合突变（听筛"未通过"或"通

过"）：初步确定 *GJB2* 遗传性耳聋，本人及后代有耳聋风险，应转诊至诊断机构，进一步行基因诊断以明确诊断及遗传咨询。应密切进行听力学随访、评估和诊断（如重度耳聋，则提示人工耳蜗置入疗效良好）。父母再生育聋儿的概率为 25%，通过产前诊断可指导生育。亲属携带致聋基因突变的可能性大，建议婚育前行耳聋基因检测，早发现危险因素，避免耳聋。应注意避免各种听力损伤因素，如噪声、药物、外伤、上呼吸道感染等。听力急剧下降时给予及时治疗。

2）*GJB2*（单）杂合突变（35/-、176/-、235/-、299/-）。

①听筛"通过"：*GJB2* 突变携带者的可能性大，但不排除携带 *GJB2* 其他致聋突变的可能，应转诊至诊断机构，进行耳聋基因诊断及遗传咨询。新生儿及其亲属有耳聋生育风险，婚育前应进行遗传咨询。应密切进行听力学随诊和评估，听力下降时应及时治疗。平时应注意避免各种听力损伤因素，如噪声、药物、外伤、上呼吸道感染等。听力急剧下降时给予及时治疗。

②听筛"未通过"：*GJB2* 遗传性耳聋的可能性大，有携带 *GJB2* 其他致聋突变的可能，应转诊至诊断机构，进行耳聋基因诊断及遗传咨询。新生儿及其直系亲属有耳聋生育风险，婚育前应进行耳聋基因检测及遗传咨询，及早发现危险因素，避免耳聋。受检者父母再生育聋儿的风险较高，再生育前应进行遗传咨询。平时应注意避免各种听力损伤因素，如噪声、药物、外伤、上呼吸道感染等。听力急剧下降时给予及时治疗。

3）*SLC26A4* 纯合 / 复合突变（听筛"未通过"或"通过"）：初步确定为 *SLC26A4* 相关遗传性耳聋（EVAS），本人及后代有耳聋风险，应转诊至诊断机构行基因诊断及影像学检查，以明确诊断及遗传咨询。应密切进行听力学随访、评估和诊断（如重度耳聋，则提示人工耳蜗植入疗效良好）。父母再生育聋儿的概率为25%，通过产前诊断可指导生育。直系亲属携带致聋基因突变的可能性大，建议婚育前进行耳聋基因检测，早发现危险因素，避免耳聋。注意避免各种听力损伤因素，如噪声、药物、头部外伤、上呼吸道感染等。听力急剧下降时给予及时治疗。

4）*SLC26A4*（单）杂合突变（IVS7-2/-、2168/-、1174/-、1226/-、1229/-、1975/-、2027/-、IVS15+5/-）。

①听筛"通过"：*SLC26A4*基因突变携带者可能性大，不排除携带*SLC26A4*其他致聋突变的可能，应转诊至诊断机构，行耳聋基因诊断及遗传咨询；必要时行影像学检查（颞骨CT或头颅MRI）明确诊断；密切进行听力学随诊和评估，听力下降时应及时治疗；新生儿及其亲属有耳聋生育风险，婚育前应进行遗传咨询；注意避免各种听力损伤因素，如噪声、药物、头部外伤、上呼吸道感染等。

②听筛"未通过"：遗传性耳聋（EVAS）可能性大，不排除携带*SLC26A4*其他致聋突变的可能，应转诊至诊断机构，行耳聋基因诊断及遗传咨询；必要时行影像学检查（颞骨CT或头颅MRI）明确诊断；密切进行听力学随访、评估和诊断，听力下降时及时治疗。新生儿及其直系亲属有耳聋生育风险，婚育前应进行耳聋基因检测及遗传咨询，及早发现危险因素，避免耳聋。受检者父母再生育聋儿的风险较高，再生育前应进行遗传咨询。注意避免各种听力损伤因素，如噪声、药物、外伤、上呼吸道感染等。

5）mtDNA均质/异质突变（A1555G、C1494T）（听筛"未通过"或"通过"）：受检新生儿携带有药物敏感性耳聋基因突变；转诊至诊断机构行耳聋基因诊断以确定诊断；本人应绝对终身禁用氨基糖苷类抗生素；所有母系家族成员（女性后代）用药前应出示用药指导卡片，以避免药物性耳聋。

6）GJB3 纯合 /（单）杂突变。

①听筛"通过"：无须转诊。*GJB3* 基因突变部分携带者与迟发性耳聋关系较为密切，建议受检新生儿定期复查听力。平时注意避免各种听力损害环境因素，如噪声、药物、头部外伤、上呼吸道感染等。听力急剧下降时应及时给予治疗。

②听筛"未通过"：不排除存在芯片未覆盖的位点突变的可能，进一步行听力学随访、评估及诊断。应转诊至基因诊断机构，必要时行影像学检查、基因诊断及遗传咨询。应注意避免各种听力损伤因素，如噪声、药物、外伤、上呼吸道感染等。听力急剧下降时给予及时治疗。

6. 新生儿基因筛查咨询的注意要点　新生儿耳聋基因普遍性筛查，不能等同于基因诊断。注意筛查的局限性，特别是筛查"阴性"的受检者，并不代表受检者没有携带耳聋相关基因突变（因为筛查只覆盖了几个热点突变）；应尽可能将基因筛查和听力筛查结果综合分析，以获得更多遗传及听力信息指导遗传咨询和康复；对基因筛查"阳性"者（*GJB3* 除外），或基因筛查"阴性"但听力筛查"未通过"者，均应建议到具有相应资质单位进行听力学、影像学和遗传学诊断，以获得更为准确的遗传咨询和康复指导。

特别注意的是：基因筛查结果不能用以指导开展产前诊断。基因筛查咨询应注意遵循遗传咨询的基本伦理学原则，包括保护隐私原则、非指导性原则、自愿和尊重原则、平等原则、教育原则等。对筛查结果进行解释咨询时，应充分考虑到基因筛查理论及技术的局限性，以及耳聋遗传异质性和表型多样性，不应使用过于肯定的语气轻易地下定论。

（马　丽）

第十一节　遗传代谢病治疗新技术及新进展

一、肝移植及干细胞移植治疗

遗传代谢病又称先天性代谢异常（inborn errors of metabolism，IEM）经常导致患者存活时间受限、多系统受累及进行性发展；绝大多数 IEM 患者在儿童时期出现临床症状，疾病进展较慢的患者可能在成年时出现症状。目前对严重的 IEM 治疗仍然十分有限。随着检测技术的进步和引进，国内小儿 IEM 检出和诊断率明显提高，随之而来的问题是治疗。IEM 传统疗法包括对症的康复、手术和药物治疗；被动的排除治疗，主动的饮食、激素、酶替代疗法。细胞移植和基因治疗则为现代治疗的主流方向。虽从理论上讲基因治疗是根本出路，但对某些遗传代谢病来说并不起作用。因此，细胞治疗，尤其是目前已经成熟的肝移植和干细胞移植成为当前一些遗传代谢病的有效治疗手段。

1.遗传病的肝移植治疗　肝脏是人体内最大的生化代谢器官，它参与了体内大量的代谢途径，因此很多遗传病也会影响肝脏的功能。肝移植成为代谢性遗传病的重要治疗手段。肝移植的广泛应用，不仅因为其可以纠正代谢紊乱，也由于部分疾病中肝脏发育存在异常，或有害代谢产物会在肝脏中积累并引起肝损伤，从而导致肝硬化、肝衰竭甚至肝肿瘤产生，需要接受肝移植治疗。我国的临床肝移植起步晚于欧美国家 30 年左右，但自 20 世纪 90 年代起迅速发展，目前中国大陆累计完成肝移植已近 3 万例。随着肝移植外科技术的成熟、围手术期管理不断提高，以及儿科医师和患儿家长对肝移植的不断了解，近几年儿童肝移植已逐渐开展起来，但中国肝移植注册系统（CLTR）的数据显示，1999 ～ 2012 年，我国儿童肝移植的年度数量仅占全部肝移植的 1% ～ 7%，自 2012 年后儿童肝移植所占比例逐渐上升，目前儿童肝移植每年的例数占全部肝移植的 10% 以上。虽然我国儿童肝移植数量迅速增加，但其占总的肝移植患者的比例远远低于西方国家，说明其发展潜力巨大。

　　适合肝移植的儿科疾病谱不断扩大，包括各种药物治疗无效，或没有有效药物，或不能耐受药物治疗的终末期肝病，如胆道闭锁、肝豆状核变性、糖原贮积症、自身免疫性肝病、Alagille 综合征、家族性肝内胆汁淤积症、Caroli 病、半乳糖血症、酪氨酸血症等，以及受累器官虽然不在肝脏，但通过肝移植可纠正的遗传代谢病，如甲基丙二酸血症、高草酸盐尿症及高氨血症等。儿童肝移植受者的原发病多为先天性或代谢性疾病，因此，虽然儿童肝移植手术难度大，术后管理存在一定的困难，但患儿远期生存率高于成人，并能获得满意的生活质量。Stevenson 等报道了 33 例代谢性疾病的儿童肝移植，中位数随访时间至 3.6 年，患儿生存率为 100%。许多儿童肝移植受者成年后均能获得良好的生活质量，甚至生育子女。对于代谢病患儿，移植前均应该通过基因检测进行诊断，同时进行患儿父母的基因检测；对于代谢性肝病的患儿，其肝移植的指征不同于非代谢性肝病的患儿，不仅仅是失代偿性肝硬化、肝功能衰竭，同时包括内科非手术治疗无法控制的原发病的代谢障碍。

对于遗传代谢病的肝移植我们期望达到的目的应该包括治愈和通过治疗缓解疾病进展两个方面。对于一些代谢性缺陷主要在肝脏、急性发病会导致致命的疾病，肝移植治疗已经得到公认。如尿素循环障碍导致的高氨血症，是因为尿素循环中所需酶的活性降低或缺乏，导致氨的代谢受阻，可致危及生命的高氨血症的发生。目前内科治疗主要是限制蛋白质的摄入以及急性发作时的降血氨治疗，对于饮食控制后仍反复发作的高氨血症患儿应尽早接受肝移植，避免造成无法挽回的神经系统损害甚至死亡。肝移植可以治愈患儿的代谢缺陷，恢复正常的饮食和生活，并获得满意的长期生存。国外学者报道了肝移植治疗尿素循环障碍的患儿，随访 1～4 年发现术后受体存活率和移植物存活率均为 91%。

肝移植的缺陷：肝移植外科技术的成熟，要求儿童肝病医生掌握肝移植的适应证和时机，推荐合适的患者接受肝移植；同时不断积累的肝移植存活者，需要专业的儿童肝病医生照顾。然而目前国内肝脏内、外科和肝移植团队配合不够紧密，迅速增长的儿童及婴幼儿肝移植人群与不断扩大的疾病谱成为成人肝移植团队的最大难题。儿童肝移植术后生存率低于成人，婴幼儿生存率也低于青少年。术后生存患儿生长发育损害程度更为明显。肝移植后需要由肝移植外科、小儿肝病专科及营养等多学科团队密切随访，监测肝功能、营养状况及生长发育指标，达到追赶性生长且改善生存质量的目的。然而国内多学科团队的建设正处于探索阶段，如何在多学科共同参与下，为肝病患儿提供最好的医疗服务，充分保证儿童的生存质量，仍需各方共同努力。

2.**遗传病的干细胞移植治疗**　干细胞分为胚胎干细胞和成体干细胞。胚胎干细胞产生于胚胎的胚束内层,具有高度的自我复制能力和向多种组织分化潜能,可进一步分化为各种多能干细胞,如多能造血干细胞和多能皮肤干细胞等,最终形成诸如造血细胞、上皮细胞、神经细胞、心肌细胞等 200 多种组织的原始细胞。随着干细胞生物学研究,发现某些成体细胞不仅能再生为特定的组织,而且在一定条件下还可以转化为其他组织细胞,即系统甚至跨胚层分化发育,被称为 20 世纪末在干细胞理论认识方面的突破性进展之一。从理论上讲,只要掌握了成体干细胞的特异标志、转化调控机制、培养及分离技术,将来就有可能从人的某一组织中分离出成体干细胞,并诱导其分化为其他特定的组织细胞,为干细胞修复和移植开辟新途径,为细胞工程和组织工程提供新的细胞来源,且可避免应用胚胎干细胞带来的伦理道德问题,还可避免应用胚胎干细胞所致的排斥反应,具有一定的应用前景。

(1) 异基因造血干细胞移植:自 1981 年 Hobbs 等首次对 1 例 Hurler 综合征患儿进行造血干细胞移植 (HSCT),全世界已有超过 200 例 IEM 患儿进行了 HSCT。干细胞来源分为骨髓、脐血和外周血。相较于骨髓,脐血移植具有两大优势:来源丰富、易获取;更多患者达到了完全嵌合状态,体内缺陷酶水平恢复正常,临床症状改善。然而,并非所有 IEM 均适合 HSCT,其疗效因病而异。因此,仔细评估 HSCT 指征及积极探索各种替代治疗尤为重要。

1) HSCT 的治疗机制:①通过细胞胞饮转运酶;②通过细胞间接触转运酶;③定植于器官/组织间的细胞代替作用;④代谢替代作用。

2）可以治疗的疾病：①黏多糖病（MPS）；② X 连锁肾上腺脑白质营养不良（X-ALD）；③球形脑白质营养不良（GLD）；④异染性脑白质营养不良（MLD）；⑤戈谢病；⑥ α - 甘露糖苷贮积症；⑦尼曼 - 匹克病；⑧黏脂病等。

3）影响 HSCT 治疗效果的因素。

①疾病种类：一些疾病对 HSCT 相对敏感。Hurler 综合征（又称黏多糖贮积症 I 型，MPS I）对 HSCT 治疗敏感，但是与之临床相似的疾病 Hunter 综合征（又称黏多糖贮积症 II 型，MPS II），临床上 HSCT 治疗效果差。

②疾病基因型：IMD 疾病的一些突变与有无残余酶相关，并且与严重表型有关。有残余酶的临床表型相对较轻。

③患者年龄及疾病进展：年龄越小的儿童移植治疗效果越好。在年龄较大的儿童，器官损害已经出现，HSCT 治疗不能逆转。新生儿疾病筛查有助于早期诊断及早期移植。

④改变底物蓄积的有效程度：疾病的病理生理学是复杂的，有效的第一步是纠正遗传酶缺陷及随后的底物蓄积。Hurler 综合征，由于 α -L- 艾杜糖醛酸酶缺乏，导致乙酰肝素及硫酸皮肤素堆积。而不同的治疗方法，有效的清除底物可以更好地纠正疾病。

⑤治疗方法并发症：与无移植并发症患者比较，儿童患有 Hurler 综合征并伴有严重移植物抗宿主病（GVHD）或肺炎及氧气依赖者预后较差。

⑥多学科团队应用其他方法：尽管在一些 IMD，HSCT 治疗效果好，但是不能治疗疾病的所有方面。需要多学科团队参与治疗。

4）HSCT 相关问题。

①移植供者的选择：欧洲骨髓协作组（EBMT）提出，对于遗传代谢病 HSCT，干细胞来源首选同胞间 HLA 全相合供者，其次为全相合非血缘脐血，当患者病情需要尽快行 HSCT 治疗时，如没有全相合脐血来源，不相合非血缘脐血也可以作为首选。

②移植方案的选择：EBMT 2005 年在遗传代谢病 HSCT 指导语中明确提出去 T 细胞和非清髓移植是遗传代谢病 HSCT 失败的两个危险因素，不推荐和提倡。对于第一次失败者，第二次移植仍然有望改善或阻止病情发展。

③移植时机的选择：时间窗以 6 ～ 18 个月龄为好。具体到各种疾病，时间不尽相同。总体来讲，越早越好。预防性移植的时间窗的选择取决于疾病发生的时间，尤其是中枢神经系统受累时间。

HSCT 不仅延长了遗传代谢病患儿的生存期，而且极大地改善和提高了患儿的生存质量，是有些基因治疗无效的遗传病的有效替代治疗手段。

5）HSCT 治疗遗传代谢病也面临着许多困惑与挑战：①造血干细胞移植的植入及嵌合率、移植相关死亡率、GVHD、感染、黏多糖病合并的肺动脉高压等特殊并发症有待进一步改善。②造血干细胞移植不能改善遗传代谢病合并的骨骼畸形、角膜浑浊、心脏瓣膜病变。③早期或快速进展的代谢性脑病已成为限制和约束 HSCT 的瓶颈，大大抵消了 HSCT 疗效和缩小了 HSCT 的应用范畴。

HSCT 在提高某些 IEM 患儿的生存率、改善生活质量方面已经做出了巨大贡献，然而早期诊断和及时治疗仍是关键，尤其是临床症状出现前移植可得到较好的治疗效果，其远期疗效及神经系统恢复情况往往有待今后进一步随访。IEM 早期临床症状往往缺乏特异性，不利于早期诊断，故新生儿筛查显得尤为重要。目前新生儿的筛查技术使得更早实施 HSCT 成为可能，从而降低剩余疾病负担和提高临床疗效。

(2) 脐血干细胞移植：自从 1988 年 Gluckmam 等首先获得人类脐血干细胞移植（CB SCT）成功以来，CB SCT 已成为 HSCT 家族中重要的成员之一，CB SCT 在儿童血液病及遗传病中的疗效良好，应用前景十分广阔。脐血作为一种可替代造血干细胞来源，可重建骨髓造血及免疫，用于治疗骨髓衰竭、恶性及非恶性血液病、某些遗传病、重型免疫缺陷等疾病。20 世纪 90 年代初，美、英、法、德等国家相继建立了脐血库，无关供血者脐血移植日益广泛应用于临床。

优点：①来源丰富；②采集方便，易获取；③与骨髓不同，脐血库以实物形式存储，不会使已登记供体减少，寻找 HLA 配型时间短；④脐血中早期 HSC 丰富；⑤脐血免疫系统处于原始阶段，GCHD 发生率较低和程度较强，即使 HLA1～3 个位点不同也可移植；⑥脐血被各种病毒污染机会较少。

缺点：①由于单份脐血 HSC 数量有限，难以满足大部分成人需要；②可引发潜在遗传病的可能；③如果移植失败，无备用骨髓或外周血可取；④早期植入时间延迟，感染及出血机会较大。

随着干细胞研究与技术的进步，多种细胞联合移植将会大大改观现有遗传代谢病造血干细胞移植的疗效，造血干细胞移植治疗遗传代谢病的时机和适应证也将进一步拓宽，更多患儿将会得到有效治疗。

二、基因治疗

基因治疗是一种根本性的治疗策略。广义地说，基因治疗指通过基因操作达到治疗疾病的目的，既包括基因治疗，也包括基因编辑，以及反义核糖核酸和干扰小核糖核酸等方法；它既可以是对于体细胞的操作，也可以是对于生殖细胞和受精卵的改造。狭义而言，基因治疗现阶段是在体细胞基础上利用载体将外源基因或基因片断通过新技术，靶向导入细胞，以实现减缓或者治愈疾病目的的技术，目前主要是针对单基因遗传病和癌症等。

1.**基因治疗的发展**　20 世纪 60 年代，分子生物学家乔舒亚·莱德伯格首次提出基因治疗的初步概念，为基因治疗的发展奠定了基础。20 世纪 80 年代，基因重组工程技术得到发展，病毒载体的出现，使基因治疗的技术体系初步具备。在 1990 年，被誉为基因治疗之父的威廉·弗伦奇·安德森完成了首例基因治疗人体试验，这一基因治疗的案例是否成功仍然备受争议。

（1）腺相关病毒（AAV）：是目前基因治疗最为常用的病毒载体，它非常的稳定，不会嵌入基因组进行复制，已被作为一种安全有效的病毒载体用于基因治疗的临床试验。由于 AAV 应用在基因药物，有效地提高了药物的安全性，以致很多基因治疗药物都获批上市。

（2）嵌合抗原受体 T 细胞免疫疗法（CAR-T）：是目前较为有效的恶性肿瘤的治疗方式之一。从患者的血液中将 T 细胞体外分离，并在体外对 T 细胞进行改造，将嵌合抗原受体装载在 T 细胞表面，使 T 细胞具有识别癌症的功能，从而攻击并杀死肿瘤细胞，再将改造后的 CAR-T 细胞进行扩增，回输到患者体内即可发挥抗癌作用，达到治愈的效果。在2012年，患有白血病的女孩艾米莉·怀特海德，成为全世界第一个接受CAR-T治疗的患者，其治疗效果至今都良好。目前已有数百名患者接受了CAR-T治疗，且首个CAR-T细胞治疗药物Kymriah在2017年获得FDA批准上市。

（3）CRISPR-Cas9基因编辑技术：CRISPR-Cas9是对靶向基因进行特定DNA修饰的技术，是目前基因编辑领域最前沿的方法，被誉为"基因魔鬼"。CRISPR/Cas9系统主要包括Cas9蛋白和小向导RNA（sgRNA）两个元件，sgRNA引导Cas9蛋白靶位点，Cas9蛋白负责切割DNA。经过切割的DNA通过某种机制被细胞修复，修复完成后就实现了基因敲除、基因敲入、基因替换或突变等。以CRISPR-Cas9为基础的基因编辑技术在一系列基因治疗的应用领域都展现出极大的应用前景，如血液病、肿瘤和其他遗传性疾病。目前，该技术成果已应用于人类细胞、斑马鱼、小鼠及细菌的基因组精确修饰，不过尚未进入人体试验阶段。

2. 基因治疗与伦理 基因治疗可以分为3种类型：体细胞基因治疗、生殖细胞基因治疗和增强基因工程。体细胞基因治疗仍处于实验研究的阶段。基因治疗虽然可能治愈某种遗传病，但存在许多不确定因素而可能对人体带来损害，因而目前该方法还只宜用作实验性治疗，只能应用于我们确切知道因基因缺陷造成的严重病态而又无其他疗法的疾病，不能广泛应用于其他疾病。即使体细胞基因治疗是允许的，医生也有义务从患者那里获得知情同意。生殖细胞基因治疗从理论上说既可治疗遗传病患者，又可使其后代不再患有这种遗传病，它实际上是比体细胞基因治疗更为有效、彻底的治疗方法，但生殖细胞基因治疗受目前技术和知识水平的限制，存在许多涉及可遗传至未来世代的复杂的不确定改变，接受转基因的受体生殖细胞发生随机整合，并可垂直传播给下一代，产生不可预知的远期的严重副作用。目前，各国政府都采取措施，禁止将生殖细胞基因治疗用于临床。增强基因工程在严格意义上不是属于治疗性的而是植入一个补充的正常基因使人的某些特征得到人们所需要的改变，如插入额外的生长激素基因以使身体长高。这种基因治疗虽在某些情况下有其合理性，但人们担心这种非治疗的增强基因工程运用（或滥用）会导致严重的伦理社会后果。目前，应禁止将基因工程尤其是将生殖细胞基因工程用于增强目的的实际应用。

在基因编辑的伦理规范方面，科学共同体对基因编辑技术的相关应用达成基本共识，即现阶段严格禁止人类生殖系基因编辑的临床应用，同时鼓励基因编辑的基础研究和在成体细胞层面的基因治疗。研究报告显示，有 29 个国家禁止人类生殖系细胞胚胎基因编辑。其中，比利时、加拿大、保加利亚、丹麦、瑞典和捷克以被修饰基因将被后代遗传或伤害人类胚胎为由，禁止了生殖系基因编辑。而欧盟国家，则多将人的尊严作为伦理规范的根本性原则。如德国对任何除了出于研究目的而进行的生殖系细胞基因编辑行为，规定了严厉的刑事处罚条款。

2017 年，美国国家科学院与美国国家医学院下属的人类基因编辑委员会发布了一份长达 261 页的报告《人类基因编辑：科学、伦理以及监管》。报告显示在严格的监管和风险评估下，基因编辑技术可用于对人类卵子、精子或胚胎的编辑，但仅限于父母双方均患有严重遗传疾病、想要健康的孩子却别无选择时。在伦理建设方面，我国也出台了相关的文件，比如 2016 年《涉及人的生物医学研究伦理审查办法》、2018 年《医疗技术临床应用管理办法》等，明确禁止将基因编辑的人胚胎用于移植和产生下一代；同时允许开展研究性质的人胚胎基因编辑，但必须符合"14 天"准则，即进行人胚胎干细胞研究时，利用体外受精、体细胞核移植、单性复制技术或遗传修饰获得的囊胚，其体外培养期限自受精或核移植开始不得超过 14 天。

（1）基因治疗的伦理分析

1）体细胞基因治疗中的伦理问题：安全性问题；治疗费用与卫生资源；对人类基因库的影响；商业化问题。

2）生殖细胞基因治疗中的伦理问题：对后代是否有影响；如何看待后代的权利；究竟应如何对待所谓的"缺陷基因"。

（2）基因治疗的伦理原则

1）科学性原则：在临床中必须具备以下条件才能进行基因治疗：具有合适的靶基因，即作为替代、修复或调控的目标基因；具有合适的靶细胞，即接受靶基因的细胞；具有高效专一的基因转移方法，以使外源靶基因导入靶细胞内；基因转移后对组织、细胞无害；在动物模型实验中具有安全、有效的治疗效果；过渡到临床试验或应用前需向国家有关审批部门报批。

2）最后选择原则：某种疾病在所有疗法都无效或微效时，才考虑使用基因治疗。

3）治疗目的原则：基因治疗只能用于治病救人的目的，期望植入一个补充的正常基因使人的某些特征得到所需要的改变，如插入额外的"生长基因"以使身体长高，加进某种动物的"强壮基因"或美人的"美人基因""白嫩基因"以使身体更漂亮等，都是不能被允许的。

3. 基因治疗的研究进展　在技术上，研究主要集中在开发新的基因编辑工具、提高基因编辑效率、减少脱靶效应、减少基因编辑工具的免疫原性等方面。在应用层面，主要集中在重大疾病的体细胞基因治疗，比如 2016 年，美国食品药品监督管理局（FDA）首次批准了 Sangamo 公司基于锌指核糖核酸酶（ZFN）的基因编辑疗法用于治疗 MPS Ⅰ 和血友病 B；2018 年 12 月，美国 FDA 首次批准了 Editas Medicine 公司基于 CRISPR 基因编辑 EDIT-101 药物的新药临床试验（IND）申请，用于治疗 Leber 先天性黑矇 10 型（LCA10），这是世界上第一例获得 FDA 批准并开展临床试验的 CRISPR 药物。

（1）基因编辑技术的发展：基因编辑技术可对目标基因进行"编辑"，通过介导基因添加、基因删除、基因校正，以及细胞内其他高度靶向的基因组修饰。这项核心技术基于工程化核酸酶的使用，该工程化核酸酶与非特异性 DNA 裂解模块融合的序列特异性 DNA 结合域组成。这些嵌合核酸酶通过诱导刺激细胞 DNA 修复机制的靶向 DNA 双链断裂（DBS），包括易错的非同源末端连接（NHEJ）和同源定向修复（HDR），从而实现有效而精确的基因修饰。

1）锌指核酸酶（ZFN）技术：ZFN 是第一个使用的 DNA 核酸内切酶的基因编辑核酸酶。锌指核酸酶技术把两个有特定功能的结构域进行了巧妙的嵌合。一个是特异性 DNA 识别结构域：由一系列 Cys2-His2 锌指蛋白串联组成，能够特异性识别三联体 DNA 片段的锌指基序而不是碱基作为特定 DNA 序列的基本单位。另一个是 DNA 重组功能结构域：Fok Ⅰ 是来自海床黄杆菌的一种限制性内切酶，在二聚体状态时才有酶切活性，每个 Fok I 单体与一个锌指的结构域进行融合，可对特定序列进行切割，从而达到 DNA 定点剪切的目的。ZFN 技术作为一种编辑工具，有助于开发新的基因治疗策略。迄今为止，ZFN 诱导的 HDR 已被直接用于纠正与 X 连锁严重联合免疫缺陷、血友病 B 型、镰状细胞病和 α_1- 抗胰蛋白酶缺乏症相关的致病突变。

2) 转录激活因子样效应物核酸酶（TALEN）技术：TALEN 是一种可靶向修饰特异 DNA 序列的酶，它由两部分组成，一部分是 TALE 蛋白所在的 DNA 特异性识别的结合区域；另一部分是一个具有 Fok I 核酸内切酶功能的 C 端结构域。该技术通过 DNA 识别模块将 TALEN 元件靶向特异性的 DNA 位点并结合，然后在 Fok I 核酸酶的作用下完成特定位点的剪切，从而导入新的遗传物质。TALEN 技术的出现，在一定程度上解决了 ZFN 技术存在的脱靶问题，而且 TALEN 能够靶向更长的基因序列，也更容易构建，现已成功地应用在小鼠、果蝇和拟南芥等模式生物上，成为基因功能研究和基因治疗研究中有力的工具。

3) CRISPR/Cas 技术：成簇的规律间隔的短回文重复序列（CRISPR）是在大肠杆菌基因中发现的一种重复碱基序列，在抵抗外来病毒、质粒等过程中逐渐演化形成的免疫防御机制。CRISPR/Cas 系统由 CRISPR 序列元件与 Cas 基因家族组成。其中 CRISPR 包含一组高度保守的重复序列与同样高度保守的间隔序列。Cas 复合物切割的侵入性短片段基因组作为新的间隔序列添加至 CRISPR 中，这些基因编码的蛋白具有核酸酶活性的功能域，可以对 DNA 序列进行特异性的切割。CRISPR/Cas9 系统在具有 PAM（protospacer adjacent motifs）序列且可以与 sgRNA 互补配对的靶序列发生切割 DNA。DNA 双链被切割开后细胞自身存在的 DNA 损伤修复的应答机制可使 dsDNA 断裂的上下游两端的序列连接起来。若导入了同源模板，断链处发生 HDR，达到修正基因的目的。若没有同源模板，则通过可能会引起插入或者删除错误的 NHEJ 方式修复，破坏该段 DNA 序列。由于 CRISPR/Cas9 系统会对 DNA 上 PAM 序列的依赖性以及切割时的脱靶效应的问题，于是衍生出一些识别更多样 PAM 的 CRISPR/Cas 系统，如识别 NNGRRT（R 代表嘌呤碱基）的 SaCas9、识别多 A/T 的 Cas12（Cpf1）系统，并开发出了以 NG 为 PAM 的 xCas9 和 SpCas9-NG 等。根据 Cas9 结构特点设计出一系列精确性更高的 Cas9 突变体（如 eCas91.0、Cas9-HF1、HypaCas9 等），极大地解决了脱靶问题。

4）单碱基编辑（BE）技术：是一种基于脱氨酶与 CRISPR/Cas9 系统融合形成的技术，在双链 DNA 不断裂的情况下，利用无核酸酶活性的 Cas9（dCas9）或 Cas9 切口酶（Cas9n）、胞嘧啶脱氨酶以及 sgRNA 形成的复合体，直接对靶向位点进行精准编辑，实现了单碱基 C → T 或者 G → A 的转换。BE 为基因编辑技术的研究和应用提供了新的工具，相比于 CRISPR/Cas9 技术，BE 技术可以既不引入 DNA 双链断裂，又不需要重组修复模板，而且其效率远远高于由发生双链断裂引起的 HDR，对于许多点突变造成的遗传性疾病具有很大的应用潜能。

（2）基因治疗在遗传代谢病中的研究进展：人类疾病的发病机制非常复杂，甚至有些遗传代谢病的发病机制至今还是未知的。随着 CRISPR/Cas 技术的发展，科学家开始对致死致残的遗传代谢病展开研究，有望这些疾病能有新的治疗技术。

1）动物疾病模型研究的进展：动物疾病模型是科学研究和临床研究者不可缺少的模型，可以帮助我们更快、更方便、更深入地了解各种疾病的发生、发展原因及治疗疗效，在此总结了近期在治疗遗传代谢病中动物模型的研究进展。肌萎缩侧索硬化症（ALS）是一种渐进并致命的神经退行性疾病，C9ORF72 基因中的六核苷酸重复扩增是肌萎缩性侧索硬化和额颞痴呆（c9ALS/FTD）的最常见原因。利用 CRISPR/Cas9 系统对细胞进行全基因组敲除筛选并对小鼠原代神经元进行靶向筛选，可以发现 C9ORF72 DPR 毒性的修饰因子。通过二次 CRISPR/Cas9 筛选，人们发现了一种 DPR 的有效修饰剂 TMX2，可引起 C9ORF72 ALS 中的内质网应激信号，使神经元显著存活。而超氧化物歧化酶 1（SOD1）基因的常染色体显性突变约占 ALS 病例的 20%。通过 AAV 为递送载体，利用 CRISPR/Cas9 破坏 ALS 的 G93A SOD1 小鼠模型中的突变型 SOD1 蛋白减少了 >2.5 倍，小鼠在末期的运动神经元增加了约 50%，疾病发作的延迟时间约占 37%，存活时间增加了约 25%，从而改善了运动功能并减少了肌肉萎缩。

α_1- 抗胰蛋白酶缺乏症（AATD）是由 SERPINA1 基因突变引起的遗传性肝脏疾病。CRISPR/Cas9 被用于将 AATD 基因整合到小鼠肝脏 ROSA26 的位点，这种敲入方法在体内模型中实现了基因表达。另一项研究中，CRISPR 被用于将 AAV8-CRISPR 系统地传递到 hSERPINA1 第 2 外显子上，导致肝细胞聚集体减少，实现了对 Z 突变（Glu342Lys）的适度纠正，证实了基因编辑疗法在同时纠正与 AATD 缺乏相关的肝和肺疾病症状方面的潜力。

B 型血友病是由凝血因子IX缺陷导致凝血障碍。在最新研究中，人们开发出了一种双基因疗法，利用了两种载体方法，第一种载体能够表达肝脏特异性启动子驱动的 SaCas9 基因，以便于 CRISPR/Cas9 定位在产生凝血因子IX的场所中，而第二种载体包含了一段能够特异性靶向作用IX基因和IX cDNA 序列外显子 2 的 5'端区域的 RNA 序列，明显增强了该方法的潜力和准确性。结果显示，通过 CRISPR/Cas9 在体内编辑基因，能够恢复足够水平的IX 因子，有效地治愈 B 型血友病模型小鼠。

酪氨酸血症 I 型是一种因延胡索酰乙酰乙酸水解酶（FAH）缺乏引起酪氨酸及其代谢产物异常的疾病，现已广泛地应用 CRISPR/Cas9 技术来治疗酪氨酸血症 I 型。一种方法是利用同源重组的方式进行基因敲入，通过质粒、AAV 和纳米材料递送 CRISPR/Cas9 系统和修复模板进行体内基因编辑治疗，结果显示能完全治愈患病小鼠。而递送 nCas9 进行在体治疗酪氨酸血症 I 型，相比于 Cas9，nCas9 不仅可以治愈患病小鼠，同时还能够有效地降低脱靶。另一种方法是通过长同源序列末端连接（HMEJ）介导的定点基因整合方式，基于 CRISPR/Cas9 系统，利用 sgRNA 靶向位点和长同源臂的供体载体来实现高效的精确整合，并利用其导入 FAH 基因，进行酪氨酸血症的治疗研究，具有一定的疗效。

杜氏肌营养不良（DMD）是位于 Xp21 的 dystrophin 基因突变引起的致死性肌肉病，利用 CRISPR/Cas9 基因编辑技术能够成功改善 DMD 的肌肉蛋白水平。通过 AAV 介导的 CRISPR/Cas9 和引导 RNA（gRNA）系统，敲除变异的 23 号外显子，恢复截短但保留部分功能的 DMD 蛋白的表达，改善了骨骼肌和心肌功能，并显著提高了 mdx 小鼠（带有 dystrophin 基因突变的 DMD 模型小鼠）的存活率。在最新的研究中发现，在体型较大的 DMD 犬体内通过体细胞重编程获得诱导多能干细胞（iPSC）的技术诱导，用 CRISPR/Cas9 基因编辑技术敲除变异的第 50 号外显子，恢复 dystrophin 蛋白的表达和功能。再通过 AAV 载体把整套的基因编辑系统传递到犬全身各处肌肉组织，接受治疗的 DMD 与正常动物的表达水平极为接近。在心肌细胞内，dystrophin 蛋白的表达量达到了正常值的 92%。这项研究为 CRISPR/Cas9 体内基因编辑用于罕见遗传病杜氏肌营养不良的临床治疗又推进了一步。

鸟氨酸氨甲酰转移酶缺乏症（OTC）是由 OTC 基因突变导致的以高氨血症为主要表现的尿素循环障碍中最常见的一种遗传代谢性疾病。采用双 AAV 系统实现新生小鼠代谢性肝病的纠正，用一个 AAV 载体将作为剪切工具的核酸酶 Cas9 特异性导入肝细胞中。另一个载体将 gRNA 带到特异性 DNA 靶位点，从而达到定点突变。结果表明，在幼鼠的肝细胞中可以达到 10% 的修复效率，能够有效治愈疾病，但是在成年鼠中重组效率只有不到 2%，没有治疗效果。

此外，BE 技术可以治愈患 PKU 的成年模型小鼠，并且修复效率在 RNA 水平上达到 63%。证明了 AAV 介导的单碱基编辑在治疗 PKU 疾病中有巨大的潜力。

2）体细胞基因治疗研究的进展：体细胞基因治疗是将人自体或异体的体细胞，经体外工程改造（特定基因的插入、删除或替换）后回输人体的治疗方法。此治疗方法可用于治疗一些遗传性疾病，在基因水平改变危及生命的疾病发生和发展。

重症联合免疫缺陷病（SCID）是原发性免疫缺陷

病（PID）中最严重的疾病类型，其特征是 T 细胞和 B 细胞系统严重缺陷。造血干细胞移植和基因治疗是目前 SCID 最主要的根治方法。利用 iPS 重编程将成熟细胞重编程为多能细胞，并通过 CRISPR/Cas9 系统校正致病基因 *JAK*3 突变，使这些细胞恢复正常的 T 细胞发育。*CRISPR/Cas*9 基因编辑技术和 iPS 重编程为基因治疗免疫缺陷疾病奠定了基础。

β-地中海贫血是常见的贫血疾病，目前唯一根治地贫的治疗方法是造血干细胞移植，但相匹配的脊髓捐赠者有限。目前，将 *CRISPR/Cas*9 基因编辑技术应用在 β-地中海贫血的治疗上，取得了巨大的研究进展。通过 *CRISPR/Cas*9 基因编辑技术，能够成功纠正 β-地中海贫血 iPSC（诱导多能干细胞）中的 β 珠蛋白基因（*HBB*）突变，使其诱导分化出正常的造血干细胞。β-地中海贫血的 β 珠蛋白功能或表达上的缺陷可以通过诱导 γ 珠蛋白的上调来进行补偿。通过 *CRISPR/Cas*9 基因编辑技术诱导 RNA 可敲除增强子元件从而起到抑制 *BCL11A* 基因表达的作用，能够在红细胞谱系细胞中实现 γ-珠蛋白的上调，有望治愈 β-地中海贫血。

X 连锁慢性肉芽肿病（X-CGD）是由基因 CYBB 发生突变导致，蛋白 NOX2 上存在的缺陷会破坏白细胞抵抗感染的能力。利用 CRISPR/Cas9 特异性地靶向修复 *CYBB* 基因突变，使得 *CYBB* 基因序列恢复为健康人体内的序列，从而达到治愈 X-CGD 疾病的目的。

（3）临床试验研究的发展：随着病毒递送载体和基因编辑技术的进步，基因治疗药物在临床试验上取得突破性进展，自 2003 年以来，至少有十几种基因治疗产品问世。对于血友病、β-地中海贫血、杜氏肌营养不良和脊髓性肌萎缩等遗传代谢病，相应的基因治疗药物在临床试验中取得了令人满意的治疗效果。

Strimvelis™: 是第一个用于治疗因腺苷脱氨酶缺乏引起 ADA-SCID 的体外干细胞基因疗法, 于 2016 年获 EMA 批准上市。该疗法利用 γ - 反转录病毒将 ADA 基因拷贝整合入从患者体内提取的造血干细胞 (HSCs) 中, 然后将 HSCs 以静脉注射的方式重新输入患者体内, 复制并产生具有正常功能的腺苷脱氨酶蛋白的细胞, 成功修复患者的免疫缺陷表型。根据临床试验的结果, 经治疗的患者没有出现白血病转化或骨髓增生异常的症状。

Spinraza®: 是一种反义寡核苷酸 (antisense oligonucleotides, ASOs) 基因疗法, 于 2016 年被 EMA 批准用于治疗 SMN1 基因突变所引起的脊髓性肌萎缩症 (SMA)。Spinraza® 通过反义寡核苷酸调控 SMN2 基因外显子 7 的剪接抑制序列, 促进 SMN2 外显子 7 的正确剪接, 提升全长 SMN2 转录的表达, 可有效地增加 SMN 蛋白的表达, 改善患者肌无力的症状。目前的临床数据显示 Spinraza® 在 SMA 的治疗中疗效显著, 且具有广泛的适用性。此外, 由 AveXis 公司开发的基于 AAV9 介导体内表达 SMN1 蛋白的药物 Zolgensma 也已于 2019 年被美国 FDA 批准用于治疗 SMA。

Zynteglo: 是由 BlueBird Bio 公司研发的基于慢病毒载体的离体基因疗法, 于 2019 年获 EMA 批准用于治疗 12 岁及以上的非 β^0/β^0 基因型输血依赖性 β - 地中海贫血。通过慢病毒载体将具备功能的人 βA-T87Q-珠蛋白基因导入到从患者体内提取出的 HSCs 中, 再将这些 HSCs 回输到体内, 使患者能自主生成 β - 珠蛋白, 为确保回输移植的成功性, 患者需预先接受化疗为回输的"健康细胞"留出生长空间。Zynteglo 已成功帮助数名患者脱离输血依赖长达 5 年之久。

APR-OD031：2020 年被 FDA 授予治疗苯丙酮尿症孤儿药资格。APR-OD031 是一种缓释氨基酸混合物，利用专利药物递送生理模拟技术进行编辑，旨在改变其释放和吸收特性，以模拟膳食蛋白质。这是首个氨基酸混合物，其目的是减少 PKU 患者（尤其是对 Sapropterin 无反应的典型 PKU 患者）的苯丙氨酸波动和肌肉蛋白质分解。

随着更多基因治疗临床试验的进行，今后将会出现更多的基因治疗药物经批准上市，为相应疾病的治疗提供新的选择。

（于　聪　朱俊丞　魏克伦　文　伟　赖玉璇）

第6章

新生儿遗传代谢病筛查的信息管理

随着信息时代的到来，各种信息技术的普遍应用对各行各业的发展产生了深远的影响，信息化、网络化已成为社会发展的必然趋势，在新生儿遗传代谢病筛查领域也不例外。如何提高新生儿遗传代谢病筛查工作的效率，减少不必要的人为错误，计算机、网络、通信等技术的应用是不可或缺的。新生儿遗传代谢病筛查工作如何实现统一而规范的信息化管理、实现资源共享，达到早发现、早诊断、早治疗患儿，降低新生儿先天性疾病的发生率，提高出生人口素质的目的，是卫生行政主管部门和新生儿遗传代谢病筛查业界共同努力的方向。实现新生儿遗传代谢病筛查由手工烦琐工作向信息化管理的转变，简化工作，缩短标本检测周期，并对标本管理、实验室检测结果和阳性患儿随访等资料进行科学管理，必将极大地提高工作效率，产生极好的社会效益和经济效益。

第一节　筛查信息网络建设

新生儿疾病筛查覆盖面广，是集组织管理、实验技术、临床诊断和公众教育为一体的系统工程，包括新生儿疾病筛查网络的组织与管理、质量控制、人员培训、宣传与健康教育，以及采血、标本递送、筛查实验室管理与检测、结果反馈、治疗随访等各个环节，要通过信息化建设，实现各环节、各部门间信息的互联互通，消除信息孤岛，才能实现强有力的规范化管理。

一、筛查信息网络基础

1. 互联网　目前，互联网高度普及，新生儿遗传代谢病筛查信息管理系统可部署在互联网环境中，只要具备互联网条件，均可随时实现筛查信息的互联互通。

2. 局域网　可利用全市妇幼信息网络为基础，实现筛查信息在内部网络的互联互通。由于筛查信息系统仅在内部局域网中运行，访问速度更快、数据的安全性更强。

二、筛查信息网络建设基本要求

1. 筛查业务流程设计要符合国家关于新生儿遗传代谢病筛查技术规范的要求，结合本区域实际工作情况，认真分析制定建设需求。在明确需求的前提下，部署整个筛查信息网络的顶层架构，包括系统的基本处理流程、系统的组织结构、模块划分、功能分配、接口设计、运行设计、数据结构设计等；同时务必兼顾整个架构的严谨性及灵活性，预留后续的功能拓展空间。确定顶层架构后，详细设计各模块所涉及的主要算法、数据结构、层次结构及模块间的逻辑调用关系。

2. 实现数据的共享，实现新生儿疾病筛查中心、采血单位、当地卫生行政主管部门间数据的互联互通，各司其职。

3. 实现家长宣教、标本采集、标本送检、标本验收、筛查检测、初筛阳性召回确诊、临床治疗、随访、数据统计等全流程的信息化闭环管理，具有良好的溯源性。

4. 提供新生儿家长便捷的筛查结果查询渠道。尽可能提供家长多种形式的获取筛查结果的途径，如电话查询、采血单位端查询、网上自助查询、微信端自助查询、微信主动推送等方式。

5. 确保筛查数据的安全性。新生儿遗传代谢病筛查涉及新生儿及其家长的相关信息，如家长的性别、联系方式、新生儿的出生情况信息、筛查结果等一系列基本信息，覆盖面广，这些信息都涉及新生儿及其家长的隐私，敏感性及家长关注度高，应严格遵循新生儿疾病筛查的信息保密性原则，保障筛查数据的安全性。

6. 筛查信息网络功能的持续改进。

三、筛查数据安全性保障：实施安全防护措施，确保数据库安全及网络安全

1. 网络安全保障

（1）通过网络防火墙设置访问规则及端口控制，防止端口暴露、DoS 攻击及黑客入侵。

（2）软件系统通过加入访问时间的限制及验证码的校验，防止恶意访问及攻击。

（3）定时进行漏洞检测并建立安全的软件系统访问识别和鉴别机制。

2. 数据库安全保障

（1）软件系统采用 3 层架构，部署中间应用服务器，使客户端程序不直接连接数据库服务器。

（2）数据库重要数据进行安全加密存储，使用类安全参数加码机制以构造动态 SQL 语句，防止 SQL 注入。

（3）不同的系统分配不同的数据库权限。不同的用户分配不同的功能权限，防止重要资料的访问及导出。

（4）定时进行数据库本地及异地备份。

（5）数据库受到恶性攻击时自动切断数据库连接及自动进行数据备份。

四、筛查信息网络架构

为保障网络数据安全和兼顾系统性能，整个筛查信息网络采用 3 层架构设计，分别为核心数据库层、中间应用层、客户端，详细架构见图 6-1。

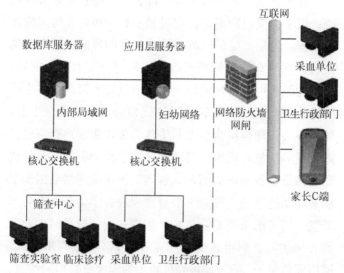

图 6-1　筛查信息网络拓扑图

1. **核心数据库层**　核心数据库层主要是对非原始数据（数据库或者文本文件等存放数据的形式）的操作层，具体为中间应用层和客户端提供数据服务。

2. **中间应用层**　中间应用层负责对业务规则、数据访问、合法性校验等工作进行处理。通常情况下，客户端不直接与数据库进行交互，而是通过 COM/DCOM 通信与中间层建立连接，再经由中间层与数据库进行交互。中间应用层在整个系统架构中的位置很关键，它处于数据库层与客户端中间，起到了数据交换中承上启下的作用。正因为如此，中间应用层的设计对于一个支持可扩展的架构尤为关键，因为它扮演了两个不同的角色。对于数据库层而言，它是调用者；对于客户端而言，它却是被调用者。依赖与被依赖的关系都纠结在中间应用层上，如何实现依赖关系的解耦，则是整个系统架构设计的重要任务。

3. 客户端　客户端主要是部署整个筛查业务管理系统，用于提交用户请求，同时显示数据和接收用户输入的数据，为用户提供一种交互式操作的界面。新生儿遗传代谢病筛查信息管理系统客户端可分五大客户模块，分别为筛查中心管理模块、采血单位管理模块、卫生行政管理部门模块、家长自助查询模块、微信公众平台。筛查中心管理模块为整个新生儿遗传代谢病筛查信息管理系统的最核心模块，其功能体现了整个新生儿遗传代谢病筛查业务流程的闭环式管理。为保障网络数据安全和兼顾系统性能，筛查中心管理模块、微信公众平台的开发，可考虑采用 C/S 架构，实现在内部局域网内业务的直接访问，利用其交互性强、具有安全的存取模式、网络通信量低、响应速度快、利于处理大量数据的特点，大大提高系统的性能。采血单位管理模块、卫生行政管理部门模块、家长自助查询模块采用 B/S 架构，实现 3 层架构，客户端不直接与数据库进行交互，确保数据安全性。B/S 架构无须安装客户端，在浏览器上即可登录访问，具有分布性强、维护方便、开发简单且共享性强的特点，总体维护成本较低。

五、筛查信息管理组织架构

1. 筛查流程管理　　新生儿遗传代谢病筛查流程众多，涉及多部门、多环节管理，包括筛查宣教、知情告知签署、标本信息录入、筛查采血、标本物流递送、标本接收及不合格标本处理、筛查实验检测及实验质量管理、疑似病例召回、确诊治疗及随访、数据统计上报、筛查质量监控等。筛查全流程如图 6-2 所示。

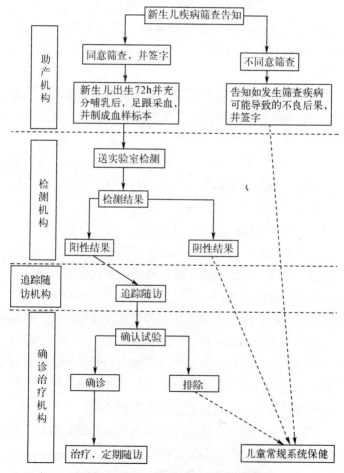

图 6-2　新生儿遗传代谢病筛查流程

2. 标本管理　主要是提供采血基本资料的录入及打印，资料的录入可采用人员手工录入，医院病案系统与筛查管理系统建立接口的方式进行。系统能对录入的基本资料进行基本的逻辑判断；能对延迟送检的样本对应的资料做出提醒；针对不合格标本能快速建立重采血资料及其跟踪处理。

3. 物流管理　包括各采血单位与新生儿疾病筛查中心间标本的递送和标本核收，能随时查询到标本的递送状态。严格执行标本从采血单位出科扫描登记、物流人员接收标本扫描登记、筛查中心实验室核收标本扫描登记。

4. 实验管理　包括实验排版、实验结果传输、室内质控数据传输及失控判断、复查编号登记、实验结果审核及发放、实验结果的查询等。

5. 召回管理　完成对初筛阳性召回通知登记（可采用微信、短信、电话等方式）、召回登记及召回确诊结果登记等功能。

6. 诊疗管理　对初筛阳性新生儿召回确诊、对确诊患儿建立档案并制定进一步随诊预约和检查、治疗方案；能通过电话、信息提醒、微信推送等方式实现对确诊患儿的主动随访管理。

7. 质控管理　主要包括室内质控、室间质评、质量监测指标的监测及分析。

（1）室内质控：能定期对日常室内数据进行统计分析，制定符合本实验室实际情况的质控规则；进行失控处理登记及分析；进行月度室内质控小结。

（2）室间质评：提供查询室间质评的原始数据，并针对反馈结果进行室间质评的总结。

（3）质量监测指标的监测：能实现对制定的质量监

测指标进行动态监测。

8.财务管理　在新生儿遗传代谢病筛查信息管理系统中，各采血单位可随时查看本单位每月的筛查费用及其结算情况。系统能定期提醒采血单位及时完成筛查费用的核对结算工作。

9.耗材管理　系统能实时统计各耗材的使用量，以此为基准制定各耗材的申购基数，能自动生成耗材申购数量。耗材管理模块能实现耗材的申购、入库、出库、报废、库存预警及统计等功能。

10.设备管理　系统可为每台设备建立档案，能实现日常使用维护登记和故障维修登记；设定定期维护保养周期，系统能实现设备维护保养提醒。

（叶立新）

第二节　新筛实验室信息管理

新生儿遗传代谢病筛查流程众多，涉及多部门、多环节管理,涵盖筛查宣教、知情告知签署、标本信息录入、筛查采血、标本物流递送、标本接收及不合格标本处理、筛查实验检测及实验质量管理、疑似病例召回、确诊治疗及随访、数据统计上报、筛查质量监控等环节的管理。因此，新生儿遗传代谢病筛查信息管理系统的构建，需围绕以上各筛查环节，体现上述各筛查环节以分析前—分析中—分析后全面质控为核心的闭环管理思路。分析前管理从健康宣教开始，到筛查资料录入、采血管理、标本保存递送、物流递送管理、标本核收；分析中管理包括实验排版、实验检测、结果上传、室内质控分析、结果判断；分析后管理包括报告发放、筛查阳性通知召回、阳性确诊、确诊病例的治疗随访、筛查数据统计分析等。同时，新生儿遗传代谢病筛查信息管理系统必须建立各筛查环节的质量监控评估体系，保证整个筛查工作运行质量的持续改进。

根据新生儿遗传代谢病筛查信息管理系统的使用对象与服务对象及部门职责分工，可将整个系统划分为五大功能模块，分别为采血单位管理模块、物流管理模块、筛查中心管理模块、家长查询模块、行政部门管理模块，各模块间实现数据的实时无缝对接。各模块主要功能如图 6-3 ～图 6-7 所示。

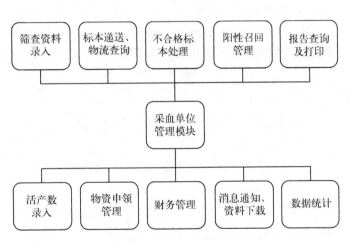

图 6-3　采血单位管理模块

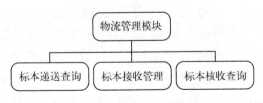

图 6-4　物流管理模块

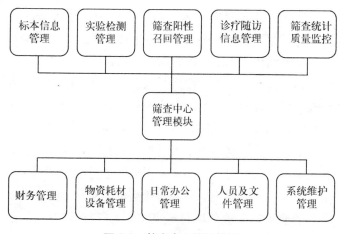

图 6-5　筛查中心管理模块

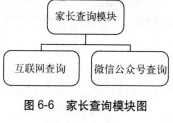

图 6-6　家长查询模块图

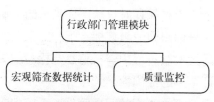

图 6-7　行政部门管理模块

一、采血单位管理模块

采血单位作为新生儿遗传代谢病筛查网络的重要组成部分,承担着筛查宣教、筛查资料录入、标本采集管理、标本送检、协助筛查阳性召回确诊、筛查费用结算等工作,因此,采血单位管理模块主要实现如下管理功能。

1. 筛查基本资料录入　　各助产机构采血人员应遵循知情同意原则与新生儿家长签署知情同意书，根据知情同意书的签署情况，可分为同意筛查、拒绝筛查、转院筛查三大类型。为方便后续管理，应将本助产机构所有出生新生儿的资料均按上述 3 种类型录入到系统中并针对转院筛查新生儿做好回访管理，确认其在转诊单位实施筛查。为提高筛查基本资料录入的准确性，系统应能在资料录入时对一些必要的资料信息提供逻辑判断功能，如采血时间与出生时间差应满足国家有关筛查采血规范的要求、必填项填写不完整提示资料不能保存等。为提高筛查资料的录入效率，系统可以预留通用接口，各筛查采血单位可以通过通用接口将本单位 HIS 系统与筛查系统实现对接，通过住院号调取资料到筛查系统中，通过新增其余必要的信息（如采血日期等），资料保存后即可完成筛查基本资料的录入。录入的筛查资料可以实现打印后直接粘贴在采血卡上进行后续采血。

录入的每条筛查资料必须配备唯一标识，筛查系统可以在录入资料保存时自动生成唯一的采血卡号条形码，采血卡号标识同时与该标本唯一的筛查实验编号对应，实现后续检验过程中资料信息与检验结果对应的一致性，保证结果的准确性。

为实现筛查全流程的闭环管理，系统中录入的筛查基本资料应能实时显示不同的状态，此状态与该资料对应的标本处于的筛查流程对应。各状态可参考显示如下。

录入状态：表明资料录入完成。

递送状态：表明该资料对应标本已处于扫描出科待物流收检状态。

接收状态：表明该资料对应标本已进入物流收检，等待送达筛查中心。

核收状态:表明该资料对应标本已被筛查中心接收。

回退状态:表明该资料对应标本不合格,已被筛查中心退回等待处理。

已处理状态:表明采血单位已根据不合格标本资料重新生成新的采血资料。

已解决状态:表明针对该不合格标本对应的重采标本已被筛查中心接收。

结束状态:表明该资料对应标本已完成筛查实验检测。

对于未满足采血时间要求提前出院或因特殊情况需要延迟采血时间者,系统可以自动生成并打印"延迟采血告知单"并让家长签字连同病历保存,详细告知新生儿家长后续补采血流程,并做好跟踪记录。

2. 标本递送　筛查采血单位采血人员在标本递交至物流人员送检前,应在筛查系统中逐一扫描待送检筛查标本资料中的采血卡号条形码,形成一个批次的送检清单并打印,将送检清单连同待送检标本一起转交标本收检物流人员并双方签字确认。在系统中可以随时查询物流接收情况,为确保标本采集后按技术规范要求及时送达筛查中心进行筛查检测,系统能对延迟送检标本信息及时做出提示。

3. 不合格标本处理　筛查采血人员获得筛查中心通过系统反馈的不合格标本信息后,应及时通知新生儿家长带新生儿回来重新采血,并在系统中做好相应的通知情况登记。筛查单位采血人员在相应的不合格标本信息处填上对应的重采血时间,保存后可生成与初始不合格标本信息关联的重采血信息资料,打印资料采血后完成送检。

4. 召回管理

(1)初筛阳性召回登记:筛查采血单位获得筛查中

心通过系统反馈的初筛阳性名单，可协助筛查中心进行初筛阳性召回通知并做好相应的通知情况登记。

（2）随访召回登记：筛查采血单位获得筛查中心通过系统反馈的超过预约随诊时间较长而没有来筛查中心的随诊检查者名单，可协助筛查中心进行随访通知并落实是否失访和做好相应的通知情况登记。

5. 报告查询及打印　经筛查中心审核批准后的报告，在采血单位管理模块中可通过多种不同的查询条件（如母亲姓名、出生日期、采血卡号、住院号等）查询到相应筛查报告并打印。

6. 活产数录入　筛查采血单位每月初完成上月度本单位活产数数据录入，经筛查中心审核通过后用于计算该月份筛查率。

7. 物资申领管理　筛查采血单位通过系统发送筛查物资申领计划给筛查中心，筛查中心收到申领计划后发放相应筛查物资并做好相应发送记录，采血单位收到物资后做好相应的接收登记。

8. 财务管理　筛查采血单位接收筛查中心按照标本接收日期生成的本采血机构每月的筛查数量、筛查清单和相应的筛查费用，并可查询筛查费用的付款情况。

9. 消息通知、资料下载管理　接收筛查中心下发的各种通知（如举办全市新筛学习班通知、业务技术督导等）和各种会议学术资料。

10. 数据统计

（1）录入信息统计：查询统计录入情况及详细清单，包括资料录入总数、同意筛查数、拒绝筛查数、转院筛查数、信息对应标本状态（录入、递送、接收、核收、回退、已处理、已解决、结束）。

（2）初筛统计：可按出生日期及标本接收日期进行

初筛情况统计,包括项目、标本数（区分各性别的数量）、出生数、筛查率、户籍情况（按本市、本省、外省；父母城市、农村列分）、初筛阳性数（区分各性别的数量）。

（3）复查确诊统计：可按出生日期及标本接收日期进行复查确诊情况统计，包括项目、标本数（区分各性别的数量）、初筛阳性数（区分各性别的数量）、召回数、召回率、复查确诊阳性数（区分各性别的数量）等。

（4）质量监控指标统计：筛查率、资料重要信息遗漏率、标本合格率、标本送检合格率。

二、物流管理模块

该模块可以实现以下功能。

1. **标本递送情况查询**　查看各采血单位等待送检标本情况。

2. **标本接收扫描登记**　在采血单位现场接收标本后，完成标本接收扫描登记。

3. **标本核收情况查询**　查看筛查中心关于标本的最终核收情况。

三、筛查中心管理模块

该模块作为整个新生儿遗传代谢病筛查信息管理系统最核心部分，涉及筛查标本信息管理、筛查实验检测及质量控制、筛查阳性召回管理、诊疗随访管理、筛查统计、质量监控和科室管理记录等，其功能介绍如下。

（一）筛查标本信息管理

1. **标本核收登记**

（1）核收标本数量及质量确认：筛查中心收到物流部门送达的标本后，中心标本核收工作人员认真核对每家采血机构实际送达的标本数量和签收登记数量是否相符并检查标本是否合格,不合格标本予以退回重采处理。

(2) 筛查标本筛查实验编号:中心标本核收工作人员为每份合格标本按顺序粘贴唯一的筛查实验编号以便于后续的实验排版安排。采血卡号和筛查实验编号均可作为标本的唯一性标识,采血卡号可作为新生儿家长后续自助查询筛查结果的依据,筛查实验编号作为后续实验检测结果对应的依据,两者的使用实现了筛查信息和筛查结果的完美统一对应。

(3) 标本核收信息登记:应详细登记每家采血单位标本送检信息,包括标本接收日期、送检单位名称、标本总数、合格标本总数、不合格标本总数、废弃标本数、起始筛查实验编号、结束筛查实验编号、筛查项目、登记日期。

(4) 不合格标本处理:若标本核收登记信息中登记有不合格标本,在标本核收登记记录保存时系统自动提醒存在不合格标本情况,需进一步完成该不合格标本详细资料及后续处理情况登记,包括标本基本信息、不合格原因、处理方式、送检方处理人员信息、不合格标本电子图像等。

(5) 废弃标本处理:若标本核收登记信息中登记有废弃标本,在标本核收登记记录保存时系统自动提醒存在废弃标本情况,需进一步完成该废弃标本详细资料及后续处理情况登记,包括标本基本信息、废弃原因、废弃标本电子图像等。

(6) 标本核收信息登记记录保存后,系统自动完成如下两项工作。

1) 在"筛查信息录入"处生成相应的筛查信息记录,记录中已包含送检单位、筛查实验编号、筛查项目,其余筛查信息需后续进一步补充完整。

2）按登记的筛查实验编号和筛查项目，自动在相应的筛查实验项目中生成需检测清单以便接下来的实验安排。

2. 筛查信息录入

（1）手工录入：通过手工的方式将对应筛查实验编号的筛查资料补充完整。

（2）扫描条码录入：采血机构已在采血单位模块中录入了相应的筛查信息，中心可直接扫描采血卡上的采血卡条码调取相应的筛查资料进行保存；同时，资料保存时系统自动完成已有记录中的采血单位和筛查项目与调取资料中的一致性匹配。

为提高筛查基本资料录入的准确性，系统应能在资料录入时对一些必要的资料信息提供逻辑判断功能，如采血时间与出生时间差应满足国家有关筛查采血规范的要求、必填项填写不完整提示资料不能保存、标本接收时间与标本采集时间相差时间过长等。

3. 门诊标本信息录入　提供普通门诊标本信息录入，资料录入保存后自动在需检测项目中生成需检测清单以便接下来的实验安排。

4. 不合格标本管理　完成不合格标本信息登记并实时反馈至采血单位管理模块中，及时通知新生儿重新采血并做好相应的通知情况登记。

（二）筛查实验管理

1. 筛查实验排版　根据每个筛查项目需检测清单制定每批次实验的标本排版，可包括初筛标本、原血复查标本、召回复查标本、门诊标本、室内质控标本、室间质评标本等。

2. 检测结果传输　应建立系统与检验设备接口，实现检测结果由管理系统直接从检测设备中读取，通过实验编号对应导入系统。检测结果传输同时完成室内质控数据的传输和失控判断，根据室内质控情况判断该实验批次检测结果是否可接受。

3. 质控审核　检验人员需对每批次实验质控进行评价，若质控正常，则说明本批次实验结果可靠；若质控偏离较多，则需查找原因，确认该批实验结果的后续处理方式。中心应根据自身的质量情况，制定符合本中心的室内质控判断规则。

4. 报告审核　具有相应资质的检验人员对本批次实验结果及结论进行审核，对需进行原血复查结果可直接进入二次复查流程，保证每份筛查标本的结论正确。

5. 报告查询及打印　经过报告审核后，各机构可按照需要查询筛查结果及打印报告单。为准确查询结果，系统应能提供多种单一或复合的查询条件，如筛查实验号、采血卡号、母亲姓名、出生日期、接收日期、住院号、联系电话等。

6. 筛查实验质量控制

（1）室内质控：在实验过程中每批实验检测必须带有室内质控，管理系统可根据实验室自身条件设定符合本实验室的室内质控判断规则，室内质控数据在实验数据导入过程中同步导入系统，由筛查系统记录该批实验的质控情况，自动做出在控、警告或失控判断，以质控批号和实验日期进行分类管理，可查看当前实验批的质控情况，并追溯历史实验批的质控情况，及时发现、分析问题、生成质控报告，保证实验结果的准确性。

（2）室间质评

1）不同中心间室内质控的室间质评：可接入区域性的筛查管理平台（如省级质控平台），各个筛查中心、实验室参与，自动上传各自室内质控数据，可实现相同室内质控批次的不同实验室间数据的比较，从而准确评估和监控本实验室的质量水平。

2）第三方室间质评：实验室可根据室间质评质控品的来源（如卫健委临检中心、美国 CDC 等），按照一定规则设定质控编码，系统能自动识别编码，在实验数据导入过程中实现自动质控数据提取及存放。实验室可以根据回报结果了解本实验室技术能力，若存在较大偏倚，需结合本实验室的室内质控情况，提出进一步的解决方案。

（三）筛查阳性召回管理

1. 筛查阳性召回通知登记　管理系统可以通过多种方式进行记录筛查阳性召回通知的情况（如电话、短信、微信推送等）。

（1）电话通知：应详细记录每次电话通知的时间、接听人及特殊情况备注（如电话无法接通、拒接等），电话通知建议配置电话录音功能。

（2）短信通知：系统应配套与选择的短信平台对接功能，实现直接利用系统发送相应阳性召回信息并自动做好发送登记记录，信息中应包含以下信息：新生儿基本资料、筛查项目、筛查阳性项目、下一步复查指引等，管理系统能及时将短信平台后台生成的最后发送结局（如发送成功、发送失败）回写至系统中。

（3）微信推送：建立本中心微信公众号，开发微信业务管理平台，实现微信公众号与管理系统对接，通过新生儿家长绑定个人信息，微信业务管理平台自动判断家长录入的个人绑定信息与登记的筛查信息是否一致，通过身份验证后自动推送筛查阳性召回通知并将推送记录返回管理系统中。

2. 召回登记　此功能为登记相应的召回日期、新生儿姓名等信息。

3. 召回复查资料生成　通过初筛实验编号或采血卡号，找到对应的初筛基本资料，填上复查采血时间保存后即可生成与初筛关联的召回复查资料，打印资料完成后续采血复查。

4. 召回复查结果录入　如通过本管理系统发放的复查报告，可实现复查结果自动录入；针对选用其他系统发放的复查报告，需手工录入至管理系统中。

5. 召回复查结果通知登记　登记将召回复查结果通知新生儿家长的情况。

（四）诊疗随访信息管理

1. 病历建档　管理系统可根据召回登记信息自动生成需建档清单，工作人员可按照上报国家出生缺陷监测办公室的病历资料要求，补充相应的病历信息保存后即可生成完整的病历档案信息并由系统自动生成与筛查实验编号相对应的病历号。管理系统的病历号可以与 HIS 系统的门诊号对应。

2. 治疗随访录入　记录每次治疗随访的情况，包括主诉、体格检查、辅助检查、治疗用药、食谱、结论和医嘱等信息，可将每次治疗随访中记录的重点监测指标和生长发育指标生成相应的动态监测图，方便诊疗医生评估治疗效果。每次的治疗随访记录中应包含目前该患者的治疗状态、转归及治疗依从性；医嘱中应设定下次随访时间。

3. 治疗随访通知管理　新生儿遗传代谢病筛查诊疗管理中应体现主动随访管理的理念。系统可根据上次诊疗记录中设定的下次随访时间，设定一定的规则（如下次随访时间前 3 天），在下次随访时间之前，生成主动随访清单，可通过电话、短信、微信等形式通知患者回中心随访。

4.病历归档　在运行的病历中，针对已明确无须后续随访治疗者实施归档处理。

5.病历统计　将病历的情况，如病种分布、诊断状态、治疗状态、转归情况、归档情况进行统计分析。

（五）筛查统计、质量监控管理

1.筛查情况汇总统计　统计本辖区或各家采血机构的统计筛查情况，包括出生数、筛查数、筛查率、筛查阳性数、召回数、召回率、确诊数、户籍分布等。

2.筛查结果统计　按不同条件统计各项目筛查结果情况。

3.召回结果统计　按不同条件统计各项目召回结果情况及与初筛结果相符性判断情况。

4.未召回信息统计　可按项目查询统计初筛阳性未召回人员名单。

5.工作人员工作量统计　可按时间段查询统计科室各工作人员各项工作量情况。

6.筛查结果区间统计　统计每个项目筛查结果的各区间分布情况。

7.切值统计　对各项目检测的初检结果生成的数据进行统计分析，可获得其不同百分位数值，如中位数值、平均值和标准差等参数，作为筛查切值的参考。

8.质量指标监控统计

（1）国家新筛质量监测指标：新筛的 16 个质量指标是经过全国新筛专家组讨论后确定的，其定义并确定了其在管理系统中的位置，体现了筛查全流程的全面质量管理。系统通过一定的条件设定将其量化呈现，以达到对筛查质量的长效监控。

1）新筛健康教育知晓率。

2）筛查率。

3）不合格标本百分比。

4）重要信息遗漏血片百分比。

5）检验前血片周转时间中位数和及时率。

6）检验报告发出时间中位数与及时率。

7）室内质控开展率。

8）室内质控变异系数（CV）与不合格率。

9）初筛阳性率。

10）筛查阳性率。

11）初筛阳性召回率。

12）召回阳性率。

13）阳性预测值。

14）筛查病种发病率。

15）筛查假阴性率。

16）失访率。

（2）中心自行制定质量指标：筛查中心可根据自身情况新增设一些质量监控指标，如采血及时率、初筛阳性召回通知及时率、初筛阳性召回漏通知率、初筛阳性召回无效通知率、确诊病例治疗率、确诊病例追踪随访率等。

（六）财务管理

1.筛查结算单生成：筛查中心按照标本收到日期生成各采血机构的每月筛查标本数量、筛查详细清单和相应的筛查费用，经审核后自动反馈给各采血单位进行查询。

2.财务科的财务人员按照每个采血机构的筛查费用分月或季度打印发票并发放到各采血机构新筛负责人，经采血机构负责人核对无误后交财务科进行付款处理。

3. 确认资金回笼：财务科的财务人员及时对各采血机构每月资金回笼情况进行登记，以便随时掌握各采血机构筛查费用的回笼情况。

4. 筛查费用催缴：针对回款延迟的采血机构，可通过管理系统进行发送催款通知。

5. 资金回笼统计：统计全市各采血单位筛查费用及时缴付情况。

（七）物资耗材设备管理

1. 筛查物资发放管理

（1）筛查物资入库：筛查物资入库情况登记。

（2）筛查物资发放：筛查中心通过系统接收各采血单位物资申领计划，并做好发放相应的物资实际数量登记，发放物资处理后系统自动按物资出库扣除处理。

（3）筛查物资库存查询：按一定条件统计查询所有物资的库存情况，可设定每种筛查物资的最低库存预警信息，以便于中心能及时补充筛查物资。

（4）申领发放统计：按一定条件统计各采血单位物资申领发放情况，监控各采血单位筛查物资使用情况。

2. 试剂管理

（1）入库管理：登记每批试剂的详细信息，包括采购日期、登记日期、试剂名称、试剂批号、生产日期、有效期、生产商、供货商、供货价等情况。系统能生成相应的条码粘贴在相应试剂包装盒上。

（2）出库管理：扫描试剂包装盒上条码完成试剂出库。

（3）试剂报损处理：登记试剂报损情况。

（4）库存统计：按一定条件统计各试剂的库存情况和相应的出、入库情况；可设定每种筛查试剂的最低库存预警信息，以便于中心能及时补充筛查试剂。

（5）失效预警提醒：可设定每种试剂的失效时长，当实际失效时长低于设置的失效时长时，系统能反馈预警提醒。

（6）试剂采购计划：系统按一定条件统计各试剂使用数量情况，自动生成试剂采购计划。

3. 设备管理

（1）设备档案建立。

（2）设备日常使用登记、维护保养、校准登记。

（3）设备维修登记。

（4）设备报废登记。

（5）设备维护保养提醒。

（八）日常办公管理

1. 消息通知发放　可发送中心的各种通知至各采血机构。

2. 资料下载　可共享筛查资料，提供各采血机构下载使用。

3. 活产数录入审核　对各采血机构上报的每月活产数进行审核确认。

（九）科室人员及文件管理

1. 科室人员管理　其中包括科室人员基本信息、继续教育情况、培训记录、专业授权、设备授权、能力考核等记录。

2. 文件管理

（1）外来文件：建立管理目录，提供阅读查询。

（2）体系文件：分审核、批准、发布、销毁申请、销毁批准、修改申请、修改批准、到期提醒等管理。

（3）记录文件：可细分为 EXCEL 记录文件模板、特殊记录文件模板、手工记录文件模板、一次性记录文件模板。

（十）系统维护

1. 职能管理　对系统所用到的职能模块进行管理。

2. 人员角色管理　对系统各操作人员参数、职能授权、提醒授权。

3. 系统参数管理　对系统基础配置参数进行管理。

4. 系统选项管理　对系统所有需用到的下拉框选择参数进行管理。

5. 检验参数管理　对筛查项目、筛查组合、筛查设备通道、结果类型、结果判断、危急值预警、计算项目等参数进行管理。

6. 采血机构管理　对采血机构参数进行管理。

7. 资料逻辑管理　对录入的筛查资料进行逻辑判断及参数管理。

（叶立新）

第三节　新生儿筛查信息管理系统

微信公众平台作为集图片、视频、语音、文字于一体的及时沟通软媒介，已成为人们尤其是年轻一代使用最多的通信沟通工具，其主要作用是消息推送、品牌传播、分享，已广泛应用于商品服务、公共管理、群体沟通、教学管理等多个领域，在医疗服务领域的应用也在逐步推广。

新生儿遗传代谢病筛查作为社会公共卫生服务，覆盖面广，对公众宣传和健康教育作为新筛工作的重要组成部分，意义特别重大。微信具有操作便捷性，人际交流的高时效性，内容推送的丰富性，消息推送的准确性等信息传播优势，是一种新生儿遗传代谢病筛查知识宣传普及的很好的方式。同时，微信兼容性强，微信公众平台开放了第三方开发接口，通过新筛中心申请微信公众号，并进行适当的开发，可使微信成为新筛中心为广大微信用户尤其新生儿家长提供新筛服务的平台，使新筛中心的服务得到延伸。

一、新生儿遗传代谢病筛查微信公众号的开发与实现

根据微信官方要求，新生儿遗传代谢病筛查中心首先需要申请微信公众号。然后通过调用微信提供的开发者接口，利用微信的通信能力和开发环境与系统运行的要求，开发相应的新筛微信后台业务系统，最终实现新生儿遗传代谢病筛查信息管理系统与微信的对接。

在申请的微信公众号后台中填写服务器配置信息，用于微信的接入验证，验证需要带 Token 参数，前提是要在微信后台将服务器的 ID 加入 IP 白名单。每个微信公众号都会有唯一的 appid，也就是每个公众号的身份证，appid 和 appsecret 的配置使用是调用接口的凭证，此步骤完成之后就可以将所开发的微信后台业务接入到新生儿遗传代谢病筛查信息系统。

通过新生儿遗传代谢病筛查微信公众号建设，用户需求的筛查服务信息将通过微信的形式来传递和展现。具体的实现流程：微信用户首先关注微信公众号，进入微信公众号后，通过点击微信公众号中相应的按钮提交用户需求，用户请求被提交到微信服务器，经过微信服务器的内部解析处理，再将请求提交到新生儿遗传代谢病筛查信息管理系统服务器的域名。在通过友好的网络环境到达服务器后，服务器端可实现相关功能的处理，处理后的信息通过微信返回到用户。在

这个过程中，微信及微信服务器发挥信息载体和传输中介的作用，用户的需求通过微信到达微信服务器，再传递给新筛系统后台服务器，经处理后的信息再通过微信服务器传递给用户。

二、新生儿遗传代谢病筛查微信公众号的应用

充分利用微信公众号的消息推送、品牌传播、资源分享的主要功能，结合第三方开发者接口的后续开发，微信公众号在新生儿遗传病筛查及管理中的主要应用有如下方面。

1. 新生儿遗传代谢病筛查宣传教育　新筛微信公众号可以通过文字、图片和视频等多种形式提供新生儿遗传代谢病筛查相关知识介绍，包括新筛相关政策、筛查流程、筛查病种的介绍、筛查费用、相关的最新资讯及科普知识等。

2. 筛查结果的查询与推送　新生儿家长通过关注新筛微信公众号，凭保存的采血回执上的有效信息，就可实现自助查询筛查结果。同时，新生儿家长如果通过关注新筛微信公众号后直接绑定个人信息，经微信后台验证通过绑定成功，筛查报告审核完成后即可通过微信后台自动推送筛查结果。

3. 筛查阳性召回通知推送　针对已成功绑定个人信息者，如果出现筛查阳性结果，微信后台可实现自动推送筛查阳性召回通知及召回指引信息。

4. 预约挂号，就诊功能　成功绑定个人信息后，新生儿家长可在筛查中心遗传代谢病系统中的"专科门诊"进行预约挂号及就诊，以及查看历史就诊情况记录。

5. 随访管理　成功绑定个人信息后，微信后台可以根据系统诊疗管理模块中登记的诊疗计划安排，推送相

应的随访信息进行定期随访，患儿家长可按随访信息的指引进行回复，并将随访回复内容保存至系统诊疗管理模块中。

6. 疾病分组管理　　对于已经确诊的患者，经成功绑定个人信息后，系统可以将确诊患者按疾病进行分类管理，可以定期推送与确诊疾病治疗相关的资讯及喂养指导。

7. 互动空间　　新筛微信公众号提供在线咨询及用户间的相互交流的平台。相对于其他行业，目前微信在医疗服务领域的开发程度还比较低，运营也不够完善，相信随着应用的不断推广和用户需求的不断增加，未来改进的空间还非常大。

（叶立新）

第7章

遗传代谢病患儿的随访管理

　　我国作为人口出生大国，也是出生缺陷高发国家之一，每年至少新增 100 万例的出生缺陷患儿，出生缺陷疾病可造成长期残疾，给家庭、社会带来沉重的负担，出生缺陷已逐渐成为我国主要的公共卫生问题。在预防和控制出生缺陷工作中，新生儿遗传代谢病筛查是一项关键有效的措施。根据《中华人民共和国卫生部令》64号，陈竺卫生部部长在 2009 年 2 月 26 日批准《新生儿疾病筛查管理办法》自 2009 年 6 月 1 日起实施，各省市根据本地特点制定了相应的筛查常规及执行文件，是新生儿疾病筛查更趋于规范化。开展新生儿遗传代谢病筛查项目，是减少婴幼儿死亡和残疾，提高出生中国人口素质的重要手段，也是我国在新生儿健康素质方面迈向世界先进医疗水平的重要标志。

　　新生儿疾病筛查是集组织管理、实验技术、临床诊断和宣传教育等为一体的系统工程，是一个综合性合作，细致分组，各司其责，设计合理的项目。我们所在医院是妇幼保健医院，承担着全市新生儿遗传代谢病筛查的重任，对降低我市出生缺陷，提高出生人口素质影响深远，意义巨大。

第一节 筛查阳性的召回管理

新生儿疾病筛查是依法开展的一项母婴保健技术服务，是指在新生儿早期通过快速、简便、敏感的检测方法，对一些危及儿童生命，导致儿童发育障碍的先天性、遗传代谢性疾病进行群体筛查，在新生儿期症状未出现前，通过新生儿筛查实验方法快速找出可疑病例，达到早期诊断、早期治疗，避免或减少对新生儿重要器官和智能产生不可逆的损害，保障儿童正常发育的系统服务。新生儿疾病筛查的目的是提高新生儿疾病筛查的阳性检出率，同时对筛查结果是阳性的可疑患儿进行召回复查，并给予明确诊断和及时有效的治疗，做到早发现、早诊断、早治疗，减少儿童智力残疾的发生，使患儿的生长发育、智力发育都能达到同龄儿童的水平，降低致残率，提高出生人口素质，节约了社会医疗和康复资源，具有良好的经济效益和社会效益。

深圳市自 1998 年启动了全市新生儿疾病筛查工作，经过各级卫生行政部门、妇幼保健机构和助产机构的共同努力，由深圳市妇幼保健院与各级采血机构组成了完善的深圳新生儿疾病筛查网络体系。深圳市新生儿疾病筛查中心，承担着全市新生儿遗传代谢病的筛查、实验室检测、阳性病例确诊和治疗工作，负责深圳地区专业技术培训、技术指导和健康教育宣教，承担深圳地区新生儿筛查相关信息的管理工作。目前我市开展筛查的遗传代谢病为苯丙酮尿症、先天性甲状腺功能减低症、葡萄糖 -6- 磷酸脱氢酶缺乏症和先天性肾上腺皮质增生症 4 种疾病。

新生儿疾病筛查是贯彻《母婴保健法》的一项利国利民的系统工程，涉及面广、工作量大、协作单位多、质量要求高，从宣教、筛查、召回、诊断、治疗到随访、评估等，每一项都需要有效的运行才能保证新生儿疾病筛查项目起到应有的效果，任何一个环节的疏忽都可能直接影响到遗传代谢病的诊断治疗，其中对筛查结果可疑阳性及阳性患儿的复查召回尤为重要，可疑患儿是否被召回复查会直接影响到该患儿能否得到早期诊断、早期治疗甚至治疗疗效的好坏。但在我们实际的筛查工作中，总是有些可疑阳性的新生儿因各种原因未被召回，这就会导致一些可能被确诊遗传代谢病的患儿不能及时回来做进一步确诊复查，及早诊断，出现漏诊或者错过最佳治疗时机的可能，甚至会造成"重筛查、轻治疗"的现象，而这就违背了我们开展新儿疾病筛查的初衷。因此，加强新生儿疾病筛查可疑阳性患儿的召回复查并对其提供干预和治疗是新生儿代谢性疾病筛查质量保证的重要环节，也是筛查的意义所在。现就在筛查工作中发现的影响召回复查的原因进行如下分析。

1. 新生儿疾病筛查对象　在我市各分娩机构分娩的所有活产新生儿。

2. 标本采集　按照《新生儿疾病筛查技术规范(2010版)》，在新生儿出生72h后，7天之内，并充分哺乳，于足跟内侧或外侧针刺采血，去除第1滴血，让第2滴血自然渗透到筛查专用滤纸上，共采集3个直径不小于8mm的血斑，水平悬空放置于空调房内自然晾干呈深褐色，待血斑自然干燥后装入密封塑料袋内，密封保存置2～8℃冰箱内，等待指定的冷链物流上门收取标本并递送至新生儿筛查中心统一检测。

3. 可疑阳性召回判断的标准　根据实验方法，本中心设置的筛查切值分别为促甲状腺素（TSH）切值为9μU/ml，苯丙酮尿症（Phe）切值为2mg/dl，葡萄糖-6-

磷酸脱氢酶缺乏症（G6PD）切值为 2.6U/gHb，先天性肾上腺皮质增生症（17-OHP）则需根据孕周进行切值的设定，孕周 ≥ 36 周，切值为 11nmol/L，孕周 < 36 周，切值为 30nmol/L。凡初筛结果报告为 TSH > 9μU/ml；Phe > 2mg/dl；G6PD < 2.6U/gHb；孕周 ≥ 36 周时，17-OHP > 11nmol/L，孕周 < 36 周时，17-OHP > 30nmol/L，均为筛查实验阳性，由筛查中心工作人员通知新生儿家属带宝宝回指点医疗机构进行进一步复查。凡复查检测结果仍大于该病切值的病例均视为可疑阳性，启动可疑阳性病例追访流程。

4. 影响筛查可疑阳性未召回复查的因素

（1）对新生儿疾病筛查认知不够：采血机构宣传教育不到位，因新生儿疾病筛查主要是对遗传代谢病的筛查，代谢性疾病筛查知识普及宣教率欠佳，对筛查疾病的严重性认识不足，有些家属听到是遗传代谢病后，认为双方家庭没有此类疾病，觉得自己的宝宝也一定不会有此类疾病，因此拒绝复查。

（2）血标本采集、信息填写不规范：部分采血单位不能严格执行《新生儿疾病筛查技术规范（2010 版）》，因产科病人多，床位周转率大，导致采血时间未满 72h 就给予采血，导致甲低复查率高。产科护士流动性大，培训不到位，血片质量采集不合格，血滴重复、血片过度饱和等导致假阳性增高，召回人数增多。采血卡信息填写不全尤其是母亲姓名、地址、联系电话等关键信息未填写或填写错误等而导致召回人员无法及时准确的通知复查。

（3）人口流动性大：深圳是一个外来人口数量较大的城市，流动人口较多且流动性大，部分家属没有相对固定的联系地址和联系电话，或者是出生后将小孩送回老家抚养，导致追访困难。

（4）召回面广、召回数量大：深圳市新生儿疾病筛查中心设置在深圳市妇幼保健院，负责全市新生儿疾病筛查工作，筛查阳性可疑患儿由筛查中心工作人员负责召回，很多家属在接到电话时表示质疑宝宝并不是在深圳市妇幼出生，为什么是由市妇幼工作人员通知其负责，甚至有些家属并不知道宝宝出生后需要做新生儿疾病筛查这个检查，这与各采血机构健康教育不到位有很大关系。并且深圳市近几年筛查量都在 20 万左右，其筛查量阳性召回数量之大，导致召回工作不能尽善尽美。

（5）信息系统未能完全做到互联互通：深圳市新筛中心负责通知苯丙酮尿症及先天性肾上腺皮质增生症阳性可疑患儿回筛查中心做进一步确诊复查，甲低和 G6PD 缺乏可疑患儿是回检验科静脉血复查。因医院 HIS 系统、检验科 LIS 系统和筛查中心 LIS 系统未做到互联互通，而有些家属在接到第一次电话通知时并没有引起重视，筛查中心不能及时掌握复查情况，以致无法进行二次召回复查。

（6）地域差异和传统观念的影响：在广东地区"重男轻女"的观念较为严重，或者大部分家属（尤其是家里的老人）还持有老观念，认为宝宝还没满月是不可以出门的，因此存在不能及时复查的情况。

（7）父母受教育程度的影响：文化程度的高低直接影响家属对新生儿疾病筛查知识的认知。文化程度较高的新生儿家属在阳性召回复查率上明显高于文化程度低者。或者有些家属存在侥幸心理。

5. 提高召回复查率的措施与对策

（1）加大新生儿疾病筛查的宣传力度，提高人群对新筛的认知：做好宣传工作是新生儿疾病筛查工作顺利开展的基础。利用多种形式宣传新生儿疾病筛查，加强对新生儿家属的健康教育工作，例如，可在各产科设置宣传墙，在健康宣教时可向家属发放宣传彩页等，让每个家属都能够充分了解新筛、认识新筛、自愿接受新生儿疾病筛查，从而提高筛查率及阳性召回率。

（2）加强采血机构采血人员培训，提高标本采集质量：各采血单位应设置固定的质控人员负责该单位的质控工作，同时筛查中心需定期组织对质控员、采血员进行培训，增加医务人员的责任意识。保证血片采集质量，同时要保证采血卡信息填写的准确性，提高采血人员的沟通技巧，保证每个家属留取的信息都是准确无误的尤其是联系电话，对没有电话的家庭告知其可留下亲友、邻居、单位或村委会的电话，要说明若宝宝筛查结果异常的话工作人员会电话通知复查，保证召回复查工作可以顺利进行。

（3）加强与各采血机构的沟通：《新生儿疾病筛查技术规范》规定，对于筛查中心未能召回的可疑阳性病例，采血机构具有协助召回的义务。当发现疑似病例联系方式有误时，需要采血机构重新复核；如遇召回困难，需由采血机构人员协助召回。

（4）加强与家属的沟通交流：召回工作人员在阳性电话召回通知家属时，应清楚告知家属需复查的项目、复查的时间、复查地点及就诊门诊、疾病的危害并将万一出现漏查的后果（如苯丙酮尿症患儿若在确诊后未及时治疗则将影响孩子的智力发育的情况）详细解释，以争取患儿家属的理解，避免其存在侥幸心理，督促家长尽早带新生儿复查。对家属提出的有关新生儿疾病筛查的任何疑问都需耐心解释，告知家属若复查结果还是阳性的话需尽早就诊治疗对宝宝带来的影响才是最小的。

（5）优化筛查召回管理流程，加强各信息系统之间的互联互通：完善召回管理系统，系统应设置召回管理模块及一键拨号功能，避免出现号码拨错导致不能及时准确地联系患儿家属。并且系统能将电话通知记录直接保存到电脑和数据库中，召回人员在召回时直接将召回通知方式、通知时间、通知人员、接电话者等信息录入电脑，保证召回记录完整性，所有资料可长期保存。下一步在系统建设方面则是需要加强筛查中心与医院信息共享，筛查中心可通过医院 HIS 系统了解患儿复查情况，并及时将复查结果上传到全市妇幼保健系统中。各采血机构可从全市妇幼保健系统上直接获取医院阳性召回情况，各区级妇幼保健机构负责人则可统计本辖区内各医院阳性召回情况，可从系统中直接查到可疑阳性新生儿的基本信息、是否召回、是否确诊、确诊后是否进一步治疗及治疗效果，减少中间交接环节，使患儿能及时回来确诊复查，确诊患儿得到及时治疗，保证每一位应召回的可疑阳性儿童不会漏筛、漏诊。

总之，新生儿疾病筛查结果阳性患儿的召回复查工作是新生儿疾病筛查工作中非常重要的一部分。因此，需加强新生儿疾病筛查的宣传，提高新生儿父母对新生儿疾病筛查的重视，提高其对疾病可导致患儿危害结果的认识，促进相关部门加强管理，加强筛查网络机构的沟通和提高召回依从性，避免对新生儿疾病筛查阳性患儿的漏筛、漏诊。

（詹子君）

第二节　确诊患儿专科档案管理

新生儿遗传代谢病自孕期直至终身，是一项极为长期的预防、检测、治疗、随访、监督、宣传教育的工作。随着国家二孩政策的放开，每年新生儿分娩量在不断增加，对于新生儿疾病筛查工作，统计筛查数、筛查阳性疑似病例数、召回复查数、确诊患儿数、随访病例数的数据信息也日渐庞大，单靠人工难以管理，所以必须要有一套有效的管理模式和信息管理系统，只有规范化管理才能做好统一标准，统一医疗护理行为，做好持续性工作。为规范新生儿疾病筛查管理，保证新生儿疾病筛查的工作质量，依据《中华人民共和国母婴保健法》和《中华人民共和国母婴保健法实施办法》，要求对新生儿疾病筛查进行专项检查并严格记录在案，要求统一规范的专科档案，按照《中华人民共和国档案法》和国家有关部门发布的关于档案工作的方针、政策，制订并完善档案管理工作制度并严格贯彻执行。医院应明确制定档案工作岗位责任制，档案材料收集、整理、立卷、组卷、归档、验收、鉴定管理制度，档案借阅管理制度，档案保密管理制度，档案复制制度，档案库房管理制度，档案销毁制度等，进一步完善档案工作制度的建设。

在信息化建设背景下，信息化档案管理也随着社会的发展不断提高和完善，引进先进的信息化、数字化技术设备和科学的管理方法，档案管理工作由传统的手工工作方式转变为先进的数字化工作方式，是现代化信息管理系统发展的必然趋势。档案管理系统，通过建立统一的标准，规范整个系统的文件管理，包括各业务系统的文件管理；构建完整的档案资源信息共享服务平台，支持档案管理全过程的信息化处理，包括信息的采集、资料移交接收、归档、存储管理、借阅利用和编研发布等，同时逐步将业务管理模式转换为服务化管理模式，以服务模型为业务管理基础，业务流和数据流建立在以服务为模型的系统平台之上。档案管理系统，为建设现代化档案管理提供完整的解决方案，它既可以自成系统，为医务人员提供完整的档案管理和网络查询功能，同时也应该与医院 HIS、LIS 等信息系统相结合，形成更加完善的现代化信息管理网络。

一、计算机信息技术在专科档案管理中的重要作用

在信息化时代，各种形式的档案资料大量增加，传统的档案管理工作方式，已无法满足信息化时代发展的需要，因此档案管理工作的信息化建设势在必行。信息技术是研究获取新生儿遗传代谢病各项指标，并加以传输、处理、分析的重要组成部分，是一个系统工程，涉及方方面面，包括筛查标本信息的录入，血液标本的采集、标本传递、标本验收、实验室检测，结果检测报告、阳性可疑病例的召回、复查，确诊病例的随访，筛查病例的收取、网络上报、系统管理，为整体新生儿遗传代谢性疾病提供全方位的支持，提高新生儿遗传代谢病筛查工作质量，为新生儿遗传代谢病筛查管理提供决策服务。医院的计算机系统正常运行，方可协助医务人员完成当今日益庞大而复杂的工作。

二、合理设计档案工作中的表格

档案工作中表格的使用可分为两种，一种是国家统一规定、上级部门要求的表格，另一种是为了工作方便涉及面广泛、适合本单位的自行设计的表格。表格

设计中应注意避免数据的重复，提高数据收集的质量。目前我国使用的一般是新生儿遗传代谢病的筛查信息系统 NSIS，其数据分为两大类，第一类是实验室检测数据，第二类是实验室质控数据。除了软件本身的设计信息采集系统，我院可以设计在初步与患者接触时计算机系统没有囊括的部分信息，填补计算机软件内容的不足，结合当地的具体实际将信息的采集一次性做到完整无缺。

三、建立内部档案管理

我院将建立"新生儿先天性遗传代谢性疾病档案室"。设立不同病种的档案架，依据国家管理规范建立病种档案。每份档案按照年份序列编号，病种符合 ICD10 国际疾病分类诊断标准，含有目录首页，初筛的整体各项指标、照片、母子状况等。后续定期电话随访，随访内容包括患儿定期复查的各项化验指标、发育情况、服药情况、照片等资料。初次档案做好随访的时间的设计，长期或者终身追踪调查指导。也许一年内看不到结果，但再过十年，二十年或者几十年，看似普普通通不厌其烦的工作带给患者本人和家庭以及社会和国家的将是一个不可估量的伟大贡献。建议新生儿遗传代谢性疾病档案室由专人负责管理，按时规定医务人员的随访时间和上报采集信息。

四、加强档案信息化、数字化硬件建设

档案信息化建设与管理，必须根据医院的具体情况恰当地引入计算机软件。运用符合医院发展阶段的信息化技术，不能盲目地求快求好，而是要协调各科室各部

门之间的具体状况，实行档案综合管理。为促进档案管理的信息化、数字化、网络化建设，应加强档案管理的信息系统建设，如档案管理软件、智能分类系统、网络管理系统、信息安全系统等建设，满足档案管理的收集、鉴定、分类、存放、检索、利用等功能。而在医院档案信息化建立和管理过程中，必须遵循规范化、标准化、系统化的原则，制定严格的规范，限制档案查阅权限，保障档案信息的完整性、安全性和有效性。在医院档案信息化管理过程中，资金的投入要按照医院的实际情况，档案资源建设管理应成为医院现代化建设的推动力而非阻碍。

五、电子化管理，档案长期保存

在当前工作中，很多资料信息都是先通过医务人员手工填写再录入到管理信息系统中，工作量繁重、出错率高并且各种纸质资料需要按要求长期保存（新生儿疾病筛查相关资料至少需要保存 10 年），因为保存时间长，保存资料多，这期间容易出现病例残缺、丢失、不便保存和不便调阅等缺点。电子信息系统的运用，可以将各个部门的各个环节衔接起来，形成良好的互动机制，大大降低了医务人员手工录入出错的概率，同时能够减少医务人员的工作量，有效提高工作效率，降低使用成本，并可对各种资料进行长期保存和随时调用查阅。

六、建立档案管理系统评估体系

筛查管理工作的完整流程是集获取筛查对象的知情同意、信息的录入与信息卡的填写、标本采集与递送、标本检测与复查、疾病确诊、治疗与随访为一体的系统工程。新生儿疾病筛查管理系统除了其自身形成完整的管理流程，还需与其他系统平台如医院的 HIS 系统、妇幼系统及 LIS 系统保持对接，使筛查信息来源更加多元化，检查结果、随访记录等更加电子化，以便通过微信就可以对筛查对象或监护人进行资料信息和筛查结果的查询，进行确诊后随访的互动，提高资料信息的准确性，提高筛查阳性疑似病例的召回率和患者治疗的依从性。

七、加强档案工作人员的思想政治教育和业务素质教育

开展档案管理工作的信息化建设，对于档案管理者的知识水平和业务素质提出了更高的要求，要求档案工作人员掌握丰富的档案管理知识、计算机知识、信息网络知识和法律知识等。而在当前档案管理工作中，部分档案工作人员并没有认识到档案管理的重要性，未意识到档案管理信息化建设对工作人员知识层面和综合素质的要求，缺乏创新和学习态度，达不到信息化档案管理的要求，在进行档案材料的数字化处理、分类、保存、传输、使用时，效率偏低，缺乏档案信息网络安全意识，工作效率和质量偏低，阻碍了单位档案事业的进一步发展。因此，医院应定期组织对档案工作人员进行培训，学习档案管理理论，提高档案管理业务技能，熟练掌握档案收集范围、分类方法以及档案归档、保管、调阅、鉴定、统计、销毁等档案管理流程，严格遵守档案的保密和保护制度。此外，为了适应数字化档案建设的需要，要经常对档案工作人员开展新技术、新能力的培训和教育，更新他们的知识结构，提高能力，促使他们掌握必要的计算机知识、网络技术和档案管理操作技能，能够

熟练地操作数字化档案设备,有序地进行档案的采集、管理、利用等。通过不断学习来提高档案管理工作人员的信息化档案管理能力。

八、加强档案信息安全系统的建设

在开展档案数字化、网络化、信息化建设的过程中,应加强档案信息安全系统的建设。在网络时代,档案信息面临着较大的被盗、被破坏、被网络攻击等危险,所以要加强档案信息安全保密系统的建设,医院要在软硬件上加大对防御设备的投入,让档案信息的保存与传输更安全,需要加密的文件要设置好密钥,定期检查档案存储设备与载体,对档案数据库进行定期备份或异地备份。引进密码验证、指纹验证、数字签名等数字安全技术,建立安全的防火墙,配备专业的网络安全管理员,确保档案的安全和保密。另外,医院要对电子档案管理者和设备维护者进行专业培训,要不断强化工作人员的安全意识,避免由于工作中产生的误操作引起档案丢失,建立完善的档案查阅及调取制度,完善档案查阅流程。

综上所述,为了适应信息时代的发展,让档案工作充分发挥其应有作用,我们应该加强档案管理的信息化建设工作,完善设置设备,加强人员培训,提高档案工作人员的思想和业务素质,制订并完善档案管理制度,加强档案信息化、数字化硬件建设和档案信息安全系统的建设,完善信息平台共建与信息共享等,促进医院全面发展,从而更好地为患者及家属提供全方位、优质化的服务,进一步促进我国档案事业的发展。

(詹子君)

第三节　随访治疗管理

一、治疗管理

随着遗传代谢病诊断及早期筛查的发展，相关的治疗技术也在不断进步。虽然对于遗传代谢病整体，可治性的疾病只是一小部分，但是越来越多的疾病从不治之症成为可治之症，治疗的效果也越来越好，关键是早筛查、早诊断、早治疗。

1. **遗传代谢病的定义**　遗传代谢病是氨基酸、有机酸、糖、脂肪、激素等先天性代谢缺陷的总称，有数百种。虽然每种疾病均属少见病，但累积患病率相当可观，危害极大。遗传代谢病可导致多系统损害，以神经系统受累为主，大多数患者于儿童时期起病。患者临床表现复杂，个体差异大，轻者终身不发病，重者猝死，需依赖特殊生化分析技术进行诊断。近几十年来，随着生物化学和分子生物学的发展，对于各类疾病的诊断、治疗取得了很大的进步。

2. **病因及发病机制**　遗传代谢病多为单基因遗传性疾病，其中以常染色体隐性遗传最多见，少数为常染色体显性遗传伴 X 隐性或显性遗传。基因突变造成相关蛋白质结构或功能异常，引起酶缺陷或细胞膜功能异常，导致机体生化代谢紊乱，从而出现一系列临床症状与体征。

3. **临床表现**　遗传代谢病病种多，临床表现复杂，同一种疾病常有不同的表现型，个体差异很大。在新生儿早期多表现为非特异性症状，包括喂养困难、呼吸异常、体重不增、嗜睡、惊厥、肌张力低下、黄疸不退、脱水、电解质紊乱、持续呕吐、低血糖、尿中有特殊气味等。新生儿后期可表现为反复呕吐、进行性昏睡至昏迷、持续性低血糖、严重的新生儿黄疸及新生儿肝功能衰竭等。有些疾病有容貌异常，毛发、皮肤色素改变。总之，遗传代谢病的临床症状多种多样，随年龄不同而异，全身各器官均可受累。

4. 诊断流程　遗传疾病患者若得不到及时诊治，常可致残甚至危及生命。早期诊断是进行及时处理、避免或减少严重并发症及神经系统伤残、挽救生命的关键。新生儿疾病筛查作为预防出生缺陷的三级预防措施之一，可以做到早发现、早诊断和早治疗，从而避免或减轻疾病对患儿造成的伤害，有效地减少残疾儿童的发生。

新生儿疾病筛查是指医疗保健机构在新生儿群体中用快速、敏感的检验方法，对一些危害儿童生命、导致儿童发育障碍的先天性、遗传代谢性疾病进行群体筛查，从而使患儿在临床上未出现疾病表现而其体内生化、激素水平已有明显变化时就做出早期诊断，结合有效治疗，避免患儿重要器官出现不可逆的损害，是一个集组织管理、实验技术、临床诊治、宣传教育为一体的系统工程，是预防医学的一项重要措施。在健康教育的基础上，我院新生儿遗传代谢病筛查流程如下。

（1）采血：新生儿出生 72h 后、7 天内，充分哺乳后，采血医院在新生儿监护人知情同意并签字后，严格按照《新生儿遗传代谢病筛查血片采集技术规范》，针刺足跟内侧或者外侧采集 2～3 滴新生儿足底血滴到专用采血滤纸上，每个血斑的直径不小于 8mm。载血滤纸在空气中自然晾干。

（2）标本递送：新生儿滤纸干血斑标本由专业冷链物流公司到各采血单位收取，冷藏保存并冷链运输送到筛查中心进行检测。

(3) 标本验收：新生儿疾病筛查实验室收到筛查标本后，由筛查中心工作人员对标本数量及血斑质量核对验收，严格按照新生儿疾病筛查血片采集规范要求，对不合格的标本，实验室立即通知采血单位重新采血并登记，将合格的滤纸干血片进行系统实验室编号。

(4) 实验室检测：根据筛查的疾病选择检测方法。苯丙酮尿症筛查采用检测血苯丙氨酸浓度，先天性甲状腺功能减低症筛查指标为促甲状腺激素，先天性肾上腺皮质增生症筛查指标为 17- 羟孕酮。近 10 多年来，发达国家已采用串联质谱技术对氨基酸、有机酸、脂肪酸代谢紊乱等约 35 种遗传性代谢缺陷进行筛查，大大提高了筛查效率。

(5) 筛查结果阳性召回：实验室检测报告审核完毕后，由实验审核者打印阳性结果清单交由召回通知员进行电话召回。电话应告知新生儿家属筛查阳性结果、筛查阳性病种的简要介绍、复查时间及医院详细地址、复查科室等信息。

(6) 诊断及鉴别诊断：应基于临床诊断、生化诊断、酶学诊断、基因诊断的原则，对于临床可疑患者，及时进行有关检测，争取早期诊断、早期治疗。治疗越早，效果越好。由于遗传代谢病表现复杂，诊断分析时除参考病史、家族史、临床表现与常规化验外，确诊时须依赖特殊生化检测，如血、尿、脑脊液的氨基酸分析，有机酸、脂肪酸、肉碱分析，血液脂酰肉碱谱分析，负荷试验，激素测定等，明确有无物质蓄积或生理活性物质的减少。

(7) 治疗：根据遗传代谢病的发病机制，先天性代谢病治疗的关键是：①限制反应底物的摄入，降低体内反应底物的浓度；②补充反应生成物浓度；③基因治疗；④临床对症治疗。近年来，分子生物学技术也开始用于遗传代谢病的治疗领域，并已在一些病种上取得了成功。

遗传代谢病总的治疗原则是针对疾病所造成的代谢异常进行调节，减少代谢缺陷导致的毒性物质蓄积，补充正常所需物质（酶）或进行基因治疗。大多数遗传代谢病以饮食治疗为主，部分患者可给予维生素、辅酶等进行治疗。通过对症治疗，许多患者的症状可以得到有效控制，患者可以正常生活、学习和工作。

(8) 心理护理：新生儿遗传代谢病主要影响患儿的大脑和智力发育，在患儿被确诊后，家属往往难以接受，因担心孩子大脑和智力发育不良或留有后遗症、严重并发症等，承受着巨大的心理压力，出现抑郁、焦虑、恐惧等不良情绪，引发身体和心理强烈的应激反应，造成生理和心理上的创伤，甚至有些家属出现放弃治疗的念头，因此，医务人员应及时对家属做好心理疏导，减轻家属的心理负担。研究发现，通过群体性和个体化、家庭与社会结合的形式多样的护理干预，可减轻患儿家属的焦虑、抑郁程度。但若要患儿能健康成长，不但要减少家庭及社会负担，有效提高人口素质，还要建立筛查阳性者追踪随访制度，及时通知可疑患儿的家属，督促其在规定时间内到医疗机构进行确诊，并在随访治疗中及时给予相关育儿知识和生育知识指导；更要建立筛查、治疗救助系统，对低收入群体、弱势群体、农村贫困家庭的患儿提供免费治疗，确保患儿能及时得到正规治疗，提高患儿治疗的依从性。

(9) 预防：遗传代谢病的预防包括出生前和出生后两方面，其预防措施主要为三级预防。一级预防是指防止出生缺陷儿的发生，具体措施包括健康教育、婚前医学检查、孕前保健、遗传咨询、最佳生育年龄选择、增补叶酸、孕早期保健等；二级预防是减少严重出生缺陷儿的出生，主要是在孕期通过早发现、早诊断和早采取措施，产前筛查和产前诊断是出生缺陷二级预防的主要措施；三级预防是指针对出生缺陷患儿出生后采取及时、有效的诊断、治疗和康复措施，以提高患儿的生活质量，防止残疾，促进健康。其中第三级出生缺陷预防即新生儿疾病筛查，是新生儿"安检"的最后一道防线，因此尤为重要。

(10) 健康教育与社会支持：随着患儿年龄增长，部分患者治疗依从性下降，在患者管理过程中医护人员需要注意加强对患儿及患儿家属的健康教育，向患儿父母提供更多遗传代谢病治疗相关的知识信息，内容可包括发病机制、饮食治疗的原则、目标、方法、食品选择和特殊食品制作、特殊情况下的注意事项等相关知识。

二、随访管理

随着社会的发展，遗传代谢病患者的生存质量和生存率已成为当今国内外医院衡量医疗质量及医疗水平的重要指标。然而，遗传代谢病患者生存质量的评估、生存率的计算，都需要通过对患者的大量随访工作来实现。因此，建立和完善遗传代谢病患者的随访体系，加强对患者的随访工作，对于指导医疗技术的发展和更新，提高患者的生命质量具有十分重要的意义。

随访系统指医疗、科研工作中，为了定期或不定期了解某些门诊患者或出院患者在院期间医疗处理的预后情况、健康恢复情况、远期疗效及新技术临床应用效果，采取的家庭访视及预约到某医疗机构进行复诊检查或者用通信方式了解病情的手段。建立和完善遗传代谢病患者的随访体系势在必行。

1. 加强认识、树立随访管理的意识　新生儿疾病筛查是一项闭环的系统工程，从宣教、知情告知、筛查、召回、诊断、治疗到随访、评估等，每一个环节的运行都会影响到新生儿疾病筛查项目起到应有的效果，任何一环的缺失都有可能会导致新生儿疾病筛查项目效率降低。随访是新生儿遗传代谢病筛查中非常重要的一环，随访工作的进行可能会直接影响到患儿的检出、确诊和治疗疗效，直接影响到新生儿疾病筛查的工作质量。而随访制度和体系的建立是现代化医院不断发展和完善、人民健康水平不断提高的必然要求。随访管理，也称随诊管理，是对随访工作全面、系统、规范的管理。随访管理是根据医院的医疗终末随访制度和规定，以保障随访工作顺利进行的系统化、规范化、制度化的科学管理。作为医务工作人员应充分认识到随访工作的重要性，严格执行随访的规章制度，以人为本，全心全意为患者服务，做好遗传代谢病患者的心理辅导，帮助患儿及患儿家属树立战胜疾病的信心，把对遗传代谢病患者的日常诊疗工作和对患者的延续治疗结合在一起，从而进一步提高医疗质量和改善医疗技术水平。

2. 建立随访管理平台的必要性和可行性　随着计算机的广泛应用及信息技术的快速发展，医院信息管理系统的开发和建设已成为医院改善医疗环境、提高管理水平和医疗服务水平的重要手段。随访管理平台能高效、便捷地管理随访信息，在双向转诊的医疗改革大背景下，紧密与患者沟通，建立医院相对稳定的病源群体。随访管理平台的构建势在必行，急需医务人员与电子信息技术人员通力合作，建立一个能与国内，甚至是国际接轨，长期规范化、科学化随访的管理平台，充分利用现代计算机和网络技术，为临床医疗和科研提供信息服务，并进一步提高随访质量和服务覆盖率。

3. 随访机制的建设和完善

（1）随访制度的建立：随访制度的建立是医院随访工作得以顺利进行的重要保障。良好的工作制度，可以减少劳动时间、提高工作效率，达到事半功倍的效果。随访工作负责人应该认真了解随访工作中存在的问题，制订随访流程，及时修改和不断完善随访制度。随访工作人员应严格遵守随访的规章制度，明确自己的岗位职责。

（2）随访的方式及方法：随访的方式主要分为短期随访和长期随访两种。短期随访是指在标本采集不合格、无法进行实验室检测或在筛查结果呈阳性后采取的所有行动。其目的是确保所有新生儿都能接受有效的筛查试验，筛查结果呈阳性的新生儿能够得到明确的诊断和适当的治疗。长期随访则是指通过新生儿遗传代谢病筛查被确诊或待确诊为患有某种疾病后发生的所有活动，包括病例转介、确诊检查、诊断鉴别、治疗随访、效果评估等情况。目前常用的随访方法主要有门诊随访、电话随访、信件（电子邮件）随访、家访、委托当地机构（或医疗组织）代为随访等，随访方式的选择则应根据医院自身的条件、当地的实际情况以及患者的具体情况采取最佳的方法，以经济、方便、可及为原则。

（3）随访工作人员综合素质的提高：在随访工作中，应不断提高随访工作人员的综合素质和专业知识。随访工作人员可定期参加新生儿遗传代谢病筛查有关培训班、学术交流会，不断更新自己的专业知识，加强与同行之间的交流联系，将学到的先进经验融入到自己后续的工作中。医院可定期组织随访人员培训，培训内容包括随访工作知识、医学专业知识、计算机知识、心理学和其他相关知识，将其自身综合素质运用到随访工作中去。同时，可不定期开展与遗传代谢病相关的知识小课堂如苯丙酮尿症患儿的护理、指导患儿家属特殊食物的制作，对患者家属遇到的问题予以解答，增进医患双方的沟通与了解，与患者建立长期稳定的联系，从而提高患者的随访率。

4. 随访管理平台的构建

（1）随访信息的收集与汇总：随访信息按遗传代谢病病种来分类，是以循证医学为基础的随访方案。录入基本信息：患儿姓名、性别、家属姓名、身份证号码、病案号、检测结果、电话号码、通信地址（需提供两个及以上）等。临床信息：生化检查、营养状态、体格发育、神经发育、认知能力、临床诊断、临床症状及查体、心理量表评分、主管医生。随访信息：随访时间、随访记录、复诊的时间、地点、医生等（图 7-1）。

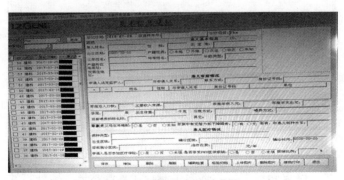

图 7-1　随访信息系统截图

（2）随访的内容和时间：随访的内容包括了解患儿

的治疗效果、血值变化、体格发育等情况，提供患儿家属如何用药、如何控制饮食、何时回院复诊等专业技术性指导，同时也包括与患儿家属的交流、解答患儿家属所提出的与遗传代谢病相关的问题。随访时间应根据患儿血值变化、治疗需要、患儿年龄而定，如苯丙氨酸羟化酶缺乏症患儿在特殊奶粉治疗开始后需每 3 天测定血 Phe 浓度，以及时调整饮食、添加天然辅食，在代谢控制稳定后，Phe 测定可适当调整：1 岁以下患儿每周 1 次，1～12 岁患儿每 2 周至每月 1 次，12 岁以上可每 1～3 个月测定 1 次。如果有感染等应激情况，血 Phe 浓度升高或血 Phe 波动，或每次添加、更换辅食后 3 天，需密切监测血 Phe 浓度。还需定期进行患儿体格发育评估，在 1 岁、3 岁、6 岁时进行智力发育评估（图 7-2）。

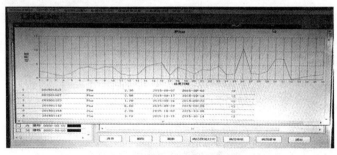

图 7-2 随访内容管理截图

（3）随访管理系统架构设计合理：电子管理平台的设计要与遗传代谢病治疗专业知识紧密结合。随着遗传代谢病诊治技术的发展，新的治疗方案、治疗理念在不断地推陈出新，此时会要求增加以前系统没有录入的信息，或者随访平台实现多中心合作资源共享，这都将导致未来软件需求的变更，需要进行软件升级。因此要确保系统的可扩展性和健壮性，不会因为软件的更改导致系统的异常或者数据的丢失。

（4）软件模块组合兼容：通过电子病历、化验检查和随访系统进行模块整合兼容，可以设置随访短语或相关模板，便于医生在电子病历书写时直接引用，而小结内容能自动导入到随访模块，提高平台数据输入员的工作效率，又能避免人为的数据录入错误。整个系统的操作界面应力求简洁明了，方便医护人员操作。

（5）对患者随访时间的提醒功能：落实三级预防，坚持筛查与随访治疗并重。保证经过筛查的每1例确诊患儿在新生儿疾病筛查中心均存有完整病案，系统能自动导入并提醒医师随访时间，便于医师把握患者的随访周期，提早准备治疗方案。系统会根据医生设置的每个患儿随访就诊的时间，前一天利用电信技术导出随访的电话号，实现一键拨号，无人接听后，系统能自动短信提醒患者复诊时间及相关内容。同时系统应设置警示提醒功能，若患儿未在规定诊治时间内回来复查，系统则再次提醒医生，医生根据实际情况选择与家属进一步联系。短信平台可选择性地自动发放遗传学方面诊疗的最新资讯和免费临床试验信息，避免了阳性患儿治疗的随意性和不规范性，可以大大提高患儿及患儿家属治疗的依从性。

（6）随访信息的储存与反馈：随访信息的反馈是指将随访患者所获取的原始资料和相关信息进行归纳、分类和统计，是对医院以医疗为中心的各种活动的信息反馈和总结。随访信息是患者重要的病情资料，对临床治疗和科研具有重要的价值，随访信息的反馈有助于完善医院的各项规章制度及服务项目的内容，是一笔宝贵的资源财富。医院应利用现代化的信息管理技术，大力开发计算机病案随访管理软件，运用安全、简便和快捷的随访信息系统，实现丰富的查询及完善的统计分析功能，使病案随访不仅用于检索，还服务于医院管理、科研考核，提高病案资料的利用价值，最终实现医院信息资源共享的最大化。

（7）快捷的病案随访信息查找功能：计算机网络化的应用是通过对随访资料进行电子化处理，提供快捷的数据库查询引擎，方便及时准确地查询、筛选、分析和统计庞杂的随访数据，来实现随访资料的网络化查询、任意条件统计的功能，做到网络信息共享，为临床、科研、教学的发展奠定基础。通过随访管理系统，可根据病案首页的资料，定期进行检索，将每位患者的具体随访日期显示出来并打印，保证了在间隔期间随访数据的准确性和完整性。此外，医护人员通过系统可调阅患者的治疗信息和随访历史，更能详细了解患者的治疗情况，有利于医护人员与患者的沟通和进一步更好地指导临床治疗工作。

（8）系统的安全与权限管理：为保证随访管理平台数据的保密性和软件系统的安全及稳定性，应对登录操作系统和数据库系统的用户进行身份标识和鉴别。例如，系统可通过设置三级权限进行系统管理，科室数据输入员仅能使用系统查找和浏览病案信息，不能输出本科室以外的汇总信息；高级用户可以添加、修改、查找、浏览和输出全院病案信息报表，但需要管理员开通权限；管理员级别拥有最高权限，可以进行用户管理及用户的权限分配。三级权限用户都需要使用密码登录本系统，工作中有人员变动时，应及时删除多余的、过期的账户，避免共享账户的存在。

尽管目前医院随访体系中还存在着许多不足之处，

随访工作也不是在短期内就能取得一定成效的工作，但是在今后的工作中我们应充分利用通信、网络的即时性强、流动性强、互动性强的特点，挖掘网络资源，发挥随访工作对临床科研工作的作用，不断加强和完善今后的随访工作。

（詹子君）